D1997699

Sonntag

Weiterbildung Homöopathie

Eine Fachbuchreihe
des Deutschen Zentralvereins
homöopathischer Ärzte e.V.
(DZVhÄ)

Band C:
Arzneifindung –
Einführung in die
chronischen Krankheiten

Herausgeber: Gerhard Bleul
Geleitwort von
Dr. Alfons Geukens

46 Abbildungen
73 Tabellen

Sonntag Verlag · Stuttgart

Die Deutsche Bibliothek – CIP-Einheitsaufnahme

Ein Titelsatz für diese Publikation ist bei Der Deutschen Bibliothek erhältlich

Anschrift des Herausgebers:
Gerhard Bleul
Arzt für Allgemeinmedizin
Alt-Oranischer Platz 6
65520 Bad Camberg

Anschrift des Zentralvereins:
Deutscher Zentralverein
homöopathischer Ärzte e.V.
Am Hofgarten 5
53113 Bonn

Illustrationen: Johanna Bleul
Layout: Jörg Peter Decker

© 2002 Sonntag Verlag in
MVS Medizinverlage Stuttgart
GmbH & Co. KG
Printed in Germany 2002

Satz: primustype Robert Hurler GmbH, Notzingen
Druck: Druckerei Sommer, Feuchtwangen

ISBN 3-8304-9038-0

Wichtiger Hinweis: Wie jede Wissenschaft ist die Medizin ständigen Entwicklungen unterworfen. Forschung und klinische Erfahrung erweitern unsere Erkenntnisse, insbesondere was Behandlung und medikamentöse Therapie anbelangt. Soweit in diesem Werk eine Dosierung oder eine Applikation erwähnt wird, darf der Leser zwar darauf vertrauen, dass Autoren, Herausgeber und Verlag große Sorgfalt darauf verwandt haben, dass diese Angabe **dem Wissensstand bei Fertigstellung des Werkes** entspricht.
Für Angaben über Dosierungsanweisungen und Applikationsformen kann vom Verlag jedoch keine Gewähr übernommen werden. **Jeder Benutzer ist angehalten**, durch sorgfältige Prüfung der Beipackzettel der verwendeten Präparate und gegebenenfalls nach Konsultation eines Spezialisten festzustellen, ob die dort gegebene Empfehlung für Dosierungen oder die Beachtung von Kontraindikationen gegenüber der Angabe in diesem Buch abweicht. Eine solche Prüfung ist besonders wichtig bei selten verwendeten Präparaten oder solchen, die neu auf den Markt gebracht worden sind. **Jede Dosierung oder Applikation erfolgt auf eigene Gefahr des Benutzers.** Autoren und Verlag appellieren an jeden Benutzer, ihm etwa auffallende Ungenauigkeiten dem Verlag mitzuteilen.

Geschützte Warennamen (Warenzeichen) werden *nicht* besonders kenntlich gemacht. Aus dem Fehlen eines solchen Hinweises kann also nicht geschlossen werden, dass es sich um einen freien Warennamen handelt.

Das Werk, einschließlich aller seiner Teile, ist urheberrechtlich geschützt. Jede Verwertung außerhalb der engen Grenzen des Urheberrechtsgesetzes ist ohne Zustimmung des Verlages unzulässig und strafbar. Das gilt insbesondere für Vervielfältigungen, Übersetzungen, Mikroverfilmungen und die Einspeicherung und Verarbeitung in elektronischen Systemen.

Inhaltsverzeichnis

3. Das sonderliche Symptom, Schlüsselsymptome

Gerhard Bleul

4. Repertorisation und Vergleich mit der Materia medica

Gerhard Bleul

5. Wahl der geeigneten Potenz

Gerhard Bleul

6. Einführung in die Lehre von den chronischen Krankheiten und den Miasmen

Ulrich Fischer

7. Nosoden

Hans-Jürgen Schöpfer

8. Kalium carbonicum

Heinz Möller

Die Autoren

Gerhard Bleul, Arzt für Allgemeinmedizin, Homöopathie, Beauftragter für Weiter- und Fortbildung im Vorstand des DZVhÄ, Alt-Oranischer Platz 6, 65520 Bad Camberg

Ulrich Fischer, Dr. med., Arzt für Allgemeinmedizin, Homöopathie Grünwälder Str. 10–14, 79098 Freiburg

Angelika Gutge-Wickert, prakt. Ärztin, Homöopathie, Nassauische Straße 2, 10717 Berlin

Michael M. Hadulla, Dr. med., Arzt für Kinder- und Jugendheilkunde, Homöopathie, Heiliggeiststraße 9, 69117 Heidelberg

Saskia Heisig, Dr. med., Ärztin, Homöopathie, Neuhauser Straße 3 a, 80331 München

Heinz Möller, Dr. med., Arzt für Allgemeinmedizin, Homöopathie, Feuerseeplatz 6, 70176 Stuttgart

Olaf Richter, Dr. med., Arzt für Kinder- und Jugendheilkunde, Homöopathie, Wetzlarer Straße 25, 35510 Butzbach

Hans-Jürgen Schöpfer, Apotheker, Meisenweg 2, 76456 Kuppenheim

Brigitte Seul, Dr. med., Ärztin für Allgemeinmedizin, Homöopathie Fichtenweg 4, 82340 Feldafing

Geleitwort

Liebe Freunde,
wie Hahnemann bereits im ersten Paragraphen des „Organon“ schreibt, ist des Arztes einzige Aufgabe zu heilen.
Wenn wir einen Menschen heilen können, macht man nicht nur diesen Menschen und seine Umgebung glücklich, sondern man ist auch selber glücklich und zufrieden. Denn es ist eine unabdingbare Tatsache, dass dem, der anderen Gutes tut, auch selber Gutes widerfahren wird. Hiermit meine ich, er selber wird zufrieden sein, weil er in seinem Leben seine Aufgabe als Arzt so gut wie möglich erfüllt hat.
Man kann meinen, das sei leichter gesagt als getan. Und in der Tat, es ist nicht so einfach. Erstens erfordert dies eine wirklich „professionelle Vorgehensweise“ und man muss „lege artis“ arbeiten, nach den Regeln der Kunst. Diese Regeln finden wir alle in Hahnemanns „Organon“. Dort wird bis ins Detail beschrieben, wie wir uns als Arzt verhalten müssen, was unsere Verantwortung ist, wie die Anamnese zu erfolgen hat usw.
Das „Organon“ grundlegend zu verstehen, das ist von fundamentaler Wichtigkeit, um eine homöopathische Behandlung zu einem guten Ende zu bringen bzw. einen Menschen fundamental zu heilen.
Hahnemann selbst war sich bereits bewusst, dass dies keine leichte Aufgabe ist, darum sagt er auch: „Machts nach, aber machts genau nach.“ In der Homöopathie ist kein Platz für Spekulationen oder Mutmaßungen, es ist eine harte Disziplin, die völlige Hingabe und fortwährendes Lernen und Arbeiten erfordert, um so praktische Erfahrung zu bekommen. Es ist eine Lebensaufgabe.
Der Weg ist in der Tat schmal und steil, und jeder weiß, dass sich Quantität und Qualität nicht vereinbaren lassen, aber die Ergebnisse sind wunderbar. So fantastisch, dass man wirklich süchtig nach dieser Disziplin werden kann, dass man nicht mehr leben kann ohne die wunderschöne Homöopathie.
Wie viel schwieriger war es zu Hahnemanns Zeiten, wo noch kein Repertorium existierte? So viele Homöopathen haben ihr ganzes Leben gearbeitet, um wertvolle Informationen weiterzugeben. Denken Sie an Bönninghausen, Hering, Jahr, von Lippe, Allen, Kent, Clarke, Gallavardin, Pierre Schmidt, Künzli und so viele andere. Von ihnen kommen wichtige Ergänzungen, die uns helfen, das Simillimum zu finden.
Schließlich stelle ich fest, nachdem ich in verschiedenen Ländern der Welt gewesen bin, dass das einzige Land, wo die Homöopathie wirklich wächst, und damit

meine ich nicht nur quantitativ, sondern auch qualitativ, Deutschland ist. Das hat natürlich seine Gründe; trotzdem ist es ein Fakt. Es ist unglaublich, wenn man sieht, wie die Qualität der Homöopathie, vor allem in Deutschland, in den letzten zehn Jahren zugenommen hat.
Die Schlussfolgerung ist klar und deutlich: Lassen Sie uns zusammen diesen Weg weitergehen, indem wir uns gegenseitig unterstützen und helfen und unseren jungen Kollegen den richtigen Weg weisen, der auf Fakten basiert. Dieser Weg ist lang und steinig, aber er lohnt sich.
Mit Dank an den Deutschen Zentralverein homöopathischer Ärzte.

Berlin,
den 13. September 2001

Dr. med. Alfons Geukens

Definition der Homöopathie

(aus dem Curriculum des DZVhÄ)

Homöopathie ist eine wissenschaftliche Heilmethode mit einzelnen Arzneien, die nach Prüfung ihrer Wirkung an Gesunden aufgrund der individuellen Krankheitszeichen des Patienten nach dem Ähnlichkeitsprinzip angewendet werden.

Abkürzungen und Symbole

AMB	Arzneimittelbild
AML	Arzneimittellehre
CK	Die chronischen Krankheiten (Hauptwerk HAHNEMANNS)
(H)AMP	(Homöopathische) Arzneimittelprüfung
HSV	Homöopathischer Selbstversuch
RAL	Reine Arzneimittellehre (Hauptwerk HAHNEMANNS)
<	schlimmer (durch)
agg.	aggravated (= verschlimmert)
>	besser (durch)
amel.	ameliorated (= verbessert)
○→	Verlangen nach
∅→	Abneigung gegen
∅̸→	Unverträglichkeit von
↣	Erstreckung, Ausstrahlung
↗	zunehmend (z. B. die Intensität eines Symptoms)
↘	abnehmend

Die Abkürzungen der im Buch ausführlicher beschriebenen Arzneimittel sind im Arzneimittelregister aufgelistet.
Sämtliche Abkürzungen der Arzneimittel sind in den Repertorien (s. Literatur im Anhang) entschlüsselt.

Vorwort

Hiermit liegt der dritte Band der DZVhÄ-Weiterbildungsreihe vor, drei weitere Bände werden noch folgen. Die Bände sind eine Lehrbuchreihe mit einigen Besonderheiten: Alle relevanten Aspekte der Homöopathie werden, gegliedert nach dem Kurs-Curriculum des DZVhÄ, anschaulich und ausführlich abgehandelt. Die knappe Zusammenfassung der zweiten Spalte komprimiert das Wesentliche für die Wiederholung. Grafiken und Tabellen erhöhen den Lernerfolg durch visuelles Erfassen. Zitate, exemplarische Darstellungen und Fallbeispiele sind das Arbeitsmaterial, welches in den Kursen und Weiterbildungsseminaren angewendet und vertieft werden kann. Ihre Benutzung als Folien oder schriftliche Vorlagen ist, bei Nennung der Quelle, den Dozenten des DZVhÄ ausdrücklich gestattet.

Die Bände dieser Reihe sind Grundlage vieler Weiterbildungskurse in ganz Deutschland. In einzelnen Kursen des Europäischen Instituts für Homöopathie (InHom) werden sie sogar als Skript zur Verfügung gestellt. Dieses Institut wurde im Jahr 2001 vom DZVhÄ gegründet, um Wissenschaft, Forschung und Lehre in der Homöopathie zusammenzufassen und die Koordination der Beteiligten, die an vielen Orten wirken, zu verbessern. Mehr Informationen dazu erhalten Sie vom DZVhÄ, z. B. in seinen Jahresprogrammen.

Kurs C der homöopathischen Weiterbildung behandelt grundlegend die Arzneifindung und führt in die Lehre der chronischen Krankheiten ein. Die einzelnen Kapitel befassen sich mit jeweils besonderen Aspekten.

- Die **Gewichtung der Symptome** zeigt die verschiedenen Möglichkeiten, die Symptome nach ihrer Bedeutung zu analysieren und in eine Hierarchie zu bringen. Damit wird der Weg geebnet, aus der ungeordneten Sammlung von Auffälligkeiten und Befunden zu einer Auswahl wichtiger und fallentscheidender Symptome zu kommen.
- **Das Wesentliche am Fall, das Wesentliche der Arznei** beschreibt das zweite Kapitel. Hier soll der Blick für das Besondere des Patienten und das Besondere des jeweiligen Heilmittels geschärft werden.
- **Das sonderliche Symptom** ist eine Grundlage der homöopathischen Fallanalyse. Es führt nicht selten geradewegs zu einer kleinen Auswahl passender Arzneimittel. **Schlüsselsymptome** dieser Arzneimittel können den Weg zur homöopathischen Verordnung abkürzen. Für 20 Arzneimittel sind sie exemplarisch aufgeführt.

- Bei der **Repertorisation** gibt es eine Reihe von Techniken und Strategien, die hier vorgestellt werden. Am Ende jeder Vorauswahl steht aber immer der **Vergleich mit der Materia medica**. Welche Schwierigkeiten bis hin zur Sinnentstellung beim Übertragen von Prüfungssymptomen in die Repertorien auftreten, zeigt beispielhaft eine Gegenüberstellung von Aconitum-Symptomen und deren Repertoriums-Einträgen.
- Die Unterscheidung akuter und chronischer Krankheiten wurde schon im Band B dieser Reihe dargelegt. Hier folgt eine gründliche **Einführung in die Lehre von den chronischen Krankheiten und den Miasmen**, in der auf den Miasmenbegriff HAHNEMANNS und seine Erweiterung durch ORTEGA eingegangen wird. Die Probleme bei Symptomunterdrükkung und die Bedeutung des Lokalsymptoms werden besonders hervorgehoben.
- Sieben Arzneimittel – **Kalium carbonicum, Natrium sulfuricum, Acidum nitricum, Mercurius solubilis, Ignatia, Natrium muriaticum** und **Sepia** – werden ausführlich vorgestellt. Wie in den ersten zwei Bänden wurden auch dieses Mal bewusst sehr unterschiedliche Darstellungsweisen gewählt, immer aber mit ausführlicher Berücksichtigung der Leitsymptome, der Differenzialdiagnose und exemplarischer Falldarstellungen.

Wiederum haben sich, wie bei **Band A (Grundlagen der Homöopathie) und Band B (Homöopathische Fallaufnahme)**, viele in Lehre und Praxis erfahrene Autoren beteiligt, die den DZVhÄ und die von ihm anerkannten Kurse in ganz Deutschland repräsentieren.

Die **Konzeption der Reihe** wurde beibehalten: Der Haupttext wird in der zweiten Spalte zusammengefasst und ergänzt, viele Abbildung und Tabellen wurden speziell für diesen Band erstellt. Jedem Kapitel sind Lernziele und Literaturhinweise angefügt.

Der **Band D** – das nächste Buch dieser Reihe – mit den Themen **Besondere Krankheitsformen** und **Psorisches Miasma** ist in Arbeit und wird bald folgen.

Die Autoren wünschen den Leserinnen und Lesern Freude beim Lernen und Erfolg bei der Anwendung. Für kritische Bemerkungen oder Anregungen sind wir dankbar.

Bad Camberg,
im Winter 2001

Für das Autoren-Team:
Gerhard Bleul

1 Die Gewichtung der Symptome

Gerhard Bleul

Was ist ein Symptom?

Ein Symptom ist eine Beschwerde des Kranken oder ein Befund, eine „Abweichung vom gesunden ehemaligen Zustande des jetzt Kranken" (HAHNEMANN, Org.6, § 6). Im Band B dieser Reihe (Kapitel 2) wird der Begriff ausführlich behandelt.

Die Begriffe „Krankheitszeichen", „Zufälle" und „Symptome" verwendet HAHNEMANN synonym nebeneinander.

Eine Krankheit ohne Symptome ist nicht denkbar. Nur in Symptomen zeigt sich eine Krankheit, nur an Symptomen ist sie zu erkennen. Sind die Symptome behoben – nicht nur scheinbar verschwunden oder verdeckt – ist die Krankheit geheilt.

Symptome charakterisieren die Krankheit. Ihr vollständiges Beheben bedeutet Heilung.

„Einzig die krankhaft gestimmte Lebenskraft bringt die Krankheiten hervor, so daß die, unsern Sinnen wahrnehmbare Krankheits-Aeußerung zugleich alle innere Veränderung, das ist, die ganze krankhafte Verstimmung der innern Dynamis ausdrückt und die ganze Krankheit zu Tage legt...."
(HAHNEMANN, Org.6, §12)

Symptome sind Äußerungen der krankhaft veränderten vis vitalis, worin sich die gesamte Krankheit zeigt.

„Es giebt nichts krankhaftes Heilbare und nichts unsichtbarer Weise krankhaft verändertes Heilbare im Innern des Menschen, was sich nicht durch Krankheits-Zeichen und Symptome dem genau beobachtenden Arzte zu erkennen gäbe..."
(Org.6, §14)

„... so folgt, daß der Heilkünstler bloß den Inbegriff der Symptome hinweg zu nehmen hat, um mit ihm zugleich die innere Veränderung, das ist, die krankhafte Verstimmung des Lebensprincips – also das Total der Krankheit, die Krankheit selbst, aufzuheben und zu vernichten...."
(Org.6, §17)

Keine Heilung ohne Beachtung und Aufhebung aller Symptome.

Ein Krankheitssymptom ist ein wahrnehmbares Zeichen des krankhaft veränderten Organismus. Die Summe aller Symptome ist das vollständige Krankheitsbild und führt zum Inbegriff der Krankheit. Das Erfassen aller wesentlichen Symptome durch Anamnese, also Anhören und Befragen des Patienten, und Untersuchung, körperlich und technisch, ist die einzig nötige Voraussetzung für Krankheitsanalyse und Arzneimittelwahl.

Die Gesamtheit der Symptome zeigt den Weg zur Heilung. Ihre Erfassung und Analyse steht am Beginn jeder Therapie.

Es ist nicht praktikabel und nicht sinnvoll, alle Symptome der Krankheit zu repertorisieren. Es muss ausgewählt werden.

Verschiedene Symptomklassen

Zwar repräsentiert die Summe **aller** Symptome erst die vollständige Krankheit und ihre Missachtung führt zu einer ungenauen Diagnose. Es aber kaum möglich – und macht auch keinen Sinn – sie alle ohne Unterschied zur Arzneimittelwahl heranzuziehen. Es muss eine sinnvolle Auswahl getroffen werden, welche die Krankheit repräsentiert und auf direktem Weg zur Arznei führt (vgl. auch Kapitel 2).

Symptome lassen sich nach Ebenen des Organismus, krankheitstypisch, zeitlich und individuell gliedern.

Doch ergeben die im Patientenbericht und in der Untersuchung erhobenen Symptome oft ein unüberschaubares Sammelsurium. Die Klassifikation der Symptome nach verschiedenen Systemen kann helfen, eine Ordnung hinein zu bringen. Tabelle 1-1 zeigt einige Symptomklassen, die in sich (immanent) logisch gegliedert sind. Im Folgenden werden diese Symptomklassen einzeln betrachtet.

Die verschiedenen Ebenen des Organismus

Intellekt, Emotion, Vegetativum und Physis sind die Ebenen des Organismus nach der griechischen Philosophie.

Die Einteilung des menschlichen Organismus in vier Ebenen – in der anthroposophischen Medizin als „Wesensglieder“ bezeichnet – geht zurück auf die altgriechische Elementenlehre und die hippokratische Medizin (HUSEMANN 1977). Die vier Ebenen werden in einer Hierarchie gesehen; in absteigender Folge sind

Symptomklassen

Tabelle 1-1

Die Ebenen des Organismus	1. Intellekt, Verhalten 2. Emotion, Empfindung, Gefühl 3. Vegetativum, Organfunktionen 4. Zell- und Gewebsveränderungen, Morphe
Krankheitsspezifische Einteilung	1. Causa 2. Hauptsymptom(e) 3. Nebensymptom(e) 4. konstitutionelle Eigenschaften 5. pathognomonische Symptome
Zeitliche Abfolge	1. jüngstes Symptom 2. anhaltende Symptome 3. alternierende Symptome 4. periodische Symptome 5. flüchtige Symptome 6. frühere Symptome
Personenspezifische Einteilung	1. individuelle, spezifische Symptome 2. allgemeine, unspezifische Symptome

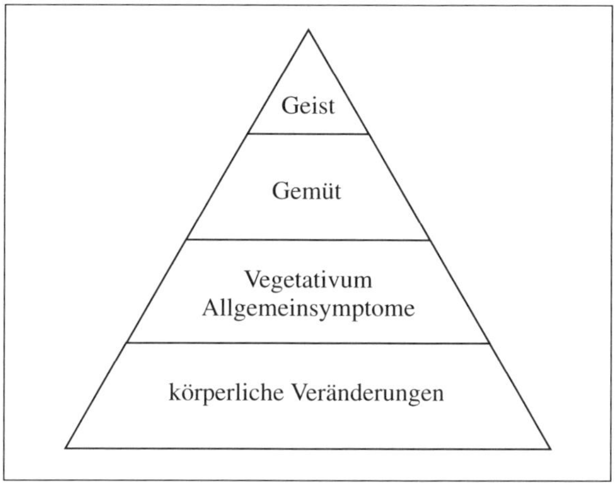

Abb. 1-1: Die topische Symptomenhierarchie

dies Geist (Intellekt), Gefühl (Emotion, Empfindung), Vegetativum und Körper (Morphe). Die höheren Ebenen bewirken Veränderungen auf den darunter liegenden Ebenen; daraus wird ihre höhere Bedeutung abgeleitet.

Die geistige Ebene

Krankhafte oder krankheitsbedingte Abweichungen im Denken, in den intellektuellen Leistungen oder im vernünftigen Verhalten finden sich nicht nur bei psychiatrischen Krankheiten, sondern auch bei den meisten Erkrankungen, die, oberflächlich betrachtet, rein körperlich erscheinen. Genau gesagt, gibt es keine Krankheit, bei der nicht auch im geistigen Bereich Veränderungen auftreten. Genaues Hinhören in der Anamnese zeigt es.

Krankhaft veränderte intellektuelle Leistungen können beim Denken, Erkennen, Erinnern, Verhalten und bei geistigen Tätigkeiten erscheinen.

„... die sogenannten Gemüths- und Geistes-Krankheiten...machen jedoch keine von den übrigen scharf getrennte Classe von Krankheiten aus, indem auch in jeder der übrigen sogenannten Körperkrankheiten, die Gemüths- und Geistes-Verfassung allemal geändert ist..."

(Org.6, §210)

Dazu sind auch die so genannten Als-ob-Symptome zu rechnen, Vorstellungen, die mit einer Empfindung oder einer Körperfunktion verknüpft werden. Sie sind oft besonders wertvoll, weil sie „unbedacht", vorbei an der Zensur der bewussten Gedanken, geäußert werden und den direkten Zugang zur geistigen Ebene bilden. Eine Übersicht der Geistessymptome gibt Tabelle 1–2, einige Beispiele für Als-ob-Symptome Tabelle 1–3.

Als-ob-Symptome sind eigene Interpretationen (Analogieschlüsse) des Kranken von seinen Körperempfindungen.

Geistessymptome

Tabelle 1-2

- Denken, Vorstellungen, Verkennungen (einschließlich der geistigen „Als-ob"-Symptome)
- Ängste
- Trauminhalte
- Wünsche, Bestrebungen, Abneigungen
- Geistige Funktionen und Sprache
- Verhaltensauffälligkeiten

Beispiele für Als-ob-Symptome

Tabelle 1-3

- als ob der Körper vom Kopf abgetrennt wäre
- als ob sich die Schädeldecke abheben würde
- als ob der Schädel zerspringen würde
- wie Sand im Auge
- als ob ein Luftzug über die Nase streicht
- wie Spinnweben über das Gesicht
- Halsschmerz wie von einem Splitter
- wie ein Stein im Magen
- als ob eine Kugel durch die Harnröhre rollt
- Eiseskälte läuft den Rücken hinunter
- Gefühl wie zerschlagen
- Gefühl wie von Eisnadeln auf der Haut

Jede Erkrankung hat auch Geistessymptome.

Bei subtiler Betrachtung jeder Erkrankung lassen sich am Beginn krankhafter Erscheinungen, zum Zeitpunkt der Entstehung oder Verschlimmerung, Symptome auf geistiger Ebene eruieren, die Veränderungen auf den weiteren Ebenen nach sich gezogen haben.

Die seelische Ebene

Das krankhaft veränderte Gemüt zeigt sich in Stimmungen und Empfindungen.

Nicht nur krankhafte Störungen im Gefühlsbereich, sondern auch krankheitsbegleitende Emotionen sowie Empfindungen bei Störungen von Körperfunktionen sind Gemütssymptome. Auch die Sinnesfunktionen werden dazu gerechnet. Tabelle 1–4 gibt einen Überblick.

Intellektuelle und emotionale Symptome sind großenteils im Repertoriumskapitel „Mind" zusammengefasst, aber auch in anderen Kapiteln verstreut.

Geistes- und Gemütssymptome werden in der homöopathischen Literatur häufig gemeinsam betrachtet. Sie sind zum großen Teil in den Repertorien im Kapitel „Psyche" bzw. „Geist (Gemüt)" bzw. „Gemüt" (englisch: „Mind") zusammengefasst. In erheblichem Ausmaß sind sie allerdings auch in den Kapiteln der einzelnen Organbereiche (insbesondere bei „Ohren – Geräusche", „Sehen", „Schlaf – Träume" und „Allgemeines") zu finden. Als-ob-Symptome sind generell den Organen zugeordnet, mit denen sie verknüpft sind.

Gemütssymptome

Tabelle 1-4

- Gefühle, Stimmungen
- Schmerzempfindungen
- andere Empfindungen (einschließlich der emotionalen „Als-ob"-Symptome)
- Sinnesfunktionen (Schwindel, Sehen, Hören, Riechen, Schmecken, Körpergefühl bzgl. Berührung, Druck, Lage, Temperatur)

Vegetative Symptome

Tabelle 1-5

- Kreislauffunktionen (Herzschlag, Durchblutung, Schwellung usw.)
- Atmung und Husten
- Verdauung (Schlucken, Peristaltik, Flatulenz, Stuhlgang usw.)
- Nieren-Blasen-Funktion, Harndrang, Urinieren
- Genital- und Sexualfunktionen, Menses
- Schleimhautabsonderungen (Schnupfen, Auswurf, andere Sekrete)
- Schwitzen, Temperaturregulation (Fieber, Frieren)
- Nerven- und Muskelfunktionen (Zittern, Krämpfe usw.)

Die vegetative Ebene

Alle Symptome, die den Stoffwechsel betreffen oder von pathologischen Organfunktionen herrühren, werden hierunter zusammengefasst. Beim Gesunden laufen sie unbewusst ab, der Kranke bemerkt ihren gestörten Ablauf, der mit einer Empfindung (emotionale Ebene), manchmal auch mit einer Vorstellung (geistige Ebene) verbunden ist. Die möglichen vegetativen Symptome sind in Tabelle 1–5 wiedergegeben.

Die krankhaft veränderte Körperfunktion zeigt sich auf Hormon-, Organ-, Gewebs- und Zellebene.

Die morphologische Ebene

Am Ende eines pathologischen Prozesses stehen körperliche, morphologische Veränderungen, also Symptome, die sichtbar, tastbar und abbildbar sind. Die Auffassung, nur solche mit Augen, Fingern und Geräten erkennbare Symptome – harte Daten – sprächen für eine tatsächliche Krankheit, ist weit verbreitet. Wenn keine objektiven Veränderungen gefunden werden („Der Patient hat nichts"), gilt der Leidende oft nicht als krank.

Dabei ist zu bedenken, dass Veränderungen von Zellen und Gewebe erst entstehen, wenn deren Funktionen für eine gewisse Zeit gestört waren, als Anpassungsreaktion auf ihren gestörten Ablauf. Sie sind als „Endresultat" (Künzli 1985) meist nicht spezifisch und nicht individuell, so dass sie für die homöopathische Analyse

Sichtbare oder abbildbare physische Veränderungen sind Endpunkt eines zunächst nur funktionellen Krankheitsgeschehens.

Überwiegend werden in der Medizin sichtbare und messbare Symptome hoch bewertet. In der Homöopathie gilt: Morphologische Endresultate sind meist unspezifisch und führen selten zum individuellen Heilmittel.

Morphologische Symptome

- Körperbau, Resultate von Wachstumsstörungen
- Veränderungen der Haut- und Schleimhautoberfläche
- Wucherungen und Verhärtungen
- Steinbildungen
- benigne und maligne Tumoren

Tabelle 1-6

den geringsten Wert unter den genannten Symptomengruppen haben. Innerhalb dieser Ebene sind die Veränderungen innerer Organe wiederum bedeutender als diejenigen der Körperoberfläche, entsprechend der HERING'schen Regel, die weiter unten besprochen wird.

Krankheitsspezifische Symptome

Oligosymptomatische Erkrankungen bedürfen einer besonders sorgfältigen Untersuchung.

Eine Erkrankung besteht fast nie aus einem einzigen Symptom. Auch bei der Sonderform der monosymptomatischen Krankheit (Thema des D-Kurses: „Einseitige Krankheiten") lassen sich bei genauer Analyse und Untersuchung weitere Symptome eruieren.

Das für den Patienten oder die Prognose wichtigste Symptom ist das Hauptsymptom.

Meist aber bezeichnet der Patient sein **Hauptsymptom** und grenzt es von für ihn weniger wichtigen Nebensymptomen ab. Manchmal entscheidet auch erst die Analyse hinsichtlich Schwere und Prognose, welches Symptom als Hauptsymptom angesehen werden muss.

Ein Präsentiersymptom ist der Türöffner für eine therapeutische Beziehung.

Damit ist nicht ein eventuelles Präsentiersymptom gemeint, ein Symptom, welches der Patient trotz eventueller Hemmungen dem Arzt vortragen kann, weil es mit wenig belastenden Emotionen verbunden ist, von der Gesellschaft nicht abgelehnt wird und vom Arzt gemäß seiner (vom Patienten vermuteten) Einstellung und Ausbildung problemlos akzeptiert wird. Ein solches Präsentiersymptom – beispielsweise ein Hautausschlag, ein Muskelschmerz, ein Schwindel – ist dann der Versuch, in eine therapeutische Beziehung einzutreten, die es ermöglicht, auch solche Symptome vorzutragen, über die man nicht gerne spricht – Hämorrhoiden, Sexualstörungen, Ängste, Depression. Selbstverständlich werden die Präsentiersymptome weniger hoch bewertet.

Pathognomonische Symptome sind krankheitsspezifisch, aber nicht individuell. Bei epidemischen Krankheiten aber sind sie wichtig für die Arzneiwahl.

Symptome, die eigentlich jeder Patient mit der entsprechenden Krankheit entwickelt, heißen **pathognomonische Symptome**. Sie sind „selbstverständlich", „normal" und erwartungsgemäß, eben nicht individuell, und können der genaueren Charakterisierung des einzelnen Patienten nicht dienen. Daher sind sie in der homöopathischen Analyse oft weniger bedeutsam.

Beispiele für pathognomonische Symptome

Tabelle 1-7

- juckende Bläschen bei Windpocken oder Herpes zoster
- Schwellung bei Distorsion
- brennende Dysurie bei Zystitis
- retrograde Amnesie nach einer Commotio cerebri
- Antriebs- und Interesselosigkeit bei einer depressiven Reaktion
- Verfolgungswahn bei schizoider Störung

Beispiele gibt die Tabelle 1–7. Ausnahme sind die epidemischen Krankheiten, das heißt akute Krankheiten, deren vollständige Charakteristik oft erst nach Analyse mehrerer Fälle deutlich wird und die mit einem einzigen „epidemischen" Arzneimittel behandelt werden (vgl. Kurs E).

Symptome, die nicht zum aktuellen Krankheitsgeschehen zu rechnen sind, können unterschieden werden in konstitutionelle Eigenschaften und persönliche Eigenarten ohne Krankheitswert. Erstere bilden die Diathese, die Grundlage für eine chronische Erkrankung, und sind somit wichtige Symptome. Die Bedeutung der letzteren ist umstritten; von vielen Autoren wird es abgelehnt, persönliche Eigenarten, die keiner Diathese zuzuordnen sind, überhaupt in die Fallanalyse einzubeziehen. Sie werden als „Nicht-Symptome" von Krankheitserscheinungen abgegrenzt, was im Einzelfall sehr schwierig sein kann.

Konstante Symptome „außerhalb" aktueller Veränderungen sind entweder konstitutionell oder charakterbedingt.

Allerdings gibt schon HAHNEMANN Hinweise, dass das Wesen des Patienten für die Arzneiwahl eine Rolle spielt. In den Vorworten zu vielen Arzneibeschreibungen der RA und der CK benennt er dies konkret. Als Beispiel sei hier eine Bemerkung zu **Pulsatilla** zitiert:

Die Bedeutung von Wesensmerkmalen für die Arzneiwahl ist umstritten.

„Es wird daher auch der arzneiliche Gebrauch der Pulsatille um desto hülfreicher seyn, wenn in Uebeln, zu denen in Rücksicht der Körperzufälle dieses Kraut passt, zugleich ein schüchternes, weinerliches, zu innerlicher Kränkung und stiller Aergerniss geneigtes, wenigstens mildes und nachgiebiges Gemüth im Kranken zugegen ist, zumal, wenn er in gesunden Tagen gutmüthig und mild (auch wohl leichtsinnig und gutherzig schalkhaft) war."

(RA, Bd. 2, S. 274)

Die größte Bedeutung kommt der Krankheitsursache, der **Causa** zu. Sie ist kein vollständiges Symptom im engeren Sinn, sondern nur ein Teilaspekt, ist auch – abgesehen von körperlichen Verletzungen – nicht direkt zu erkennen, der Patient berichtet sie, bei akuten Krankheiten häufig, bei chronischen Krankheiten selten. Oft kann nur eine gute Anamnese die Causa ans

Die Causa hat einen besonders hohen Stellenwert.

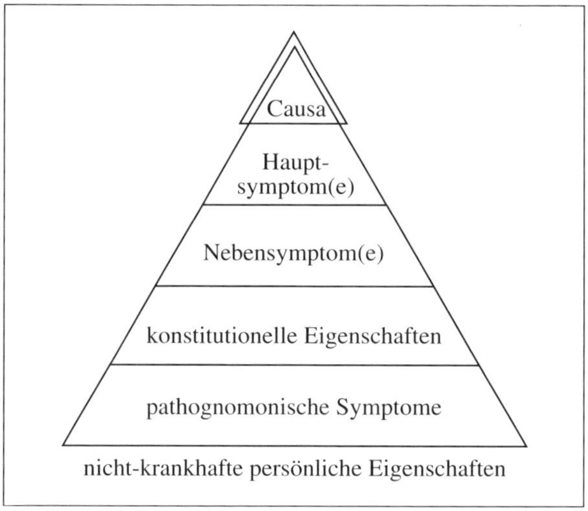

Abb. 1-2: Die krankheitsspezifische Symptomenhierarchie

Die Causa kann auf jeder der vier Ebenen des Organismus einwirken. Sie bewirkt letztlich aber immer eine dynamische (nicht materielle) Veränderung der Lebenskraft.

Die Causa ist für die Fallanalyse besonders hilfreich. Ihre Fehleinschätzung führt allerdings zu Fehlern bei der Mittelwahl.

Tageslicht bringen, mit Fragen, die den Beginn der Erkrankung fokussieren: Wie erklären Sie sich das? Wie kam es dazu? Schildern Sie die Situation/den Lebensabschnitt vor dem ersten Auftreten der Symptome. Vergleiche dazu auch Band B dieser Reihe.

Die Causa in der homöopathischen Methodik entspricht nicht immer den sonst in der Medizin üblichen Anschauungen über Krankheitsursachen. Mikrobiologische Krankheitserreger zählen ebenso wenig dazu wie körperliche Vorgänge, die als Ursache für wiederum andere Veränderungen postuliert werden. Die Kränkung, die am Anfang einer Erkrankung steht, die Causa occasionalis (= veranlassende Ursache), kann chemischer (z. B. ein Gift), physikalischer (z. B. Kälte), physiologischer (z. B. Überanstrengung) oder geistig-seelischer Natur sein. Beispiele sind in Tabelle 1–8 zusammengefasst.

Oft ist die Causa der Schlüssel zum Verständnis des gesamten Krankheitsfalles. Wenn sie nicht eruiert werden kann, weil die Indizien nicht ausreichen, sollte sie nicht konstruiert werden. Das würde dazu führen, dass Unterstellungen und Spekulation an die Stelle gesicherter Erkenntnis treten. Häufig ist eine so konstruierte „Causa“ der Grund für eine Fehlbehandlung. Beispiel: Der Tod eines nahen Verwandten kann erhebliche Auswirkungen auf den Gesundheitszustand haben und auch den Beginn einer chronischen Erkrankung markieren. Nicht selten aber gibt es neben dem zeitlichen keinen ursächlichen Zusammenhang. Das Offensichtliche oder Nachvollziehbare ist nicht immer das individuell Bedeutsame.

Beispiele für die Causa und ihren Bezug zu verschiedenen Arzneimitteln

Tabelle 1-8

erheblicher Blutverlust	China, Phosphor u. a.
geistige Erschöpfung	Gelsemium, Nux vomica, Acidum phosphoricum u. a.
Heimweh	Capsicum, Acidum phosphoricum u. a.
Schlafmangel	Cocculus, Nux vomica, Phosphor u. a.
Schreck mit Todesangst	Aconitum u. a.
Überanstrengung mit Verkühlung	Rhus toxicodendron u. a.
Überessen	Ipecacuanha, Pulsatilla, Antimonium crudum u. a.
übermäßige Freude	Coffea u. a.
verdorbenes Fleisch	Arsenicum album u. a.
mechanische Verletzung	Arnica, Ruta u. a.
kalter Wind	Aconitum u. a.
Zorn	Colocynthis, Chamomilla, Nux vomica, Staphisagria u. a.
Zorn mit stillem Kummer	Ignatia, Lycopodium, Natrium muriaticum, Staphisagria u. a.

Zeitlich definierte Symptome

Die HERING'SCHEN Regeln (Abbildung 1–3) beschreiben die Gesetzmäßigkeiten im Heilungsverlauf. Ausführlich werden sie im Kurs E behandelt. Sie sind die Umkehrung der Krankheitsentwicklung; die Heilung verläuft genau entgegengesetzt zum Krankheitsverlauf: von innen nach außen (von Geist, Gemüt und den inneren Organen zu Schleimhäuten und Haut), von oben nach unten (vom Kopf zu kaudalen und peripheren Bezirken) und von jetzt nach früher (von den jüngsten zu den ältesten Symptomen).

Der Weg zur Heilung führt über eine (chrono-)logische Rückentwicklung der Krankheitssymptome.

Gemäß dieser Prinzipien müssen **die jüngsten Symptome** zuerst, die älteren in der umgekehrten Reihenfolge ihrer Erstmanifestation verschwinden, um Heilung zu erreichen. Das bedeutet, dass die jüngsten Symptome im Vordergrund der Behandlung stehen, also in erster Linie bei der Analyse berücksichtigt werden müssen.

Die jüngsten Symptome sind deshalb besonders wichtig, weil sie immer Ausgangspunkt der Therapie sind.

In zweiter Linie sind die konstanten, dauerhaft bestehenden Symptome zu werten. Im Bedeutungsgrad darunter stehen alternierende und periodische Symptome. Alternanzien sind Symptomenpaare, die sich in ihrem Auftreten abwechseln, wie zum Beispiel Ekzem und Asthma, Diarrhoe und Bronchitis, Fluor und Schnupfen.

In der Gewichtung folgen die konstanten, dann die alternierenden und periodischen Symptome.

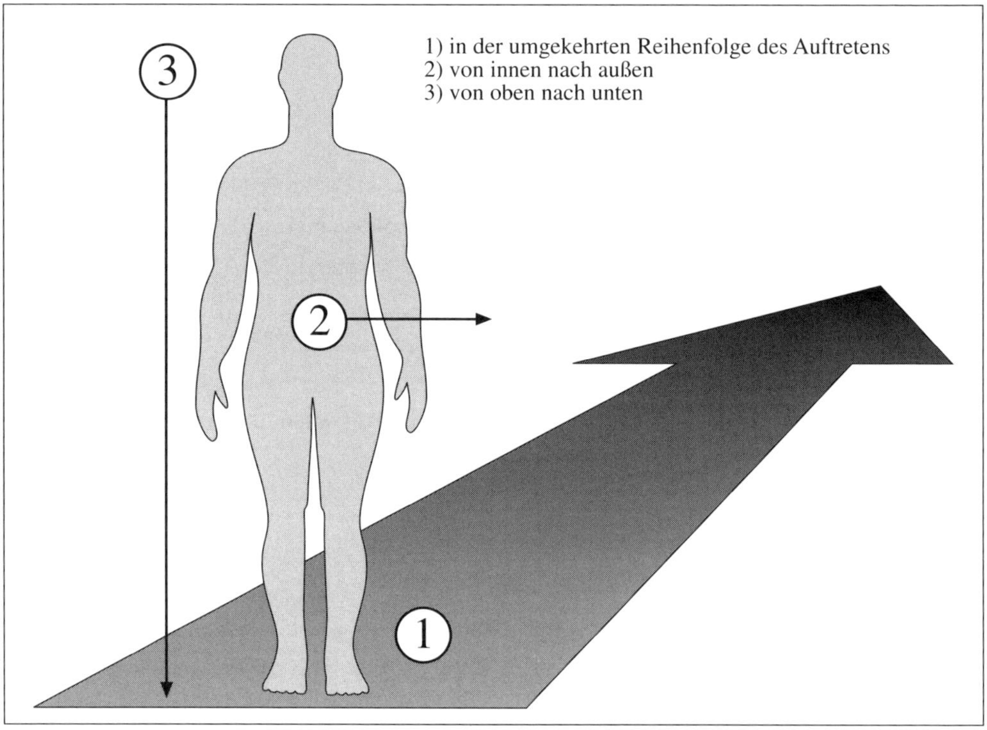

Abb. 1-3: Die HERING'schen Regeln

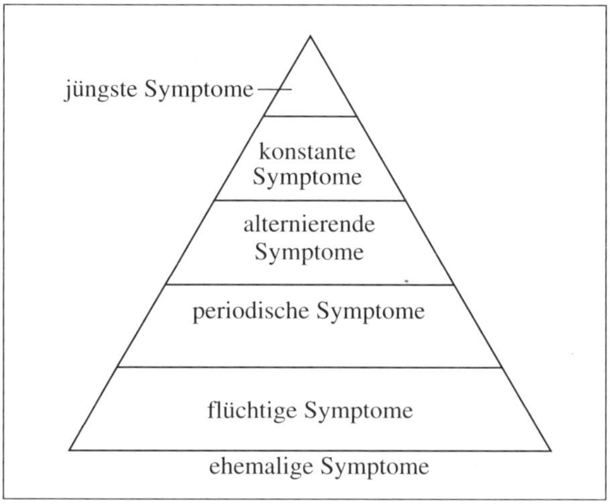

Abb. 1-4: Die zeitliche Symptomenhierarchie

Flüchtige, inkonstante Symptome sind, auch wenn sie individuell erscheinen, unsichere Indizien für eine Mittelwahl. Überhaupt nicht in Betracht kommen ehemalige, nicht mehr vorhandene Symptome, es sei denn, sie müssten als periodisch wiederkehrend angesehen werden.

Individuelle Symptome

Über allen Symptomklassen und ihrer graduellen Bewertung steht das homöopathische Grundprinzip der Individualität.

„Bei dieser Aufsuchung eines homöopathisch specifischen Heilmittels... sind die auffallendern, sonderlichen, ungewöhnlichen und eigenheitlichen (charakteristischen) Zeichen und Symptome des Krankheitsfalles besonders und fast einzig in's Auge zu fassen... Die allgemeinern und unbestimmtern: Eßlust-Mangel, Kopfweh, Mattigkeit, unruhiger Schlaf, Unbehaglichkeit u. s. w., verdienen in dieser Allgemeinheit und wenn sie nicht näher bezeichnet sind, wenig Aufmerksamkeit, da man so etwas Allgemeines fast bei jeder Krankheit und jeder Arznei sieht." (Org.6, §153)

Sonderliche Symptome auf jeder Ebene des Organismus sind der Dreh- und Angelpunkt homöopathischer Fallanalyse.

Damit ist alles erklärt: Allgemeine Beschwerden hat mehr oder weniger jeder Patient. Durch sie kann ein Krankheitsfall von einem anderen nicht unterschieden werden. Sie taugen nicht zur Differenzierung und somit nicht zur Auswahl des passenden, „homöopathischen" Arzneimittels aus der Menge der zur Verfügung stehenden Mittel.
Nur die sonderlichen Symptome, die andere Patienten nicht oder nicht in dieser Ausprägung haben, ermöglichen, den Einzelfall zu unterscheiden und die Mittelwahl zu entscheiden. (S. auch hier das folgende Kapitel.)
Natürlich spielt auch die Intensität eines Symptoms eine Rolle. Je deutlicher eine Beschwerde in Erscheinung tritt, desto bedeutender ist sie für die Fallanalyse.

Sie zeigen die für die Therapie wesentlichen Unterschiede von Individuen mit „derselben" Krankheit.

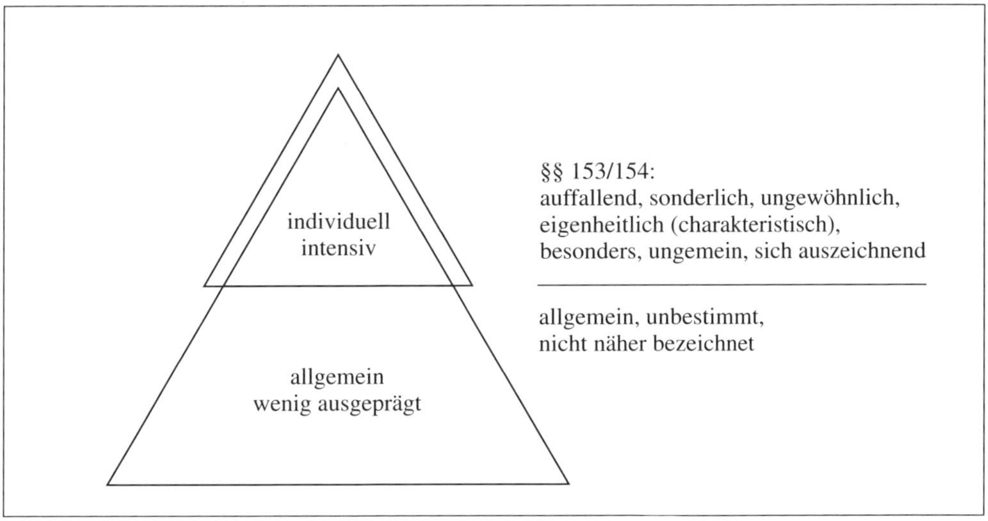

Abb. 1-5: Die personenspezifische Symptomenhierarchie

Die Symptomengewichtung bei verschiedenen Autoren

HAHNEMANN, BÖNNINGHAUSEN, KENT und andere Lehrer der Homöopathie haben die Hierarchie der Symptome auf jeweils eigene Weise gesehen. Die verschiedenen Auffassungen lassen sich nicht vollständig zur Deckung bringen; sie entsprechen der jeweiligen Erfahrung und unterschiedlichen Weltbildern.

HAHNEMANN

Die Rangfolge der Symptome wird von verschiedenen Autoren unterschiedlich gesehen.

HAHNEMANN macht im *Organon* und im Band 1 der *Chronischen Krankheiten* einige Angaben zum unterschiedlichen Rang von Symptomen. Höchste Priorität haben die sonderlichen Symptome (Org.6, § 153, oben zitiert, und § 154).

Daneben spielt der in der Krankheit veränderte Zustand von Geist und Gemüt eine entscheidende Rolle:

Der veränderte Gemütszustand

„... in allen des Kranken ist ein besonders wesentliches Symptom und oft wahlentscheidend. zu heilenden Krankheitsfällen (ist) der Gemüthszustand des Kranken, als eins der vorzüglichsten mit in den Inbegriff der Symptome aufzunehmen..." (Org.6, § 210)

„Dieß geht so weit, daß bei homöopathischer Wahl eines Heilmittels, der Gemüthszustand des Kranken oft am meisten den Ausschlag giebt, als Zeichen von bestimmter Eigenheit, welches dem genau beobachtenden Arzte unter allen am wenigsten verborgen bleiben kann." (§ 211)

„... diese Haupt-Ingredienz aller Krankheiten,... (der) veränderte(n) Gemüths- und Geisteszustand..."

(§ 212)

Auch die auf der Haut erscheinenden Krankheiten müssen innerlich geheilt werden. Die alleinige Analyse der Hautsymptome kann kaum einen Fall lösen.

Schließlich macht HAHNEMANN – vor allem in den *Organon*-Paragrafen 185, 190 und 191 – deutlich, dass Hautsymptome, wenn sie nicht von äußerlicher Verletzung herrühren, immer eine tiefere Ursache haben, die zuerst, oder sogar einzig und allein behandelt werden muss.

„... einzig die Tilgung der innern... Krankheit, als der Erzeugerin des Haut-Ausschlags, (ist) zur Hilfe erforderlich, um bei deren Heilung auch das Haut-Uebel, als die nothwendige Folge der innern Krankheit, naturgemäß verschwinden zu machen – cessante causa, cessat effectus." (CK, S. 120)

Immer sind sämtliche Symptome in der Gesamtschau zu betrachten.

Über allem steht bei HAHNEMANN aber der Terminus „Gesamtheit der Symptome" (§147) bzw. „Sympto-

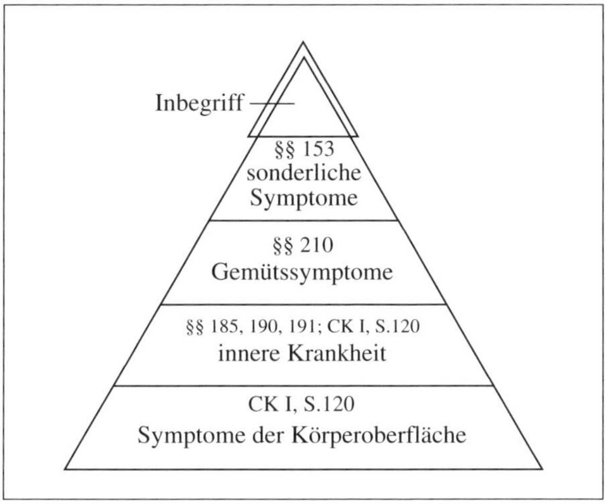

Abb. 1-6: Symptomengewichtung nach HAHNEMANN

men-Inbegriff" (§169). Vergleiche dazu auch Band B dieser Reihe, Kapitel „Gesamtheit der Symptome".

BÖNNINGHAUSEN

CLEMENS VON BÖNNINGHAUSEN, 1785–1864, entwickelte eine Krankheitslehre, in der er die Causa, Hauptbeschwerde und Nebenbeschwerden in dieser Rangfolge unterschied (vgl. oben: Krankheitsspezifische Symptome). In seinem Repertorium (*Therapeutisches Taschenbuch*) legt er besonderen Wert auf objektiv feststellbare Symptome; Gemütssymptome (Kapitel I) nehmen nur einen geringen Raum ein.

Klare Äußerungen des Kranken und seines Organismus sind die verlässlichsten Symptome. Jede Interpretation führt zu einer Unschärfe und zu Fehlern bei der Fallanalyse.

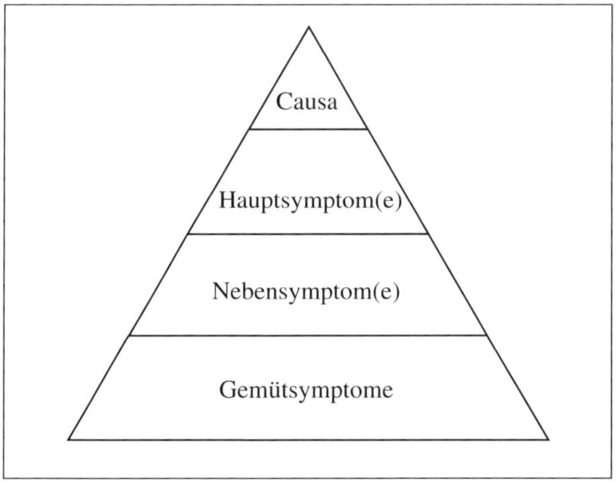

Abb. 1-7: Abbildung 1–7: Symptomengewichtung nach BÖNNINGHAUSEN

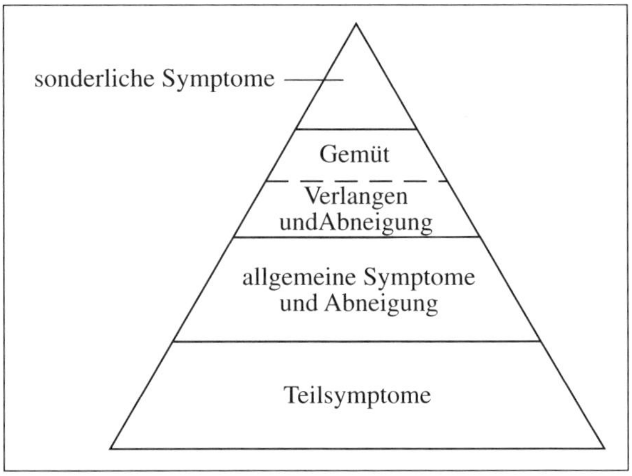

Abb. 1-8: Symptomengewichtung nach KENT

In nicht ganz logischer Beziehung benennt er Gemütssymptome an vierter Stelle, „falls sie nicht selbst das Hauptsymptom bilden" (GYPSER im Vorwort, 2000) – oder auch ein Nebensymptom (d.V.). *„Die Gemütssymptome bilden das wahlentscheidende Kriterium unter ansonsten gleichermaßen in Betracht kommenden Mitteln."* (GYPSER, ebd.)

KENT

KENT hat gemäß der griechischen Philosophie Geist- und Gemütssymptome als besonders hochwertig angesehen.

JAMES TYLER KENT, 1849–1916, Autor des bedeutendsten Repertoriums und der *Vorlesungen zu Hahnemanns Organon*, leitet seine Vorstellungen über die Hierarchie der Symptome vom idealtypischen Menschenbild ab, wie es oben beschrieben wurde. Geist- und Gemütssymptome stehen an erster Stelle, entsprechend breiten Raum nehmen sie in seinem Repertorium ein. Es folgen die Allgemeinsymptome, d. h. Beschwerden, die den gesamten Organismus betreffen, und allgemeine, für mehrere Symptome gültige Modalitäten. Die körperlichen Symptome sind in der letzten Rangposition, zuerst die inneren Organe, dann die Körperoberfläche.

Spätere Versuche einer Hierarchie-Synopse

Die verschiedenen Hierarchie-Systeme sind nicht kompatibel.

Versuche, die verschiedenen genannten Vorstellungen unter einen Hut zu bringen, gab es viele (vgl. FREI 1999). Sie mussten letztlich scheitern, weil die jeweiligen Begriffe logisch nicht kompatibel sind.
Für jeden einzelnen Krankheitsfall muss eine individuelle Bewertung und Gewichtung der Symptome vorgenommen werden, die sich zwar an den hier vorgestellten Schemata orientieren, aber nicht in eine Formel gegossen oder dem Computer überlassen werden kann.

Die folgende Synopse (Abb. 1-9) soll dieser Orientierung dienen.

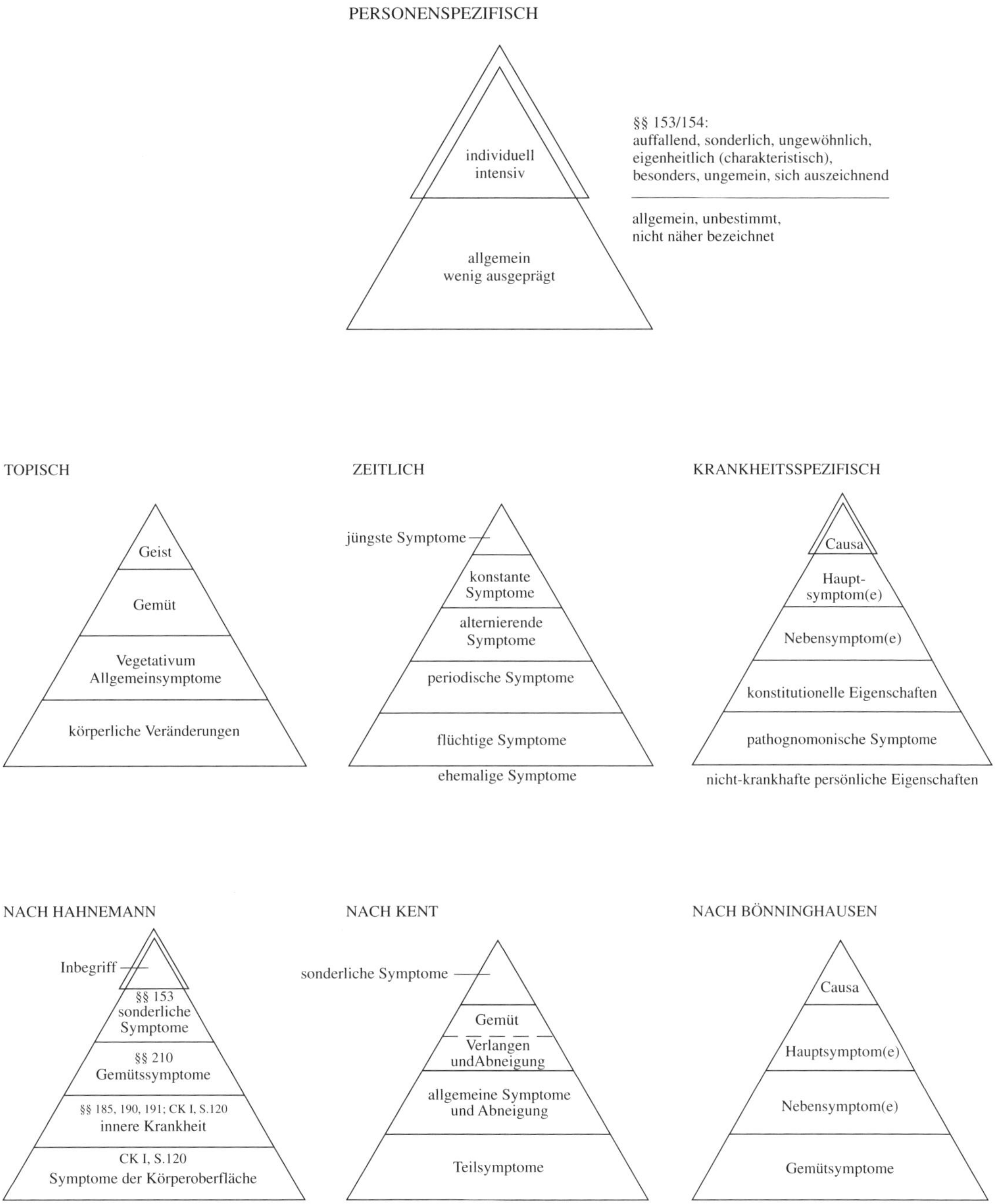

Abb. 1-9: Synopse der Systeme zur Symptom-Gewichtung

Gewichtung im Einzelfall: Bildung von Themengruppen

Falsche Gewichtung entsteht durch einseitige Auswahl der Symptome.

Um sich dem Ideal des „Inbegriffs der Symptome“ zu nähern, müssen zunächst alle (!) Symptome betrachtet, in Beziehung zueinander gesetzt und in ihrer Bedeutung ermessen werden. Nicht selten wird der Fehler gemacht, sich die auffallenden (sonderlichen, für die homöopathische Analyse scheinbar so griffigen) Symptome allein vorzunehmen. Dadurch werden die Gewichte eines Falles oft einseitig verschoben und weniger differenzierte Beschwerden nicht weiter berücksichtigt.
Vermieden werden kann dieser Fehler, indem die gesamte Symptomsammlung (der vollständige Patientenbericht und alle Untersuchungsergebnisse) nach Themenbereichen geordnet, unter Überschriften sortiert wird. Aus jedem Bereich werden die wichtigen Symptome (siehe Synopse) ausgewählt. Die jeweiligen Symptomgruppen erhalten ihre Gewichtung gleichmäßig oder nach ihrer Bedeutung im gesamten Fallzusammenhang. Das folgende Beispiel soll dies deutlich machen.

Kasuistik

Fallbeispiel: Leistungs- und Konzentrationsschwäche, Verwirrtheitszustände, Sehstörungen und Muskelkrämpfe.

Frau W. L., geb. am 16.5.1956, berichtet am 13.2.2001:

„Die Selbständigkeit läuft nicht, obwohl ich ziemlich am Powern bin (Dienstleistungen in Gartenpflege, Tierpflege, Kleintransporte u. a.). Das linke Augenlid hängt, wenn ich angestrengt oder müde bin; ich hab oft das Gefühl, ich muss da was wegwischen. Abends höre ich den Pulsschlag in den Ohren. – Das Seltsamste ist: Ich höre die Leute sprechen, aber ich kann nicht sicher antworten. Ich sage dann irgendwas, ohne Bezug zu dem, was die anderen gesagt haben. Die andern denken, die ist aber seltsam. – Ich kann mich nicht kontrollieren. Ich fühl mich sehr verkrampft. Ich weiß nicht, was richtig ist: was der Kopf oder was der Bauch sagt. – Ständig habe ich glasige Augen, wie ein Wassernebel davor.“

Das gezielte Nachfragen ergänzt die Anamnese (im vorliegenden Fall ohne weitere entscheidende Informationen):
Die Trägheit, die sie vor vier Monaten hatte (konnte nicht den Anfang für ihre Arbeiten finden, vertrödelte die Zeit), ist nicht mehr da (**Opium** D30 half). – Schmerzen hat sie nicht. Der Schlaf ist „gut“ (sie schläft spät ein, dann tief bis morgens). Der Appetit ist etwas verringert; keine speziellen Vorlieben oder Abneigungen. – Sie lebt allein, hatte sich vor einigen Jahren von

ihrem Freund getrennt, der sie anschließend noch längere Zeit verfolgt und bedroht hat. Hat die gemeinsamen Schulden (die er verursacht hatte), über Jahre abgetragen, dann vor 1 1/2 Jahren ein eigenes kleines Haus gekauft. Lebt darin mit Hund, Katzen und Kaninchen.
Beobachtungen bei der Anamnese:
Die Kopfhaare links werden grau. Starke Längsfalte zwischen den Augenbrauen (seit Jahren), Blick gespannt beobachtend, etwas verstört und verwirrt. Hohle Wangen. – Spricht hastig und angestrengt, deutlich artikuliert mit gewählten Worten, setzt zwischendurch ab, um nach Begriffen zu suchen, macht Gedankensprünge. Offensichtlich hat sie Schwierigkeiten, sich auszudrücken. Es ist nicht leicht, ihr zu folgen. – Zittern der Augenlider beim Sprechen und der Hände beim Ausstrecken.
Die auffälligsten Symptome sind in der Reihenfolge ihrer Nennung:

- Der mangelnde Erfolg bei der Arbeit trotz großer Anstrengung,
- das Herabhängen des linken Augenlides,
- das Gefühl, vor dem Auge etwas wegwischen zu müssen,
- der Pulsschlag in den Ohren, den sie abends hört,
- die Unsicherheit und fehlende Zusammenhang beim Antworten,
- das Gefühl, andere hielten sie für seltsam,
- das Gefühl der Verkrampfung,
- nicht wissen, ob „der Kopf oder der Bauch" die richtigen Signale gibt,
- das Gefühl von Wassernebel vor den Augen,
- verstört-verwirrter Blick,
- Sprache hastig,
- Sprache gewählt,
- Sprache verwirrt, mit Gedankensprüngen,
- Schwierigkeit, sich auszudrücken,
- Zittern der Lider beim Sprechen,
- Zittern der Hände beim Ausstrecken.
- linksseitig graue Haare,

Symptombereiche:

Tätigkeit,

Augen,

Ohren,

Wahrnehmung,
in Denken und Fühlen verwirrt,

Kommunikation,

weitere korperliche Symptome.

Eine Repertorisation, die schlicht diese Symptomenliste übernehmen würde, hätte ein Übergewicht bei den Symptomen der Augen und des Sprechens. Diese Schieflage verstärkt sich noch, wenn mehrere kleine Rubriken für ein und dasselbe Symptom verwendet werden, andere wichtige Symptome aber nur mit einer Rubrik und somit nur einer Nennung repräsentiert sind. Dem kann durch die Gruppierung der Symptome abgeholfen werden, wie in Tabelle 1–9 dargestellt.

Dem Auflisten der Symptome folgt die Gewichtung über eine Gruppierung in Funktionsbereiche oder Themen.

Die Einteilung in Funktions- und Organbereiche ist in diesem Fall weniger ergiebig als die Gruppierung nach

Hauptthemen: Verwirrung und Verkrampfung

Symptomgruppen des Fallbeispiels a) Funktions- und Organbereiche

Tabelle 1-9

Symptomgruppe	Repertoriumsrubriken, MacRepertory, Version 5,6 (Klammer: Anzahl der Mittel)
Denken und Empfinden	Gemüt; GEDANKEN; Abschweifen der Gedanken (96) Gemüt; WAHNIDEE, Einbildung; Verwirrtheit an, die Leute sehen ihr ihre (1) Gemüt; VERWIRRUNG, geistige; Identität, bezüglich der eigenen (59)
Handeln und Ausdruck	Gemüt; ERFOLGREICH, nie (10) Gemüt; GESCHÄFTIG, beschäftigt; ergebnislos (17) Gesicht; AUSDRUCK; ängstlich (83) Gesicht; AUSDRUCK; verwirrt (11)
Sprache	Gemüt; ANTWORTEN; irrelevant, ohne Bezug zur Frage (9) Gemüt; REDEN, redet; allgemein; extravagant (6) Gemüt; REDEN, redet; allgemein; abschweifend, vom Thema (65) Gemüt; REDEN, redet; allgemein; verworren (28) Gemüt; REDEN, redet; allgemein; irrational (33) Gemüt; REDEN, redet; allgemein; hastig (54) Gemüt; GEDÄCHTNIS; Schwäche, Verlust des; auszudrücken, sich selbst (45)
Sehen	Sehen; NEBLIG (197) Augen; WISCHEN, muss (19)
Muskulatur	Allgemeines; KRÄMPFE; Muskeln (161) Augen; LÄHMUNG; Lider; Oberlider (56) Augen; ZUCKEN (177) Extremitäten; ZITTERN; Allgemein; Arme; Hände; Halten von Gegenständen, beim; Reichen (= Ausstrecken) (13
Hören	Ohren; GERÄUSCHE, Tinnitus; Pulsieren (12) Ohren; GERÄUSCHE, Tinnitus; allgemein; abends (49) Allgemeines; SEITE; links (253)
Haare	Kopf; HAARE; allgemeine Beschwerden der; grau, werden (27)

Kurzrepertorisation weniger repräsentativer Rubriken

Themen. Als Hauptthemen kristallisieren sich Unsicherheit und Verwirrung – die sich im Denken, Empfinden, Sehen und Sprechen äußert – sowie die Verkrampfung – mit der Folge von Zittern und übereilter wie fruchtloser Aktivität – heraus.

Aus jeder Themengruppe werden 2 oder 3 besonders repräsentative Rubriken ausgewählt, die genügend differenziert und gleichzeitig nicht zu klein sind, um das Wesentliche des Falles darzustellen, ohne eine zu enge Auswahl festzulegen. Nach dieser Methode ergeben sich die Rubriken, welche in Tabelle 1–9b halbfett gedruckt sind. Sie können leicht per Hand aufgelistet werden (Tabelle 1–10).

b) Themengruppen

Tabelle 1-9

Thema	Repertoriumsrubriken, MacRepertory, Version 5,6 (Klammer: Anzahl der Mittel)
erfolglose Aktivität	Gemüt; ERFOLGREICH, nie (10) **Gemüt; GESCHÄFTIG, beschäftigt; ergebnislos (17)** Gemüt; REDEN, redet; allgemein; hastig (54) **Gemüt; REDEN, redet; allgemein; extravagant (6)**
Unsicherheit (Empfindung, Ausdruck, Sprache, Sehen)	Gemüt; WAHNIDEE, Einbildung; Verwirrtheit an, die Leute sehen ihr ihre (1) Gemüt; VERWIRRUNG, geistige; Identität, bezüglich der eigenen (59) **Gesicht; AUSDRUCK; verwirrt (11)** Sehen; NEBLIG (197) **Augen; WISCHEN, muss (19)**
Verwirrung (Denken, Sprache)	Gemüt; GEDANKEN; Abschweifen der Gedanken (96) **Gemüt; ANTWORTEN; irrelevant, ohne Bezug zur Frage (9)** Gemüt; REDEN, redet; allgemein; abschweifend, vom Thema (65) Gemüt; REDEN, redet; allgemein; verworren (28) **Gemüt; REDEN, redet; allgemein; irrational (33)** Gemüt; GEDÄCHTNIS; Schwäche, Verlust des; auszudrücken, sich selbst (45)
Verkrampfung (Empfindung, Augenlid, Folge: Tinnitus)	Allgemeines; KRÄMPFE; Muskeln (161) **Augen; LÄHMUNG; Lider; Oberlider (56)** **Ohren; GERÄUSCHE, Tinnitus; Pulsieren (12)** Ohren; GERÄUSCHE, Tinnitus; allgemein; abends (49)
Zittern (Augenlider, Hände)	Augen; ZUCKEN (177) **Extremitäten; ZITTERN; Allgemein; Arme; Hände; Halten von Gegenständen, beim; Reichen (= Ausstrecken) (13)**
Voralterung	Kopf; HAARE; allgemeine Beschwerden der; grau, werden (27)
Einseitigkeit	Allgemeines; SEITE; links (253)

Plb.:
Lähmung und verzögerte Empfindung.

Der Blick in die Arzneimittellehre bestätigt die Wahl von **Plumbum metallicum**. Das Abschweifen der Gedanken und der Antworten gehört ebenso ins Mittelbild wie die Verwirrung über die eigene Identität, das extravagante und hastige Reden und der abendliche Tinnitus (wenn auch nicht das Pulsieren). Ein Leitsymptom – im Sinne BÖNNINGHAUSENS ein Genius-Symptom – drückt das Problem der Patientin umfassend aus: „Es fällt ihm schwer, Dinge zu begreifen. Beim Reden findet er oft nicht die passenden Worte, um sich auszudrükken.“ (KENT, *Homöopathische Arzneimittelbilder*) Im Repertorium ist dieses Symptom unter *Gemüt; Gedächtnisschwäche, sich selbst auszudrücken* zu finden.

Kann nicht begreifen und sich nicht ausdrücken.

Blei verursacht eine Lähmung insbesondere der oberen Extremitäten, der Hand (Fallhand) und der Handlun-

Kurzrepertorisation des Fallbeispiels

Tabelle 1-10

Rangfolge Arzneimittel	1 Plb.	2 Nux-m.	3 Ars.	3 Lyc.	3 Phos.
Summe der Grade	9	7	6	6	6
Anzahl der Rubriken	6	4	4	4	4
Gemüt; GESCHÄFTIG, beschäftigt; ergebnislos (17)	-	-	1	-	-
Gemüt; REDEN, redet; allgemein; extravagant (6)	1	2	-	-	-
Gesicht; AUSDRUCK; verwirrt (11)	1	-	2	3	1
Augen; WISCHEN, muss (19)	1	-	-	1	1
Gemüt; ANTWORTEN; irrelevant, ohne Bezug zur Frage (9)	-	2	-	-	-
Gemüt; REDEN, redet; allgemein; irrational (33)	1	1	1	1	-
Augen; LÄHMUNG; Lider; Oberlider (56)	2	2	2	1	2
Ohren; GERÄUSCHE, Tinnitus; Pulsieren (12)	-	-	-	-	-
Extremitäten; ZITTERN; Allgemein; Arme; Hände; Halten von Gegenständen, beim; Reichen (= Ausstrecken) (13)	3	-	-	-	2

gen. Damit einher geht eine Verlangsamung der Empfindungen und des Denkens und eine Verkrampfung der Muskulatur (vgl. die Bleikolik). Bei der Patientin führte die verwirrte und verzögerte Wahrnehmung zu ineffektiver Aktivität, allgemeiner Verspannung und Schwäche.

Verlauf: Wiederkehren alter Symptome, zunehmend größere Abstände bis zum Abklingen der Mittelwirkung.

Verlauf: Am 13. 2. 01 bekam die Patientin eine Gabe **Plb.** C30. Sechs Tage später berichtet sie: Nach dem letzten Praxisbesuch hatte sie starkes Augentränen, dann kurz einen Ausschlag um die Augen, jetzt das Gefühl von einem Gürtel um den Kopf, Verstopfungsgefühl im Kopf, die Gedanken sind blockiert, die Stirn ist „nicht frei". **Plb.** C30 wird, in Wasser gelöst, wiederholt. Am 28.2.01 geht es „viel, viel besser", besonders von Seiten der Psyche, „der Druck ist weg". In der Leiste sind Pusteln aufgetreten. Der Geruchsinn ist noch nicht wieder da (das hatte sie anfangs nicht erwähnt). Zeitweise Stiche im rechten Handrücken. **Plb.** C200.

Nächste Konsultation am 20.3.01: Zurzeit nur noch kleine juckende Papeln am rechten Arm und am Kopf. Das Auftreten ist wieder sicher. Gutes Gefühl für die Zukunft. Drei Tage lang hatte sie Naselaufen und ein Gefühl wie erkältet. Die Augen sind völlig o.k. Seit

einer Woche Brennen beim Urinieren, was sie zuletzt vor 10 Jahren hatte. „Es kommt so alles nacheinander, als müsste es mal sein." Empfehlung für die trockene juckende Haut: einölen.
Am 3.4.01: Nach dem letzten Anruf wurden noch am selben Tag die Kopf- und Augenschmerzen sehr schlimm, was zwei Tage anhielt und sie an ihre Zahnextraktion vor 10 Jahren erinnerte. – Jetzt hat der Juckreiz deutlich nachgelassen. Neu ist ein stechender Hinterkopfschmerz, der sich in Ruhe verschlimmert. – Mit dem Autogurt fühlt sie sich unangenehm eingeklemmt, mit Angst; sie erinnert sich an einen Unfall vor 10 Jahren. Die Untersuchung zeigt eine Wirbelblokkierung bei C7/Th1 und Th 1/2 links, die chirotherapeutisch gelöst wird.
24.4.01: Seit gestern nach dem Schneiden von Hecken „wilde dröhnende" Kopfschmerzen. – Vor 10 Tagen gelblicher Schnupfen links, was erleichternd war. Keine Arznei.
Telefonat am 10.5.01: „Allgemein gut." Zähes gelbes Sekret aus der linken Nase, Schmerz in der linken Achselhöhle, Krampfadern in der linken Kniekehle, welche pieksen. Weiteres Abwarten. In den nächsten Wochen klingen die Beschwerden ab. Die Patientin beginnt eine Umschulung, kann sich wieder gut konzentrieren und ist mit Freude bei der Sache.

Inbegriff und Genius, oder die Suche nach einem Grundthema

Die Bezeichnung „Genius" wird von BÖNNINGHAUSEN verwendet, um eine knappe Auswahl besonders charakteristischer Arzneisymptome zu bezeichnen, also eine Sammlung und nicht einen Oberbegriff. Sie steht in Analogie mit dem „Inbegriff der Symptome" einer Krankheit (HAHNEMANN).

Dem „Inbegriff der Symptome" einer Krankheit (HAHNEMANN) entspricht der „Genius der Arznei" (BÖNNINGHAUSEN).

Spätere Autoren haben immer wieder versucht, die jeweils übergeordnete, zusammenfassende Leitidee für eine individuelle Erkrankung zu suchen, sozusagen eine Überschrift für die Gesamtheit der Symptome. Sie benutzten dazu verschiedene, ähnlich lautende Begriffe (Essenz, zentrale Wahnidee, zentrale Störung, existenzielles Drama u.v.a., vgl. Tab. 1–11). Analog wird versucht, solche Grundthemen für jedes einzelne Arzneimittelbild zu schaffen.

Heute wird oft versucht, das Grundthema des Patienten in einem kurzen Begriff zu erfassen. Es ist der Versuch einer Gesamtschau der Erkrankung und des zugehörigen Arzneimittelbildes. In wenigen Fällen gelingt er.

Gelingt es, die individuelle Erkrankung bzw. das einzelne Arzneimittelbild im großen, übergeordneten Zusammenhang zu sehen, entsteht ein tiefes Verständnis für den Patienten und eine zuverlässige Mittelwahl. Für die 90 bis 95% übrigen Fälle bleibt nur der mühsame Weg über die Einzelbewertung der verschiede-

Begriffe für die Gesamtschau von Krankheit und Arzneimittelbild

Tabelle 1-11

Autor	Begriff	ggf. Übersetzung
Hahnemann	Inbegriff der Symptome	
Bönninghausen	Genius der Arznei	
Vithoulkas	Essence	Essenz
Sankaran	Central Delusion	zentrale Wahnidee
Masi		existenzielles Drama, Neid auf eine göttliche Eigenschaft

nen Symptombereiche und die sorgfältige Auswahl und Repertorisation der wichtigsten Symptome.

Arbeitsanweisung

- Alle Symptome beachten.
- Unklare, besonders auch uncharakteristische Symptome durch genaues, detailliertes Herausarbeiten der Besonderheiten und speziellen Modalitäten vervollständigen, „adeln", und somit der homöopathischen Verwendung zugänglich machen.
- Symptome in Begriffskomplexe gruppieren (Hauptsymptom, verschiedene Nebensymptome).
- Den oder die Türöffner (Schlüsselsymptom/e) suchen.
- Durch die Tür des Schlüsselsymptoms hineingehen, aber den ganzen Raum des Arzneimittelbildes ausleuchten.

Die wichtigsten Symptome

Individuelle Symptome sind die bedeutendsten.

Hoch zu bewerten, weil wahlentscheidend, sind Symptome, die

- den erkrankten Menschen in seiner Individualität repräsentieren,
- ihn von allen anderen Patienten mit ähnlichen Beschwerden unterscheiden und
- auf die zugrunde liegende Störung weisen.

Sie müssen belegt sein. Interpretationen gefährden die richtige Mittelwahl.

Diese Symptome müssen klar und eindeutig sein und durch den Patientenbericht (wörtliche Rede) und/oder durch ärztlichen Befund belegt sein. Vage Vermutungen, Spekulationen, Behauptungen, Annahmen, unreflektierte eigene Meinungen müssen unbedingt vermieden werden, um die richtige Mittelwahl und damit die Behandlung nicht zu gefährden.

Lernziele

- ▶ Wissen, dass Krankheitssymptome wahrnehmbare Zeichen des krankhaft veränderten Organismus sind,
- ▶ Symptome durch Zuordnung zu bestimmten Symptomklassen bewerten und in ihrer Bedeutung für den Fall gewichten können,
- ▶ Charakteristika sonderlicher Symptome benennen und diese Symptome im individuellen Krankheitsfall erkennen können,
- ▶ die Symptomgewichtung verschiedener Autoren (HAHNEMANN, BÖNNINGHAUSEN, KENT) kennen
- ▶ die Gesamtheit aller Krankheitssymptome, den Inbegriff der Symptome, als vollständiges Bild der Krankheit beschreiben.

Literatur

Candegabe, Marcelo und Carrara, Hugo: Praxis der reinen Homöopathie – Klinische Fälle. Kai Kröger Verlag, Groß Wittensee 1999

Frei, Heinrich: Die Heringsche Regel und ihre Auswirkung auf die Hierarchie der Symptome. ZKH 1999; 43: 47–53

Frei, Heinrich: Die Rangordnungen der Symptome von Hahnemann, Bönninghausen, Hering und Kent. ZKH 1999; 43: 143–155

Gypser, Klaus-Henning: Bönninghausens Therapeutisches Taschenbuch. Sonntag Verlag, Stuttgart 2000

Hahnemann, Samuel: Die chronischen Krankheiten, Band 1 (s. Literatur im Anhang)

Hahnemann, Samuel: Organon der Heilkunst (s. Literatur im Anhang)

Husemann, Friedrich: Das Bild des Menschen als Grundlage der Heilkunst, Band 1, 7. Auflage. Verlag Freies Geistesleben, Stuttgart 1977

Kent, James Tyler: Zur Theorie der Homöopathie, Kents Vorlesungen über Hahnemanns Organon, übersetzt von Jost Künzli, 3. Auflage. Verlag Grundlagen und Praxis, Leer 1985

Kent, James Tyler: Homöopathische Arzneimittelbilder, Band 3. Haug Verlag, Heidelberg 2001

Klunker, Will: Das Symptom – ein Grundbegriff der Homöopathie. ZKH 1994; 38: 3–13

Reis, Stefan: Über den Wert der pathognomonischen Symptome für die Arzneiwahl. AHZ 2002; 247: 3–8

Roberts, Herbert A.: Sensations as if. Derby 1937. Reprint Jain Publishers, New Delhi 1992. Deutsche Übertragung von Monnika Hackl: Als-ob-Symptome in der Homöopathie. Sonntag Verlag, Stuttgart 1986

2 Das Wesentliche am Fall – das Wesentliche der Arznei

Saskia Heisig

Der Inbegriff der Symptome ist die Krankheit

Wenn wir eine ausführliche Anamnese erheben, so sammeln wir oft – gerade bei chronischen Erkrankungen – eine Vielzahl von Symptomen. Bei der Suche nach dem passenden Arzneimittel müssen wir uns jedoch auf eine Auswahl beschränken.
Darüber hinaus finden sich viele Symptome eines Erkrankten bei verschiedenen Arzneimitteln wieder. Gerade die Polychreste, die gut und ausführlich geprüft sind, warten mit einer Vielzahl von Symptomen auf, so dass auf den ersten Blick die Zuordnung des Beschwerdebildes zu dem entsprechenden Mittel schwer fällt.
Wie nun bei der Symptomenfülle einen Überblick gewinnen, sich ein „Bild" machen und das möglichst ähnliche Arzneimittel finden, welches das passende Heilmittel ist?
In den §§ 6–8 des *Organon* haben wir gelesen, dass die Krankheit sich durch Zeichen und Symptome zu erkennen gibt, und dass die Gesamtheit dieser Symptome die Krankheit repräsentiert:

Bei der Fallaufnahme erscheint oft eine verwirrende Symptomenvielfalt des Patienten.

Polychreste – die Multitalente unter den Arzneimitteln – haben besonders viele Symptome.

Krankheit ist repräsentiert durch die Gesamtheit der Symptome.

„…Alle diese wahrnehmbaren Zeichen repräsentiren die Krankheit in ihrem gesamten Umfange, das ist, sie bilden zusammen die wahre und einzig denkbare Gestalt der Krankheit."
(Hahnemann, Org.6, § 6)

Das Arzneimittel nun, das bei seinen Prüfungen eine ähnliche Symptomengesamtheit verursacht hat, wie sie der Behandler beim Erkrankten wahrnimmt, ist das spezifisch für diesen Fall angezeigte Heilmittel.

Das Arzneimittel, welches die Symptomengesamtheit deckt, ist das passende Heilmittel.

„Bei welcher unter diesen, nach ihrer Menschenbefindens-Veränderungs-Kraft ausgeforschten Arzneien, man nun in den von ihr beobachteten Symptomen, das meiste Aehnliche von der Gesammtheit der Symptome einer gegebnen, natürlichen Krankheit antrifft, diese Arznei wird und muß das passendste, das gewisseste homöopathische Heilmittel derselben sein; in ihr ist das Spezifikum dieses Krankheitsfalles gefunden."
(Hahnemann, Org.6, § 147)

Zu beachten ist jedoch, dass Hahnemann nicht von „den meisten ähnlichen Symptomen" spricht, sondern

Die Auflistung der Symptome reicht nicht aus.

bei der Suche nach dem Simillimum „das meiste Ähnliche von der Gesamtheit der Symptome“ beim Mittel wiederfinden möchte.

Die wesentlichen Symptome erkennen

Das Charakteristische des Falles muss herausgearbeitet werden.

Zur Erfassung der Einzigartigkeit, des individuellen Wesens der Erkrankung wie auch des passenden Mittels reicht die möglichst vollständige Auflistung der Symptome nicht aus. Wichtig ist herauszufinden, was unter all diesen Symptomen die individuelle Krankheit speziell charakterisiert.

- Was macht diesen Fall zu etwas Besonderem?
- Was unterscheidet ihn von anderen Fällen?
- Wo äußert sich die Lebenskraft ganz individuell entsprechend dem Wesen des Patienten?

Die wesentlichen, charakteristischen Merkmale der Erkrankung müssen sich als wesentliche Züge im Mittelbild wiederfinden.

Ebenso achten wir beim Arzneimittel auf seine charakteristischen und hervorstechenden Züge.
Vergleichen wir nun beide, die Krankheit und das Arzneimittel und erkennen eine Übereinstimmung der wesentlichen, charakteristischen Merkmale, eine größtmögliche Ähnlichkeit des Mittelbildes mit dem Krankheitsbild, dann ist das für diesen Krankheitsfall passende Mittel gefunden.
Woran erkennt man nun die wesentlichen, die charakteristischen Züge einer Erkrankung bzw. eines Arzneimittels?
Im §153, dem wohl bekanntesten Paragraphen des *Organon*, gibt HAHNEMANN Antwort darauf:

§ 153: Wichtigkeit der auffallenden, sonderlichen, ungewöhnlichen und eigenheitlichen Krankheitszeichen.

„diese [sind] besonders und fast einzig fest in's Auge zu fassen“.

„Bei der Aufsuchung eines homöopathisch specifischen Heilmittels, das ist, bei dieser Gegeneinanderhaltung des Zeichen-Inbegriffs der natürlichen Krankheit gegen die Symptomenreihen der vorhandenen Arzneien, um unter diesen eine, dem zu heilenden Uebel in Aehnlichkeit entsprechende Kunstkrankheits-Potenz zu finden, sind die auffallendern, sonderlichen, ungewöhnlichen und eigenheitlichen (charakteristischen) Zeichen und Symptome des Krankheitsfalles, besonders und fast einzig fest in's Auge zu fassen; denn vorzüglich diesen, müssen sehr ähnliche, in der Symptomenreihe der gesuchten Arznei entsprechen, wenn sie die passendste zur Heilung sein soll. Die allgemeinern und unbestimmtern: Eßlust-Mangel, Kopfweh, Mattigkeit, unruhiger Schlaf, Unbehaglichkeit u.s.w., verdienen in dieser Allgemeinheit und wenn sie nicht näher bezeichnet sind, wenig Aufmerksamkeit, da man so etwas Allgemeines fast bei jeder Krankheit und jeder Arznei sieht.“

Charakteristisch: Symptome, die unerwartet und unerklärlich sind

Charakteristisch, wesentlich ist also das, was auffällt. Das, was man nicht erwartet. Etwas, das stutzig macht, das man nicht von vornherein bei Wissen um die Pathologie mit der Erkrankung in Verbindung bringen würde. Symptome, die nicht erklärt werden können, wie z. B. Durstlosigkeit bei hohem Fieber oder Schwerhörigkeit, die sich beim Fahren im Wagen bessert.
Wenn wir z. B. erstaunt feststellen, „ach wirklich, die Zahnschmerzen sind erträglicher, wenn Sie kaltes Wasser in den Mund nehmen?“ oder „tatsächlich, der Hautausschlag tritt jedes Jahr Anfang März wieder auf?“.

Auffallender Zug = individuelle Äußerung der Lebenskraft

So ein auffallender Zug ist eine individuelle Äußerung der Lebenskraft des Patienten und nicht eine Äußerung der Pathologie der Erkrankung. Er ist wesentlich – eng verbunden mit dem individuellen Wesen des Patienten.

Wesentliche Symptome sind Schlüssel zum Arzneimittel

Die auffallenden Symptome charakterisieren den individuellen Krankheitsfall.

Finden wir ein Arzneimittel, das dieses besondere Symptom aufweist und das darüber hinaus auch die anderen Beschwerden des Patienten in seinem Arzneimittelbild enthält, so können wir das Mittel in die engere Wahl ziehen. Je mehr solche Symptome, die eine individuelle Reaktion darstellen, vorhanden sind, desto mehr gewinnt die Erkrankung an „Charakter“. Sie bilden die charakteristischen Züge des Falles, die zum passenden Arzneimittel führen.
Beispielsweise wird ein Patient, der nach einer Lebensmittelvergiftung unter brennenden Schmerzen in den Eingeweiden leidet, die durch Auflegen einer heißen Wärmflasche gebessert werden, der extrem durstig ist, Flüssigkeit aber nur in kleinen Schlucken zu sich nehmen kann und der trotz seiner Schwäche sich ängstlich und ruhelos im Bett hin und her bewegt, zu seiner Heilung höchstwahrscheinlich Arsenicum album benötigen.
An ihm können wir wesentliche Züge des Arzneimittelbildes von **Arsenicum album** beobachten: Brennende Schmerzen gebessert durch Hitze, Trinken in kleinen Schlucken bei großem Durst und Ruhelosigkeit trotz Schwäche.
Auffallend, sonderlich kann ein Symptom in vielerlei Hinsicht sein (Tab. 2–1). Diese auffallenden Symptome sind „besonders und fast einzig fest ins Auge zu fassen“, sind also wesentlich für Arznei und Patient.

Auffallende Aspekte sonderlicher Symptome

Tabelle 2-1

Auffallende Aspekte sonderlicher Symptome	Beispiele (mit wichtigen Arzneimitteln)
ungewöhnliches Symptom an sich	Kahlköpfigkeit in jungen Jahren (Bar-c., Lyc., Sil.)
Modalität	< durch leichte Berührung, aber > durch festen Druck (Bry., Chin.)
Lokalisation	Warzen in der Nähe des Fingernagels (Caust.)
bestimmte Körperregion	Kälte des einen und Hitze des anderen Fußes (Lyc.)
auffallende Verhaltensweise	ständiges Lecken der Lippen (Agar., Bufo, Lyc.)
unerklärlicher Bezug zur Tageszeit	< 10 Uhr vormittags (Nat-m.)
auffallende Periodizität	Wiederauftreten der Beschwerden jedes Frühjahr (Lach.)
merkwürdige Empfindung	Gefühl eines Splitters im Hals (Hep., Sil.)
Fehlen erwarteter Symptome	Schmerzlosigkeit bei Verletzung (Op.)
Begleitsymptom	vermehrter Harnfluss bei Kopfschmerzen (Gels.)
Abwechseln von Symptomen	Hautausschlag wechselt ab mit Asthma (Sulf.)
Vikarisation	Nasenbluten statt Menstruation (Bry., Lach., Puls.)

Besondere Symptomklassen

(vgl. auch Kapitel 1)

Die Ätiologie

Die auslösende Ursache (Causa) kann den Rang eines §153-Symptoms annehmen.

Ist eine Causa, eine auslösende Ursache der Erkrankung eindeutig auszumachen, so ist diese ebenfalls von höchster Wichtigkeit, da auch sie ein auffallendes und charakteristisches Symptom darstellt, z. B. Diarrhoe, die prompt nach Durchnässung und Verkühlung auftritt (**Rhus-t.**).

Psychische Symptome

Geist- und Gemütssymptome stehen nach KENT an zweiter Stelle bei der Erfassung des Wesentlichen beim Patienten.

Wesentlich für einen Fall und mitentscheidend für die Mittelwahl sind die Geist- und Gemütssymptome. *„...je mehr Geistes- und Gemütssymptome da sind, desto auch mehr Indikationen für die Wahl des richtigen Heilmittels stehen dem Arzt zur Verfügung.“* (KENT, *Zur Theorie der Homöopathie*). Sie sind wesentlich, da sie direkt Veränderungen im Willen, in der emotionalen Gestimmtheit des Patienten zum Ausdruck bringen. Das psychisch-seelische Erleben eines Menschen bildet ein individuelles Universum. Hier kann sich auch Krankheit am individuellsten ausdrücken.

Allerdings müssen psychische Symptome besonders sorgfältig und differenziert beurteilt werden. Individuelle Besonderheiten, auch spezielle Modalitäten, sind bedeutender als allgemein krankheitstypische Symptome. Die Gefahr von Fehlinterpretationen ist besonders groß. Daher muss die Auswahl der Gemütssymptome zur Mittelfindung kritisch erfolgen.

Organübergreifende Allgemeinsymptome

Allgemeinsymptome – Bedingungen, Umstände, Symptome, die den Patienten als Ganzes betreffen – sind nach den Geist- und Gemütssymptomen die nächstwichtigen. Zu ihnen gehören

Allgemeinsymptome sind nächstwichtig.

- Einflüsse von Temperatur und Wetter,
- Verlangen, Abneigungen und Unverträglichkeiten von Nahrungsmitteln,
- Schlaf und Träume,
- Menstruations- und Sexualsymptome,
- Beschaffenheit von Absonderungen,
- Wundheilung.

All die Dinge, die der Patient über sich aussagt, wie z. B. „ich friere leicht", „ich bin immer durstig", „ich schwitze schon bei geringster Anstrengung" sind nah an seiner Lebensenergie, an seinem Wesenskern und daher wesentliche Züge, die mit die höchste Aussagekraft über die individuelle Erscheinung der Erkrankung besitzen.

Aussagen des Patienten über sich selbst, Bezüge zur ganzen Person.

KENT schreibt zur Wichtigkeit der Allgemeinsymptome:

„Wenn nur ein einziges Mittel die zahlreichen Allgemeinsymptome deckt, und zwar absolut, eindeutig, stark, dann wird dieses das Mittel sein, das den Fall heilt.... Ein stark ausgesprochenes Allgemeinsymptom kann alle Lokalsymptome, die wir erheben mögen, überrollen. "Verschlimmerung durch Hitze" wird Arsen in jedem Fall aus unseren Überlegungen ausschließen."

Lokalsymptome

Allerdings können auch Lokalsymptome, die als solche bei der Suche nach dem passenden Mittel eine eher untergeordnete Rolle spielen, zu Allgemeinsymptomen oder auffallenden, eigenheitlichen Symptomen werden. Hat man die Lokalsymptome gesammelt, stellt man oft fest, dass gewisse gemeinsame Züge diese Symptome verbinden. So kann ein Patient z. B. ein Brennen auf dem Scheitel, brennende Schmerzen im Darm und einen brennenden Durst empfinden.

Lokalsymptome spielen eine untergeordnete Rolle,

können jedoch zu § 153-Symptom oder Allgemeinsymptom werden

Diese Empfindung des Brennens wird dann zum Allgemeinsymptom.

Sichtbare Zeichen wie z. B. das Fehlen der lateralen Augenbrauen oder ein gelber Sattel über der Nase sind lokale Erscheinungen. Da diese aber auffallend sind und das individuelle Erscheinungsbild des Menschen charakterisieren, gehören sie zu den hochrangigen Symptomen im Sinne des § 153.

Auch Hautveränderungen, Lokalsymptome also, können durch ihr Auftreten an bestimmten Stellen zum eigenheitlichen Symptom werden, z. B. Warzen auf dem rechten Unterlid (**Nit-ac.**).

Krankheitsspezifische Symptome

Pathognomonische Symptome sollten vom Mittel gedeckt sein.

Pathognomonische Symptome, die vorhanden sind, sagen über die individuelle Erscheinung der Erkrankung nichts aus. Sie sollten nach Möglichkeit vom passenden Mittel gedeckt werden; ausschlaggebend für die Mittelwahl sind jedoch die individuellen Züge, die z. B. die Bronchitis des einen Patienten von der des anderen unterscheiden.

Je näher die Beschwerden des Patienten an seinem Wesenskern sind, je mehr sie Ausdruck seines individuellen Wesens sind, das ihn von den anderen unterscheidet, desto wesentlicher sind sie für die Mittelwahl und desto deutlicher müssen sie im entsprechenden Arzneimittelbild zu finden sein.

Lernziele

- Den § 153 des *Organon* und seine Bedeutung für die Mittelwahl kennen,
- wissen, was auffallende, sonderliche Symptome sind,
- charakteristische Wesenszüge beim Patienten als auch beim Arzneimittel erkennen können.

Literatur

Classen, C.: Übersicht zu Hahnemanns Organon, 6. Auflage. Selbstverlag, Kirchstraße 10, 76229 Karlsruhe.

Hahnemann, S.: Organon der Heilkunst (s. Anhang)

Kent, J. T.: Zur Theorie der Homöopathie (s. Anhang)

Meili, W.: Grundkurs in klassischer Homöopathie. Sonntag Verlag, Regensburg 1989.

Vithoulkas, G.: Die wissenschaftliche Homöopathie. Ulrich Burgdorf Verlag, Göttingen 1987.

Wright-Hubbard, E.: Kurzlehrgang der Homöopathie, 2. Auflage. Barthel & Barthel Verlag, Berg 1993.

3 Das sonderliche Symptom, Schlüsselsymptome

Gerhard Bleul

Sonderlich heißt abgesondert und ausgezeichnet

Etymologisch wird der Begriff *sonderlich* vom indogermanischen *sn-ter* abgeleitet, welches *für sich, abgesondert* bedeutet.

Indogerm. sn-ter = abgesondert.

Ein sonderliches Symptom ist ein Krankheitszeichen, welches den individuellen Kranken von anderen mit gleichartiger Erkrankung unterscheidet.

Die Homöopathie ist eine individuelle Heilmethode – Dorcsi: „Medizin der Person". Sie behandelt das individuelle Kranksein, der Schlüssel zur Heilung ist das Besondere des Einzelfalls.

Homöopathie ist eine „Medizin der Person".

„Aber dieses mühsame, zuweilen sehr mühsame Aufsuchen und Auswählen des, dem jedesmaligen Krankheits-Zustande in allen Hinsichten homöopathisch angemessensten Heilmittels, ist ein Geschäft, was... doch noch immer das Studium der Quellen selbst und zudem vielseitige Umsicht und ernste Erwägung fordert..."

(Org.6, § 148, Anm. 1)

Der „Inbegriff der Symptome" (Org.6, § 17) ist nur bei epidemischen Krankheiten, die viele Menschen gleichzeitig befallen, nicht patientenspezifisch, sondern krankheitsspezifisch. Das Gros der Krankheiten, vor allem jede chronische Krankheit, ist individuell geprägt. Die Heilung geschieht mit individuell gewählten Heilmitteln.

Jeder Patient hat seine „eigene" Krankheit. Nur in Epidemien erkranken Menschen gleichartig.

Das homöopathische Heilmittel wird aufgrund der Übereinstimmung seiner charakteristischen Symptome mit den sonderlichen Symptomen des Kranken gewählt. Dies sind die Schlüsselsymptome, die im individuellen Krankheitsfall die „Tür zum Arzneimittel" auftun.

Sonderliche Symptome sind meist der Schlüssel zum Arzneimittel.

Die „individualisierende Untersuchung des Krankheitsfalles" (Org.6, § 83) sucht nach den „auffallenden, ungewöhnlichen, eigenheitlichen, charakteristischen Zeichen und Symptomen" (Org.6, § 153), *„denn vorzüglich diesen, müssen sehr ähnliche, in der Symptomenreihe der gesuchten Arznei entsprechen, wenn sie die passendste zur Heilung sein soll. Die allgemeinern und unbestimmtern: Eßlust-Mangel, Kopfweh, Mattigkeit, unruhiger Schlaf, Unbehaglichkeit u.s.w., verdienen in*

Jeder Krankheitsfall muss individuell untersucht werden.

In jedem Fall müssen die charakteristischen Symptome erkannt werden, denen das gewählte Arzneimittel entsprechen muss.

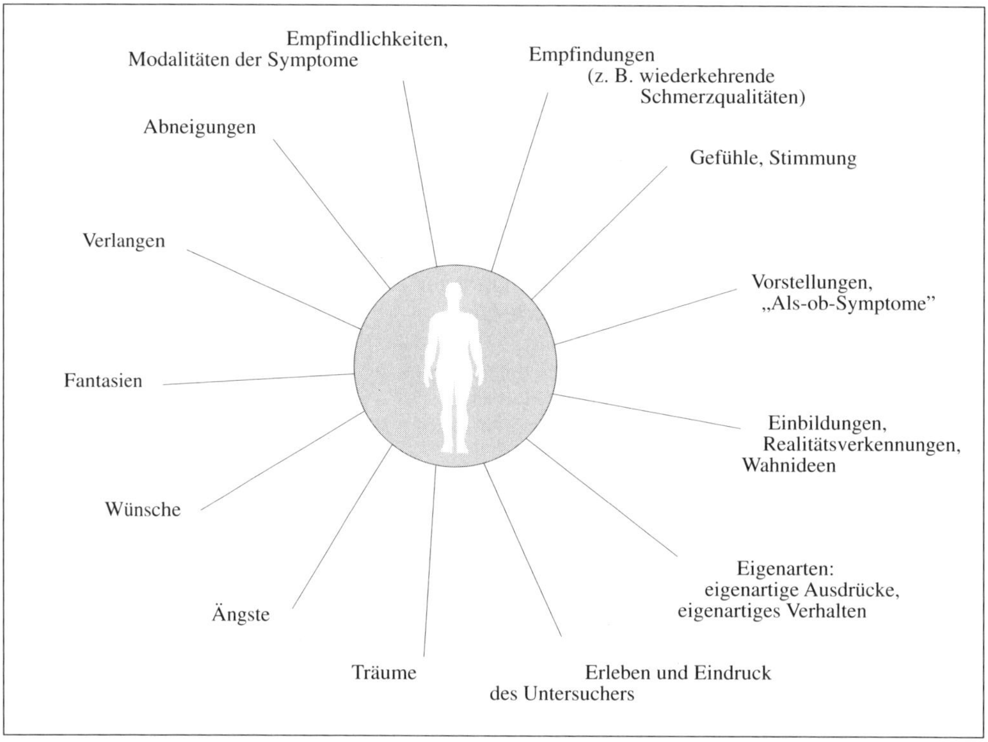

Abb. 3-1 Das Besondere des individuellen Patienten

Das Besondere am Fall zeigt sich in
- Gefühlen (Emotionen)
- Denken (Intellekt)
- Modalitäten
- Zeitmodalitäten
- besonderer Lokalisation und Ausprägung.

dieser Allgemeinheit und wenn sie nicht näher bezeichnet sind, wenig Aufmerksamkeit, da man so etwas Allgemeines fast bei jeder Krankheit und jeder Arznei sieht." Sonderliche Symptome sind individuell, auffällig, unerwartet, nicht pathognomonisch. Sie zeigen sich

- in der Stimmung des Kranken,
- in seiner spezifischen Denkweise und Empfindung (besondere Wahrnehmung der äußeren Realität – Verkennungen – und der eigenen Krankheit – Als-ob-Symptome),
- in eigenartigen Modalitäten (Beeinflussung der Symptome durch äußere Bedingungen),
- im zeitlichen Auftreten und,
- auf körperlicher Ebene, in ihrer ungewöhnlichen oder eingeschränkten Lokalisation und der Art und Weise, wie sie erscheinen.

Der Schlüssel zum Fall

Jedes Symptom kann die Tür zum passenden Arzneimittel öffnen, wenn wir anschließend den ganzen Raum ausleuchten, also die Wahl durch das Materia medica-Studium überprüfen.

Auf ein einziges Symptom hin zu verschreiben kann in den seltensten Fällen gut gehen. Immer müssen mehrere klare Symptome eruiert werden, die sich beim entsprechenden Arzneimittel wiederfinden. (Vgl. dazu die vorangegangenen Kapitel und Band A: Die Gesamtheit der Symptome.) HERING spricht von drei Beinen, auf denen ein Stuhl steht. Auch eine spezielle Symptomenkombination kann der Schlüssel sein.

Der größte Fehler nach der Entdeckung eines (vermeintlichen) Schlüsselsymptoms ist der Kurzschluss einer schnellen Verordnung.

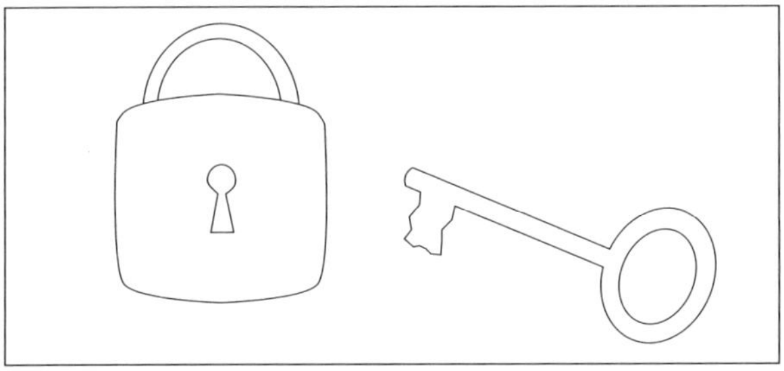

Abb. 3-2 Schlüssel und Schloss

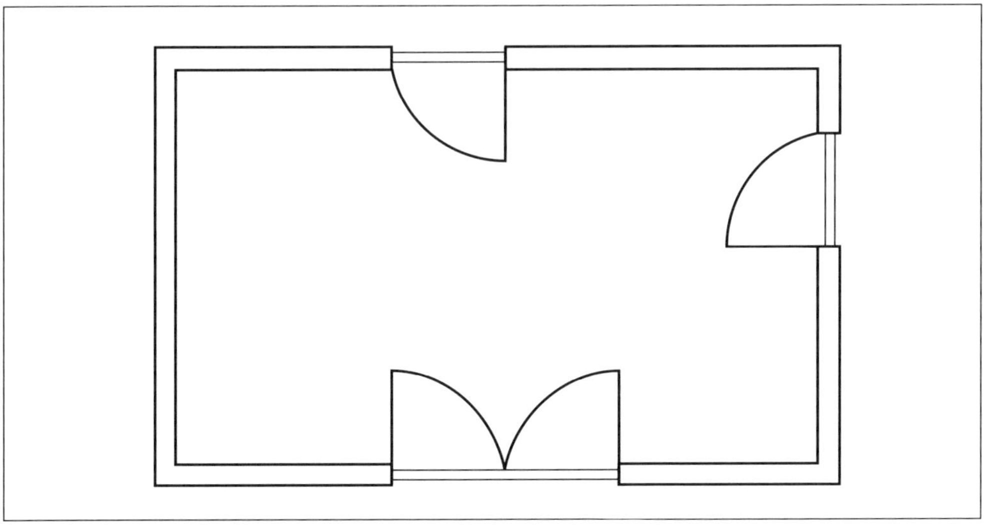

Abb. 3-3 Ein Schlüsselsymptom öffnet die Tür zum passenden Arzneimittel

Der Wert der Einzelrubriken (Single-Rubriken)

Rubriken mit nur einer Arznei sind meist nicht so speziell, dass keine zweite Arznei hineinpassen könnte.

Einzelrubriken (Single-Rubriken) sind Repertoriums-Rubriken mit nur einem Arzneimitteleintrag. Für solche Rubriken gilt:

- Entweder die Rubrik ist so speziell, dass sie tatsächlich nur durch ein Mittel abgedeckt wird. Sie zeigt dann ein einmaliges, ganz spezifisches Schlüsselsymptom.
- Oder es wurden bisher keine weiteren Mittel in Prüfungen (oder vielfachen therapeutischen Erfahrungen) gefunden bzw. von den Autoren der Repertorien erkannt, die in die Rubrik passen.

Bei den meisten Single-Rubriken ist Letzteres wahrscheinlich. Der entsprechende Eintrag ist sicherlich für die Fallanalyse wertvoll, aber nicht ausreichend. Es ist immer damit zu rechnen, dass die Rubrik unvollständig ist. Konkurrenten unter den Arzneimitteln sind immer denkbar.

Schlüsselsymptome der Arzneimittel

Analog zu den sonderlichen Symptomen des kranken Individuums sind die charakteristischen Symptome aus der Gesamtheit der in Prüfung und Therapie beobachteten Wirkungen einer Arznei zu sehen.
Allgemeine Symptome wie Kopfschmerz, Übelkeit, Schwäche, Unwohlsein u.v.a. sind unbedeutend, „wenn sie nicht näher bezeichnet sind". Alle Symptome aber, die eine bestimmte Arznei von allen anderen (oder den meisten anderen) unterscheiden lässt, sind Schlüsselsymptome für diese Arznei.
Zur Anschauung sind im folgenden (Tabellen 3-1 bis 3-20) Schlüsselsymptome für 20 wichtige Arzneimittel aufgelistet, die in den ersten Kursen der Weiterbildung schon bekannt gemacht wurden. Die Abkürzungen bedeuten:

I – Idee, Gedanke, Vorstellung
E – Emotion, Empfindung, Gefühl
F – Funktionsstörung, Störung der Organtätigkeit
S – Strukturveränderung, morphologische Veränderung
C – Causa, ätiologischer Faktor
M – Modalitäten, $<$ und $>$
T – zeitliches Auftreten, Zeitmodalität
L – Lokalisation, Ort
Ex – Extension, Ausstrahlung
Co – concomitantes (begleitendes) Symptom
Al – alternierendes (damit abwechselndes) Symptom

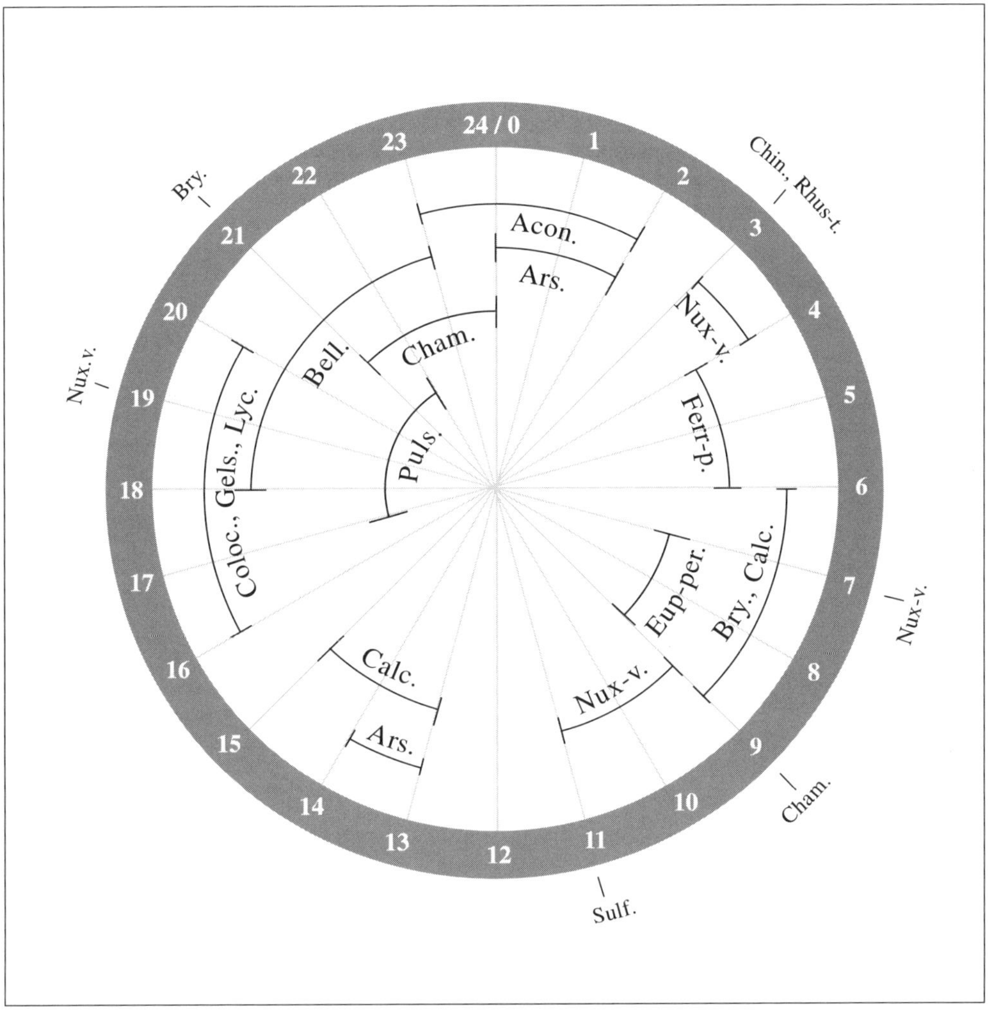

Abb. 3-4 Uhr der Zeit-Modalitäten

Lernziele

- Charakteristika der sonderlichen Symptome benennen können,
- Schlüsselsymptome als besonders charakteristische Symptome des Falles und der Arznei beschreiben können,
- die Problematik einer kurzschlüssigen Mittelwahl aufgrund weniger Schlüsselsymptome und die Problematik der Einzelrubriken der Repertorien kennen,
- Schlüsselsymptome der jeweils gelernten Arzneimittel kennen.

Schlüsselsymptome von Aconitum napellus (Sturmhut)

Tabelle 3-1

I Idee, Gedanke, Vorstellung	Hat den Tod vor Augen, fühlt sich dem Tod nah
E Emotion, Empfindung, Gefühl	Todesangst. Hast in seinen Bewegungen. Ängstliche Ruhelosigkeit. Schmerz stechend, reißend, brennend.
F Funktionsstörung, Störung der Organtätigkeit	Plötzliches hohes Fieber. Gesichtsblässe beim Aufsetzen. Augenentzündung durch Fremdkörper oder Wind. Heftiges Herzklopfen mit Angst. Heiserer bellender Husten (Pseudokrupp). Ziehender Schmerz an Zähnen oder einer Gesichtshälfte.
S Strukturveränderung, morphologische Veränderung	Fazialislähmung.
C Causa, ätiologischer Faktor	Schreck, Schock (besonders nach lebensbedrohlichen Unfällen). Kalter Wind.
M Modalitäten, < und >	< Trockenes Wetter, Sonne, Wind, Kaltwerden beim Schwitzen, Bewegung. > Ruhe.
T zeitliches Auftreten, Zeitmodalität	Plötzlich. 23–2 Uhr, besonders nach Mitternacht.
L Lokalisation, Ort	Einseitig, eher rechts. Gesicht, Extremitäten, Atemwege, Lunge, Herz.
Ex Extension, Ausstrahlung	Entlang des Verlaufs von Nerven.

Schlüsselsymptome von Apis mellifica

Tabelle 3-2

I Idee, Gedanke, Vorstellung	Arbeitswut. Muss ständig mit etwas beschäftigt sein. Auch fruchtlos geschäftig.
E Emotion, Empfindung, Gefühl	Heftig, hitzig, impulsiv. Eifersucht. Misstrauen. Erstickungsgefühl. Schmerz: stechend.
F Funktionsstörung, Störung der Organtätigkeit	Unbewusstes Schreien (Cri encephalique). Starke blasse Schwellung. Durstlos im Fieber. Erysipel. Nesselausschlag. Ungeschickt, lässt Dinge fallen.
S Strukturveränderung, morphologische Veränderung	Ovarialzysten. Leistenhernie.
C Causa, ätiologischer Faktor	Unterdrückung sexuellen Verlangens. Stichverletzungen.
M Modalitäten, < und >	< Berührung, Kleiderdruck, Hitze. > Abkühlung.
T zeitliches Auftreten, Zeitmodalität	< abends, nachts, morgens. Im Frühling.
L Lokalisation, Ort	Haut, Schleimhaut, Hirnhäute, Augenlider, Harnwege, rechte Seite.
Ex Extension, Ausstrahlung	Von rechts nach links.

Schlüsselsymptome von Arnica montana

Tabelle 3-3

I Idee, Gedanke, Vorstellung	Glaubt, verletzt worden zu sein oder verletzt zu werden. Eigensinnig, behauptet gesund zu sein, lehnt ärztliche Behandlung ab. Furcht vor Annäherung und Berührung. Bett erscheint ihm zu hart. Schläft beim Antworten ein.
E Emotion, Empfindung, Gefühl	Zorn, wenn gezwungen zu antworten. Geschmack nach faulen Eiern. Husten stark schmerzhaft, hält die Brust mit den Händen.
F Funktionsstörung, Störung der Organtätigkeit	Blutandrang im Gesicht, mit kaltem Körper (besonders Hände und Nasenspitze). Bluterguss. Schmerz: drückend, ziehend, zerschlagen, wund, gequetscht.
S Strukturveränderung, morphologische Veränderung	Apoplex, Druckgeschwür, linksseitige Lähmung.
C Causa, ätiologischer Faktor	Verletzung durch Schlag oder Stoß. Schlechte Nachrichten, Schreck. Kopfverletzung, Operation, Zahnextraktion.
M Modalitäten, < und >	< Trost, Sprechen, Bewegung, Berührung, Linkslage, Erschütterung, feuchte Kälte. > Bücken, Vorbeugen, Liegen mit tief liegendem Kopf.
T zeitliches Auftreten, Zeitmodalität	< abends, nachts.
L Lokalisation, Ort	Kopf, Augen, Muskeln. Links oben, rechts unten.
Ex Extension, Ausstrahlung	Vom Herz zum linken Arm.

Schlüsselsymptome von Arsenicum album

Tabelle 3-4

I Idee, Gedanke, Vorstellung	Angst um seine Gesundheit, vor dem Tod, um die ewige Seligkeit. Angst vor Räubern. Gewissensangst, als hätte er pflichtwidrig gehandelt. Häufige Anfälle von Bewusstlosigkeit. Ungeduld, will sofort gesund werden. Möchte alles kontrollieren, was ihm Angst macht.
E Emotion, Empfindung, Gefühl	Empfindlich gegen Unordnung, pedantisch. Geiz. Isst mehr, als ihm gut tut. Leicht erschreckt. Verlangen nach Gesellschaft, aber Furcht vor Menschen. Freude über das Unglück anderer. Lachen über Kleinigkeiten. Ärger über Kleinigkeiten Stöhnen, Wehklagen. Ruhelosigkeit, es treibt ihn, sich bis zur Erschöpfung zu bewegen. Schmerz: brennend.
F Funktionsstörung, Störung der Organtätigkeit	Fließschnupfen, brennender Tränenfluss. Erbrechen, tödliche Übelkeit. Leichenblässe. Scharfer Durchfall mit Krämpfen. Ätzender Fluor. Zittern bei kleinster Anstrengung.
S Strukturveränderung, morphologische Veränderung	Harte Knoten der Lippen. Gangränöse Haut- und Mundschleimhautgeschwüre. Analfissuren. Furchen und Risse der Nägel.
C Causa, ätiologischer Faktor	Lebensmittelvergiftung.
M Modalitäten, < und >	< Alleinsein, Reden Anderer, Trösten, geschlossene Räume. > Eigenes Sprechen, Wärme (nur bei Kopfschmerz: frische Luft, kalte Auflagen).
T zeitliches Auftreten, Zeitmodalität	Nachts um 0 – 2 Uhr, 13 – 14 Uhr. Periodisch jeden 2., 4., 7., 14. Tag, jährlich.
L Lokalisation, Ort	Kopf, Nase, Augen, Lippen, Zunge, Mund, Magen, Darm, Schleimhäute. Rechtsseitig.
Co concomitantes (begleitendes) Symptom	Großer Durst, will häufig trinken. Große Unruhe, muss sich ständig bewegen.

Schlüsselsymptome von Belladonna

Tabelle 3-5

I Idee, Gedanke, Vorstellung	Furcht vor Hunden, vor Fantasiegebilden. Verzerrte Wahrnehmung der Realität, fühlt sich bedroht und reagiert mit Gewalt gegen sich selbst und andere.
A Aktion, Verhalten	Beißen, Schimpfen, Grimassieren, Aggressivität aus Wut, schlägt um sich, schlägt seinen Kopf gegen die Wand. Möchte in Ruhe gelassen werden.
E Emotion, Empfindung, Gefühl	Qualvolle Angst mit Weinen, verhindert den Schlaf. Unangenehmes Gefühl im Gehörgang wie von einem bohrenden Finger. Will trinken (kaltes Wasser), lehnt es dann aber ab. Große Schmerzempfindlichkeit. Schmerz pochend, klopfend, brennend, krampfartig.
F Funktionsstörung, Störung der Organtätigkeit	Große, glänzende, vorstehende Augen, erweiterte Pupillen. Hitze, Klopfen, Blutandrang im Kopf oder den entzündeten Körperteilen. Kiefersperre, kann den Mund nicht öffnen. Heftiges Zähneknirschen. Stottern. Trockener Mund und Hals. Bellender trockener Husten.
S Strukturveränderung, morphologische Veränderung	Himbeerzunge. Erysipel, Furunkel.
C Causa, ätiologischer Faktor	Verletzungen, Unfälle
M Modalitäten, < und >	< durch Angesprochenwerden, Bewegung, Erschütterung, Licht, Kälte Zugluft. > durch Wärme, Ruhe, aufrechtes Sitzen oder Anlehnen.
T zeitliches Auftreten, Zeitmodalität	Beginn und Ende der Symptomatik treten plötzlich ein. < nachmittags und abends
L Lokalisation, Ort	Kopf, Hals, Haut, Blutgefäße, Muskulatur.
Ex Extension, Ausstrahlung	Von rechts nach links.
Co concomitantes (begleitendes) Symptom	Delirium im Fieber, Empfindlichkeit gegen jedes Geräusch bei Fieber oder Schmerzen, sieht Fantasiegebilde, Phantome, Fratzen im Fieber. Hitze im Kopf mit kalten Extremitäten.
Al alternierendes (damit abwechselndes) Symptom	Delirium abwechselnd mit Lethargie

Schlüsselsymptome von Bryonia

Tabelle 3-6

I Idee, Gedanke, Vorstellung	Will nach Hause gehen. Denkt an materielle Dinge, an seine Geschäfte. Furcht vor Armut. Geiz.
E Emotion, Empfindung, Gefühl	Mürrisch, reizbar, misstrauisch, empfindlich. Ärger über seine Symptome.
F Funktionsstörung, Störung der Organtätigkeit	Schwindel bei schnellen Bewegungen. Andauernde Kaubewegungen. Trockenheit von Mund und Hals. Schmerzen berstend, auseinanderdrückend, stechend. Muss beim Husten den Kopf oder die Brust mit den Händen halten.
S Strukturveränderung, morphologische Veränderung	Lokale Entzündung, Exsudat (besonders der Gelenke oder des Rippenfells).
C Causa, ätiologischer Faktor	Ärger, Verletzungen durch Schlag oder Zerrung.
M Modalitäten, < und >	< durch jede Bewegung, leichte Berührung, Hitze. > durch absolute Ruhe, festen Druck, Abkühlen.
T zeitliches Auftreten, Zeitmodalität	Akut mit langsamem Beginn. < morgens, um 9 und 21 Uhr.
L Lokalisation, Ort	Seröse Häute und Synovia (Rippenfell, Gelenke), Atemwege, Brustdrüse, Appendix.
Co concomitantes (begleitendes) Symptom	Schmerz mit großem Durst nach großen Mengen kalten Wassers.
Al alternierendes (damit abwechselndes) Symptom	Nasenbluten anstelle der Menses.

Schlüsselsymptome von Calcium carbonicum

Tabelle 3-7

I Idee, Gedanke, Vorstellung	Befürchtet, andere sehen die eigene Verwirrung, fühlt sich beobachtet. Viele Ängste: vor Dunkelheit, Gespenstern, Hunden und Mäusen, vor schwerer Krankheit, Unheil, Tod. Eigensinnig, widerspenstig.
A Aktion, Verhalten	Fleißig, aber überanstrengt sich leicht. Langsame Bewegungen. Isst unverdauliche Dinge (Sand, Erde).
E Emotion, Empfindung, Gefühl	Tief ergriffen von schrecklichen oder traurigen Nachrichten. Saurer Geschmack.
F Funktionsstörung, Störung der Organtätigkeit	Lernt langsam Gehen und Sprechen. Schwindel beim Hochsteigen. Schwitzen am Kopf, vor allem beim Einschlafen. Atemnot bei geringen Anstrengungen (Treppensteigen). Kalte und feuchte Extremitäten. Anhaltende Schwäche eines verrenkten Gelenks. Wunden heilen schlecht.
S Strukturveränderung, morphologische Veränderung	Uterusmyome.
C Causa, ätiologischer Faktor	Geistige und körperliche Überanstrengung.
M Modalitäten, < und >	< durch geringe Anstrengung (geistig und körperlich), feuchte Kälte, Treppensteigen, Verheben, Koitus, Fasten. > durch Wärme, leichte Bewegung; bei Obstipation.
T zeitliches Auftreten, Zeitmodalität	< früh morgens, 13–15 Uhr, abends; jeden 2. Tag, jeden 14. Tag.
L Lokalisation, Ort	Bindegewebe, Knochen.
Co concomitantes (begleitendes) Symptom	Verlangen nach Eiern, Süßigkeiten.

Schlüsselsymptome von Chamomilla

Tabelle 3-8

I Idee, Gedanke, Vorstellung	Will nicht angesehen, angesprochen, angefasst werden. Behauptet, er sei nicht krank und schickt den Arzt oder die Krankenschwester weg. Fühlt sich schnell gekränkt. Das Kind möchte herumgetragen werden, dabei stößt und tritt er. Verlangt, was nicht vorhanden ist, und weist es zurück, wenn es doch angeboten wird.
E Emotion, Empfindung, Gefühl	Extrem empfindlich gegen Schmerzen. Schreit durchdringend, schrill, eigensinnig, starrköpfig. Stöhnen, wenn er nicht bekommt, was er haben will. Ungeduld durch Schmerzen, will sofort geheilt werden. Klopfende, pochende Kopfschmerzen, einseitig.
F Funktionsstörung, Störung der Organtätigkeit	Schwindel nach Kaffeetrinken. Klebriger Schweiß auf Stirn und Kopfhaut. Röte und Hitze einer Gesichtshälfte. Morgens bitterer Geschmack. Schmerzhafte Zahnung. Erbrechen nach Zorn. Durchfall bei Zahnung, grünlich, schleimig. Schlaflosigkeit nach Ärger. Schläfrig im Sitzen, schlaflos im Liegen.
C Causa, ätiologischer Faktor	Ärger, Zorn; Zahnung
M Modalitäten, < und >	< durch Ansprechen, durch Schmerzen, Widerspruch, Kälte, Zugluft. > getragen werden, geschaukelt werden, Wärme
T zeitliches Auftreten, Zeitmodalität	< 9 Uhr, nachts (besonders erste Nachthälfte).
L Lokalisation, Ort	Kopf, Zähne, Ohren, Magen-Darm-Trakt, Gallenwege, Nervensystem.
Co concomitantes (begleitendes) Symptom	Bei Zahnung: Schmerzen, Unruhe, Durchfall

Schlüsselsymptome von China officinalis

Tabelle 3-9

I Idee, Gedanke, Vorstellung	„Was ihm sonst in hellem, freundlichem Licht erschien, zeigt sich ihm jetzt glanzlos, unwürdig und schal." (Hahnemann) Ideenreichtum, schmiedet viele Pläne. Macht Fehler beim Sprechen, benutzt falsche Wörter, stellt sie falsch. Schwinden der Sinne beim Erwachen. Mit Worten rücksichtslos, verletzt die Gefühle anderer.
E Emotion, Empfindung, Gefühl	Sehr empfindlich gegen Berührung, Gerüche, Stimmen. Schwäche, Erschöpfung. Grundloses Weinen („durch eine sich selbst gemachte, nichtige Grille", Hahnemann). Kopf empfindlich gegen kalte Luft. Beim Gehen Gefühl des Gleitens in der Luft. Gefühl, als ob das Gehirn gegen den Schädel schlägt. Bitterer oder salziger Geschmack. Satt nach wenigen Bissen. Schmerzen: drückend, hämmernd, reißend.
F Funktionsstörung, Störung der Organtätigkeit	Gerüche verursachen Übelkeit. Gesichtsneuralgie. Auftreibung des Unterleibes, auch durch Aufstoßen oder Windabgang nicht gebessert. Abends im Bett zusammenkneifender Schmerz in der Nabelgegend. Durchfall unverdaut. Bei der geringsten Bewegung Schweiß an Nacken und Rücken.
S Strukturveränderung, morphologische Veränderung	Hohle Augen mit blauen Ringen. Erdfahle Gesichtsfarbe. Schwarz belegte Zähne. Blutiges Erbrechen. Feuchte Gangrän.
C Causa, ätiologischer Faktor	Blutverlust, Schwangerschaft, lange Stillzeit, anhaltende Durchfälle. Schwächende Schweiße.
M Modalitäten, $<$ und $>$	$<$ durch Trösten, leichte Berührung, Bewegung, Erschütterung, Sinneseindrücke, Aufstehen aus dem Bett; Milch, Obst, Wein. $>$ harter Druck, langsames Gehen, Kälte, frische Luft.
T zeitliches Auftreten, Zeitmodalität	$<$ 3 Uhr. Periodisch jeden 2. Tag, jede Woche, alle drei Monate.
L Lokalisation, Ort	Kopf, Gesicht, Darm, Blutkreislauf, periphere Nerven, Knochen.
Al alternierendes (damit abwechselndes) Symptom	Ödem nach Blutung.

Schlüsselsymptome von Colocynthis

Tabelle 3-10

I Idee, Gedanke, Vorstellung	Ärgert sich über alles. Zorn nach Beleidigung. Entrüstung, Empörung.
E Emotion, Empfindung, Gefühl	Zähne erscheinen zu lang oder locker. Zungenbrennen, metallischer Geschmack, alles schmeckt bitter. „Wenn er still liegt, fühlt er den Schlag des Herzens und der Adern durch den ganzen Körper." (Hahnemann) Schmerz: brennend, reißend, schneidend.
F Funktionsstörung, Störung der Organtätigkeit	Schwindel bei schnellen Kopfbewegungen. Neuralgien. „Leeres Aufstoßen, was Herzklopfen und Krampf im Schlund verursacht und eine stete Neigung zum Würgen und erbrechen unterhält." (Hahnemann) Kolik nach Ärger.
S Strukturveränderung, morphologische Veränderung	Amenorrhoe durch Ärger.
C Causa, ätiologischer Faktor	Geringschätzung, Verachtung durch andere, Kränkung, geschäftlicher Misserfolg, Ärger.
M Modalitäten, < und >	< Ruhe, > durch Druck, Wärme, Binden, Zusammenkrümmen.
T zeitliches Auftreten, Zeitmodalität	Plötzlicher Beginn, allmähliches Abklingen. Um 16 Uhr, abends und nachts.
L Lokalisation, Ort	Augen, Gesichtsnerven, Ischiasnerv, Abdomen, Muskeln. Rechts oben und links unten.
Ex Extension, Ausstrahlung	Entlang der Nerven. Vom Rücken bis in den Fuß.

Schlüsselsymptome von Eupatorium perfoliatum

Tabelle 3-11

I Idee, Gedanke, Vorstellung	Meint, den Verstand zu verlieren (nachts).
E Emotion, Empfindung, Gefühl	Verlangen nach kaltem Wasser oder Eis. Ruhelos durch Schmerzen, muss sich bewegen, was aber den Schmerz nicht bessert. Im Hinterkopf Gefühl eines Gewichts, muss den Kopf beim Anheben stützen. Schläfrigkeit während Fieber. Schmerzen: wie zerschlagen, als ob die Knochen brechen würden.
F Funktionsstörung, Störung der Organtätigkeit	Übelkeit und Erbrechen schon beim Anblick oder Geruch von Speisen. Schwindel mit Fallneigung nach links.
S Strukturveränderung, morphologische Veränderung	Fließschnupfen mit starkem Niesen. Ödem der Füße und Knöchel.
C Causa, ätiologischer Faktor	Grippaler Infekt, Alkohol.
M Modalitäten, < und >	< durch > durch Sprechen und Unterhaltung.
T zeitliches Auftreten, Zeitmodalität	Plötzliches Auftreten. Jeden 3. oder 7. Tag. Frösteln von 7–9 Uhr. Husten nachts von 2–4 Uhr. > nachmittags.
L Lokalisation, Ort	Muskeln, Knochen, Blutkreislauf, Magen.
Co concomitantes (begleitendes) Symptom	Während Fieber Übelkeit, Stöhnen, große Schmerzen, großer Durst, Mattigkeit.

Schlüsselsymptome von Ferrum phosphoricum

Tabelle 3-12

I Idee, Gedanke, Vorstellung	Unentschlossenheit durch Hindernisse.
E Emotion, Empfindung, Gefühl	Fröhlich, ausgelassen, vergnügt, lebhaft. Ruhelos während Fieber. Völle- und Hitzegefühl im Kopf. Gefühl wie von Sand unter den Lidern. Schmerzen bohrend, stechend, wie von elektrischen Schlägen.
F Funktionsstörung, Störung der Organtätigkeit	Nasenbluten bei Kindern, während Fieber und Schnupfen. Heiserkeit bei Sängern. Anfallsweise Kitzelhusten, v.a. im Schlaf (tagsüber oder nachts). Weicher voller Puls.
C Causa, ätiologischer Faktor	Überanstrengung der Muskeln, Prellungen, Verstauchungen
M Modalitäten, < und >	< durch geistige Anstrengung, Treppensteigen, Gehen, Fahren, kalte Luft. > durch Druck, Hinlegen, leichte Bewegung.
T zeitliches Auftreten, Zeitmodalität	< nachmittags, nachts 4–6 Uhr Plötzlicher Beginn.
L Lokalisation, Ort	Blutgefäße, Nase, Ohren, rechte Schulter.
Co concomitantes (begleitendes) Symptom	Otitis media bei oder nach Fieber und Schnupfen. Munterkeit trotz hohem Fieber.
Al alternierendes (damit abwechselndes) Symptom	Erregung abwechselnd mit Traurigkeit. Plötzlicher Wechsel von angenehmen zu unangenehmen Gedanken. Blässe und Röte des Gesichts im Wechsel. Zornausbrüche mit nachfolgender Schwäche.

Schlüsselsymptome von Gelsemium sempervirens

Tabelle 3-13

I Idee, Gedanke, Vorstellung	Erwartungsangst vor einer Verabredung oder einer Prüfung. Lampenfieber. Gelähmt durch Furcht (vor der Öffentlichkeit, vor Misserfolg).
E Emotion, Empfindung, Gefühl	Benommenheit bei Fieber, Diarrhoe, Wehen. Will gehalten werden, klammert sich an Personen oder Möbel. Frösteln, den Rücken auf und ab.
F Funktionsstörung, Störung der Organtätigkeit	Zittern vor Schwäche. Hat nicht die Kraft, den Kopf aufrecht zu halten. Zunge taub und zittrig, kann sie kaum herausstrecken. Durchfall nach Schreck. Rigider Muttermund vor der Entbindung.
S Strukturveränderung, morphologische Veränderung	Lähmung der Oberlider, Ptose. Sehverlust vor Kopfschmerzen
C Causa, ätiologischer Faktor	Überhitzung, warmes Wetter, warmer Südwind, vor einem Gewitter, geistige Anstrengung, schlechte Nachrichten, niederdrückende Emotionen.
M Modalitäten, < und >	< > beim Augen Schließen, durch reichliche Harnausscheidung.
T zeitliches Auftreten, Zeitmodalität	< 16–20 Uhr. Frösteln morgens. Jeden Tag zur selben Stunde. Im Sommer.
L Lokalisation, Ort	Kopf, Augen, Muskulatur, Uterus.
Ex Extension, Ausstrahlung	Vom Nacken zur Stirn
Co concomitantes (begleitendes) Symptom	Kopfschmerz mit kalten Füßen. Durstlosigkeit im Fieber.

Schlüsselsymptome von Hypericum perforatum

Tabelle 3-14

I Idee, Gedanke, Vorstellung	Gefühl wie hoch in die Luft gehoben; gequält von der Angst, die leichteste Berührung oder Bewegung würde sie von dieser Höhe herunterfallen lassen. Exzessiv verstärkte geistige Aktivität. Fehler beim Schreiben und Sprechen, vertauscht Wörter. Gefühl von etwas Lebendigem oder von einem Kitzeln im Gehirn, nachts im Bett. Gefühl, das Gehirn sei zusammengepresst. Gefühl, als würde das Herz nach unten fallen, abends.
E Emotion, Empfindung, Gefühl	Überempfindlich (Gerüche, Schmerzen), leicht erschreckt. Stechen und Reißen im Kopf (Schläfen, Scheitel, Seiten).
A Aktivität, Verhalten	„Redet ausschweifend in der Nacht, nach 4 Uhr, während dem Schlaf, mit verdrehten starrenden Augen, heißem Kopf, stark klopfenden Karotiden, gedunsenem Gesicht,..., mit trockener brennender Hitze am übrigen Körper, und großer Besorgnis. Reden einmal durch Singen unterbrochen, bald danach Weinen und furchtsames Schreien, Ringen nach Luft." (STOKES)
F Funktionsstörung, Störung der Organtätigkeit	Niesen, ein rauhes wundes Gefühl im Rachen hinterlassend. Auffallend feiner Geruchsinn. Konvulsionen nach Verletzungen. Ohnmacht durch Verletzungsschock.
S Strukturveränderung, morphologische Veränderung	Gerstenkorn des linken Unterlids. Wunde Stellen in der Nase, juckend, bohrt ständig in der Nase. Nase trocken, sehr lästig. Trockenheit der Nasenlöcher, Krusten darin.
C Causa, ätiologischer Faktor	Nervenverletzung, Sturz, Überheben, Gehirnerschütterung. Überanstrengung von Muskeln und Sehnen.
M Modalitäten, < und >	< durch feuchtes Wetter, Nebel, Berührung, Bewegung. > durch Legen der Hand auf den Kopf
T zeitliches Auftreten, Zeitmodalität	Beginnt plötzlich, klingt allmählich ab.
L Lokalisation, Ort	Nervenreiches Gewebe: Finger, Zehen, Steißbein.
Ex Extension, Ausstrahlung	Vom Kopf zu Jochbein, Wange, Kinn; die Arme oder Beine hinaufschießend.
Co concomitantes (begleitendes) Symptom	Gedächtnisschwäche nach Kopfverletzungen. Empfindliches Gehör während der Menses.

Schlüsselsymptome von Lycopodium

Tabelle 3-15

I Idee, Gedanke, Vorstellung	Misstrauisch, anmaßend, diktatorisch, leicht beleidigt und beleidigend. Eigensinnig, diskutiert und kritisiert gern; anpassungsfähig, um eine Niederlage abzuwenden, jovial. Fehler beim Buchstabieren, Schreiben und Lesen. Vergisst Namen. Gewissenhaft in Kleinigkeiten.
E Emotion, Empfindung, Gefühl	Weinen, wenn ihm gedankt wird. Zorn durch Widerspruch. Furcht vor dem Alleinsein, vor Misserfolg, vor allem Neuen, beim Betreten des Zimmers.
F Funktionsstörung, Störung der Organtätigkeit	Kopfschmerz durch Entblößen, durch Hungern. Die Augen sind im Schlaf halb offen. Zucken der Augenlider. Sehschwäche abends und nachts. Verlangen nach Süßigkeiten. Nachts Heißhunger. Saures Aufstoßen mit Bauchschmerzen, Sodbrennen. Starke Aufblähung des Bauches. Stuhl anfangs fest, dann flüssig. Sexuelles Verlangen ohne Erektion.
S Strukturveränderung, morphologische Veränderung	Nässendes Ekzem, Milchschorf, Ohrmuschelrhagaden. Stirnfalten. Akne auf Rücken und Schultern.
C Causa, ätiologischer Faktor	Hunger (muss regelmäßig essen)
M Modalitäten, < und >	< durch schwüles Wetter, Hitze, volles Zimmer, Stehen, Kleiderdruck, nach Koitus. > durch frische Luft, Abdecken, fortgesetzte Bewegung.
T zeitliches Auftreten, Zeitmodalität	16–20 Uhr, beim Einschlafen. Vor den Menses.
L Lokalisation, Ort	Kopf, Hals, Leber, Gallenwege, Darm, Harnwege, Lunge, Rücken, Haut, Geschlechtsorgane. Rechtsseitigkeit.
Ex Extension, Ausstrahlung	Von rechts nach links.
Co concomitantes (begleitendes) Symptom	Nasenflügelatmen (bei Asthma, Pneumonie, Erkrankungen des Gehirns und Abdomens).

Schlüsselsymptome von Nux vomica

Tabelle 3-16

I Idee, Gedanke, Vorstellung	Bestimmtheit, Rechthaberei, überempfindlich, heftig, jähzornig, egoistisch, übergenau. Will nicht angesprochen und nicht angefasst werden. „Wegen eines übermäßigen Gedankenschwalles seiner kaum bewusst, früh nach dem Aufstehen." (Hahnemann)
E Emotion, Empfindung, Gefühl	Verlangen nach Stimulanzien (Kaffee, Alkohol, Zigaretten, Medikamente). Körperlich empfundene Angst, krampfartig, mit Kopfschweiß, Herzklopfen, Übelkeit. Überempfindlich gegen Geräusche, Gerüche, Licht, Luftzug, Schmerzen. Am Morgen Furcht, dass sich etwas ereignen wird. Verlangen nach Ruhe und Frieden. Zorn, wenn gezwungen zu antworten. Gefühl, als wolle der Kopf platzen, als würde das Gehirn in Stücke geschlagen. Druck im Magen wie von einem Stein, 2 – 3 Stunden nach dem Essen. Gefühl von Ermüdung um das Herz herum. Schmerz drückend, berstend, krampfartig.
A Aktivität, Handlungen	Spricht ängstlich im Schlaf, führt Selbstgespräche. Wandert umher, ohne Vernunft. Stottern.
F Funktionsstörung, Störung der Organtätigkeit	Schwindel weckt nachts aus dem Schlaf. Ohnmacht durch schlechte Gerüche. Ein Nasenloch ist nachts immer verstopft, Schniefen der Kinder, saurer Atemgeruch. Schluckauf. Übelkeit mit dem Wunsch, erbrechen zu können. Schlaflos bis zum frühen Morgen, dann schwerer, kaum erholsamer Schlaf. Häufiges Erwachen.
S Strukturveränderung, morphologische Veränderung	Nabelbruch, Gastritis.
C Causa, ätiologischer Faktor	Stimulanzien, Arzneimittelmissbrauch, Ausschweifungen, zu viel Essen, Unterdrückung von Ausschlägen und Absonderungen, sitzende Lebensweise.
M Modalitäten, < und >	< durch geistige Arbeit, Entrüstung, Enttäuschung, Erregung, geschäftlicher Misserfolg, Widerspruch; Alkohol (Kater), Kaffee; Kälte, Luftzug, Kaltwerden der Füße. > durch Wärme, Liegen, Ruhe.
T zeitliches Auftreten, Zeitmodalität	Plötzlicher Beginn. < nachts ab 3 Uhr, 7 Uhr, 19 Uhr > am späten Abend (Nachtmensch). Jeden Monat
L Lokalisation, Ort	Kopf, Zähne, Magen, Leber, Darm, Muskulatur.
Ex Extension, Ausstrahlung	Entlang der Nervenbahnen, über den ganzen Körper.
Co concomitantes (begleitendes) Symptom	Obstipation mit Blutandrang im Kopf. Muss sich bei Rückenschmerzen aufrichten, um sich im Bett zu drehen.

Schlüsselsymptome von Phosphorus

Tabelle 3-17

I Idee, Gedanke, Vorstellung	Überempfindlich gegen äußere Eindrücke, extrovertiert
E Emotion, Empfindung, Gefühl	Sorgen um andere, starkes Mitgefühl, Angst in der Brust, in der Herzgegend. Furcht vor der Dunkelheit, Gespenstern, drohender Krankheit, Gewitter. Schmerz: dumpf, brennend, zusammenschnürend. Brennendes Gefühl in den Handtellern. Kribbeln der Fingerspitzen. Starker Durst auf große Mengen kalten Wassers. Abneigung gegen Fisch, warme Speisen, Sprudelwasser. Übelkeit, sobald das Wasser im Magen warm geworden ist. Bei Durchfall Gefühl, als ob der Anus offen bliebe. Starke Libido.
A Aktivität, Handlungen	Schlafwandeln.
F Funktionsstörung, Störung der Organtätigkeit	Schwindel beim Aufstehen vom Sitzen und beim Gehen. Sieht Lichtblitze. Heiserkeit bei Rednern, Halskratzen, Kitzelhusten.
S Strukturveränderung, morphologische Veränderung	Die Haare fallen fleckweise aus. Blutungen, Ekchymosen. Muskelatrophie, Hämangiome, Exostosen.
C Causa, ätiologischer Faktor	Liebeskummer, körperliche Anstrengung.
M Modalitäten, < und >	< durch Alleinsein, bei Gewitter, in Linkslage, in der Dämmerung. > in Gesellschaft, durch Massage, durch Essen, in frischer Luft.
T zeitliches Auftreten, Zeitmodalität	< vor dem Einschlafen, beim Erwachen.
L Lokalisation, Ort	Kopf, Nerven, Blutgefäße
Co concomitantes (begleitendes) Symptom	Schwindel (bei Fieber). Beben der Nasenflügel bei Lungenerkrankungen. Leeregefühl im Bauch mit Hitze im Rücken.

Schlüsselsymptome von Pulsatilla

Tabelle 3-18

I Idee, Gedanke, Vorstellung	Hartnäckige Gedanken, ein bestimmtes Lied kommt immer wieder ins Bewusstsein, kann deshalb nicht schlafen.
E Emotion, Empfindung, Gefühl	Gefühl, als ob kaltes Wasser den Rücken herabgegossen wird. Furcht vor dem Alleinsein, verlassen zu werden. Milde, Nachgiebigkeit, Leichtgläubigkeit. Schüchtern, unentschlossen. Sehr leicht zum Weinen oder Lachen geneigt. Angst mit Herzklopfen.
F Funktionsstörung, Störung der Organtätigkeit	Ohnmacht im überfüllten Zimmer. Menarche spät, Menses unregelmäßig, aussetzend. Nächtlicher Husten mit Auswurf, muss sich aufsetzen.
S Strukturveränderung, morphologische Veränderung	Milde, gelb-grünliche Absonderungen, eitrige Otitis media, Varizen, Thrombophlebitis
C Causa, ätiologischer Faktor	Durchnässung (Kopf, Füße), Unterdrückung des sexuellen Verlangens.
M Modalitäten, < und >	< durch fette Speisen, überfüllte Zimmer, Wärme. > durch Trost, frische Luft, Abkühlung, erfrischende und saftige Speisen, Absonderungen, fortgesetzte Bewegung.
T zeitliches Auftreten, Zeitmodalität	< abends und nachts, 17–22 Uhr.
L Lokalisation, Ort	Ohren, Nase, Atemwege, Gelenke; ständig wechselnde Orte und Seiten. Rechtsseitigkeit, links oben und rechts unten.
Co concomitantes (begleitendes) Symptom	Durstlosigkeit im Fieber. Speisen geschmacklos bei Schnupfen.

Schlüsselsymptome von Rhus toxicodendron

Tabelle 3-19

I Idee, Gedanke, Vorstellung	Abergläubisch; rituelles Verhalten. Meint, die Welt in Bewegung halten zu müssen. Glaubt, er sei aus Glas oder Holz.
E Emotion, Empfindung, Gefühl	Innere Unruhe, Bewegungsdrang. Schmerz reißend, ziehend, stechend. Taubheit und Kribbeln.
F Funktionsstörung, Störung der Organtätigkeit	Häufiger Stuhldrang, häufiger Harndrang.
S Strukturveränderung, morphologische Veränderung	Ausfallen der Wimpern, juckender Bläschenausschlag. Rotes Dreieck der Zungenspitze.
C Causa, ätiologischer Faktor	Verkühlung und Überanstrengung.
M Modalitäten, < und >	< Kälte, Nässe, Zugluft, im Beginn der Bewegung. > durch (fortgesetzte) Bewegung
T zeitliches Auftreten, Zeitmodalität	< nachts, früh morgens (3 Uhr). Jährlich in der kalten Jahreszeit.
L Lokalisation, Ort	Haut, Muskulatur, Bänder, Gelenke, linker Oberarm. Links oben und rechts unten.
Co concomitantes (begleitendes) Symptom	Ruhelos bei Schmerzen und Fieber.

Schlüsselsymptome von Sulfur

Tabelle 3-20

I Idee, Gedanke, Vorstellung	Verlangen nach geistiger Aktivität. „Muss alles anfassen, erkennt nicht, ob diese Gegenstände wirklich sind, bis sie sie angefasst hat.“ (KNERR) In Gedanken versunken. Philosophiert, liebt Theorien, religiöse Neigungen. Hält alte Lumpen für schöne Kleider.
E Emotion, Empfindung, Gefühl	Glücksgefühl, Stolz. Ekel vor dem eigenen Körpergeruch. Wäscht sich ungern. Heißhunger auf Süßes. Empfindungen von Hitze an allen möglichen Körperstellen. Schmerz brennend, reißend, stechend. Brennen in den Handtellern und an den Füßen, muss die Füße aus dem Bett strecken.
F Funktionsstörung, Störung der Organtätigkeit	Gerötete Körperöffnungen (Augen, Lippen, After). Durchfall treibt morgens aus dem Bett. Muss nach dem Aufstehen wegen Schmerzen gekrümmt gehen.
S Strukturveränderung, morphologische Veränderung	Rezidivierende Furunkel. Nässendes Ekzem.
C Causa, ätiologischer Faktor	Unterdrückte Hautausschläge oder Absonderungen.
M Modalitäten, < und >	< durch Schlafmangel, zu langem Schlaf, Hitze, Baden und Waschen > durch Abkühlen, Liegen, Ausscheidungen.
T zeitliches Auftreten, Zeitmodalität	< um 11 Uhr. Alle 12 Stunden, jeden siebten Tag.
L Lokalisation, Ort	Linksseitigkeit, von rechts nach links.
Co concomitantes (begleitendes) Symptom	Bei Angst heißer Kopf und kalte Füße.
Al alternierendes (damit abwechselndes) Symptom	Asthma abwechselnd mit Hautausschlag oder Durchfall.

Literatur

Hahnemann, Samuel: *Organon der Heilkunst*, 6. Auflage (siehe Anhang)

Seideneder, Armin: *Mitteldetails der homöopathischen Arzneimittel*, 3 Bände (siehe Anhang)

Vermeulen, Frans: *Konkordanz der Materia Medica* (siehe Anhang)

4 Repertorisation und Vergleich mit der Materia medica

Gerhard Bleul

Nutzen und Grenzen der Repertorisation

Das Repertorisieren ist der beste Weg, um im individuellen Krankheitsfall eine gut begründete Auswahl von wenigen Arzneimitteln zu erhalten. Das Ergebnis ist in den seltensten Fällen eine einzige Arznei, daher muss die endgültige Wahl durch Nachlesen in Arzneimittellehren und den jeweiligen Vergleich der Arznei- mit der Krankheitssymptomatik getroffen werden.
Die Anamnese muss den gesamten Krankheitsfall umfassen. Sie erlaubt das Erkennen der wesentlichen Symptome (vgl. die Kapitel 2 und 3), die in den Aufzeichnungen markiert und aufgelistet werden. Die Symptome dieser Liste müssen den Fall vollständig repräsentieren. Sie werden – nach einer Gruppierung und Gewichtung (vgl. Kapitel 1) – in einem Repertorium, also einer Symptomsammlung aufgesucht. Die jeweils zugeordneten Arzneimittel werden aufgelistet. (Zur Technik der so genannten Kurzrepertorisation vgl. Band B dieser Reihe, Kapitel 14.)

Das Repertorisieren ergibt eine kleine Auswahl passender Arzneien, von denen die beste durch Vergleich mit der Materia medica gefunden wird.

Die einzelnen Schritte:

- Anamnese
- Auflistung der wesentlichen Symptome
- Gewichtung dieser Symptome
- Repertorisation

Die Übersetzung der Symptome in die Repertoriumssprache

Die Wortwahl der Repertorien ist in vielen Bereichen standardisiert, vor allem was die Anatomie, die Zeiten und gewisse Modalitäten betrifft. Die Standardisierung ist besonders bei BÖNNINGHAUSEN sehr ausgeprägt. Dadurch wird der Umfang des Repertoriums kleiner, die Übersichtlichkeit besser und die Vergleichbarkeit überhaupt erst möglich.
Was beim Eintrag der Prüfsymptome (und therapeutischen Erfahrungen) in die Repertorien geschieht, ist auch beim Nachschlagen von Fallsymptomen erforderlich: Werden die wörtlichen Patientenaussagen oder die dem Arzt geläufigen Beschreibungen (vgl. Tab. 4–2) nicht gefunden, muss nach analogen Begriffen gesucht werden, die im Repertorium vorkommen. Dabei gibt es meist nicht nur eine Möglichkeit. Verschiedene Rubriken bieten sich an, müssen gegeneinander abgewogen werden (vgl. Tab. 4–1) oder kombiniert werden (vgl. Tab. 4–3).

Die Repertoriumssprache ist notwendigerweise reduziert und standardisiert.

Bei der Repertorisation müssen auch die Patientenaussagen und Symptombeschreibungen in diese reduzierte Sprache übersetzt werden.

Beispiele für Patientenaussagen und sinngemäße Rubriken

Tabelle 4-1

Ich rege mich schnell auf.	Gemüt – Erregung über Kleinigkeiten auch: G. – Reizbarkeit durch Kleinigkeiten G. – Zorn über Kleinigkeiten G. – erschreckt über Kleinigkeiten
Ich rege mich schnell auf, dann bekomme ich Magenschmerzen.	Magen – Schmerz – nach Erregung auch: M. – Schmerz – nach Zorn
Ich ärgere mich, wenn jemand an meiner Arbeit zweifelt.	Gemüt – Beschwerden durch: Ermahnung G. – B.d. – Tadel G. – B.d. – Unstimmigkeit bzw. Uneinigkeit zwischen Vorgesetzten und Untergebenen auch: G. – B.d. – Verachtung
Ich habe immer etwas Kontaktschwierigkeiten.	Gemüt – Schüchternheit auch: G. – Schüchtern – in Gesellschaft G. – Schüchtern – Öffentlichkeit, Auftreten in der Ö. vgl.: G. – Selbstvertrauen, Mangel an G. – Unsicherheit G. – Zurückhaltend G. – Furcht – vor Menschen
Es zieht im ganzen Bein, innen.	Extremitäten – Schmerz – ziehend – Beine evtl. auch: E. – Schmerz – ziehend – Oberschenkel – Innenseite evtl. auch: E. – Schmerz – Oberschenkel – Innenseite (übergeordnete Rubrik)
Um 4 Uhr wach ich auf und kann nicht mehr schlafen, weil mir alles Mögliche durch den Kopf geht.	Schlaf – Schlaflosigkeit – Mitternacht, nach – 4 Uhr, nach kombiniert mit: Schlaf – Schlaflosigkeit –Gedankenandrang, durch
Die Lymphknoten seitlich am Hals tun mir weh, wenn ich daran komme.	Äußerer Hals – Schmerz – Lymphknoten (bzw. Halsdrüsen) – Berührung agg. auch: ÄH. – Schmerz – Seiten – Berührung, bei evtl. kombiniert mit: ÄH. – Schwellung – Lymphknoten (bzw. Halsdrüsen) – schmerzhaft bei Berührung
Wenn ich mich abends ins Bett lege, ist der Husten ganz besonders schlimm.	Husten – abends – Bett auch: H. – abends – Einschlafen, beim H. – Bett – im warmen Bett... H. – Liegen – agg. und H. – L. – abends und H. – L. – nachts – sobald der Kopf das Kissen berührt und H. – L. – im Bett agg. und H. – L. – Hinlegen, beim ersten auch: H. – Schlaf – vor und H. – Schlaf – beim Einschlafen evtl. auch: H. – Schlaf – verhindert den Schlaf

Beispiele für Fachausdrücke des Repertoriums und ihre heutigen Entsprechungen

Tabelle 4-2

Begriff im Repertorium	heute gebräuchlicher Terminus
Caries der Knochen	Knochennekrose
Chlorose	Anämie
Continua	Fieberstadium des Typhus
Delirium	rauschähnlicher Zustand
hektisches Fieber	Fieberstadium der Tuberkulose
Herpes	Hautausschlag mit Bläschen
Herpes circinatus	Tinea corporis mit kreisförmigen Herden
Hypochondrien	seitliche Oberbauchregionen
Hypogastrium	mittlerer Unterbauch
Hysterie	histrionisches (schauspielerisches, dramatiserendes) Verhalten
katarrhalische Kopfschmerzen	Kopfschmerzen bei Schnupfen
Kongestion	Blutandrang, Hyperämie
Metastasen	Folgesymptome an entfernten Organen
Noma	Ulkus der Mundschleimhaut
Ranula	(Retentions-)Zyste im Mundbodenbereich
Stomakaze	Stomatitis ulcerosa
zymotisches Fieber	Fieber bei Entzündungen (bei enzymatischen Abbauprozessen), identisch mit Sepsis

Dass durch diese sprachliche Reduktion einiges vom Bedeutungsgehalt der Patientenaussage verloren geht, sollte nicht vergessen werden. Das Ergebnis einer Repertorisation ist nie eine eindeutige Abbildung der Anamnese und erreicht nicht annähernd eine akzeptable Genauigkeit. Deshalb muss der Repertorisation das weitergehende Studium der ausgewählten Mittel in den Arzneimittellehren folgen.

Durch diese Übersetzung verlieren viele Symptome an der ursprünglichen Genauigkeit. Das muss durch Studium der Materia medica wieder ausgeglichen werden.

Die Auswertung der Repertorisationsliste

Die Liste der repertorisierten Arzneimittel wird berechnet nach Nennungen und Wertigkeiten.

Nach der Auflistung der Rubriken und ihrer Arzneimittel werden die gut passenden Mittel analysiert. Das kann auf verschiedene Weise erfolgen:

1. nach der Häufigkeit der Nennungen pro Symptom
2. nach der Häufigkeit der Nennungen pro Symptomgruppe
3. nach der Summe der Wertigkeiten
4. nach einer Kombination beider Rechenmethoden.

Es entsteht eine relativ ungenaue Wahrscheinlichkeitsrechnung.

Dies ist nichts anderes als eine Wahrscheinlichkeitsberechnung für das am besten geeignete Arzneimittel, *„für diesen Krankheitszustand das passendste, homöopathische, specifische Heilmittel“* (Org.6, §154), das Simile. Die Fehlermöglichkeiten sind vielfältig und müssen unbedingt beachtet werden:

Fehlerquellen:

- unwichtige Symptome

1. Die Symptome dürfen nicht nebensächlich, sehr allgemein oder pathognomonisch sein und sie sollen Haupt- und Nebenbeschwerden einschließlich der Geist- und Gemütsveränderungen in entsprechender Relation widerspiegeln.
2. Dasselbe gilt, wenn so eingeteilt wird, für die einzelnen Symptomgruppen.

- zu viele große Rubriken

3. Die ausgewählten Rubriken des Repertoriums dürfen in der Mehrzahl nicht zu groß sein (nicht größer als 30 bis 50 Arznei-Einträge), damit nicht einseitig die gut repräsentierten Mittel, die Polychreste, bevorzugt werden.

- zu viele Rubriken

4. Aus demselben Grund soll die Zahl der gewählten Rubriken nicht zu groß sein (nicht größer als 10 bis 20), weil – abgesehen von der unverhältnismäßig großen Arbeit bei Repertorisation ohne Computer – die wesentlichen Symptome in der Menge weniger wichtiger Symptome untergingen.

Weitere Rechenstrategien

Die Zahl der zu repertorisierenden Arzneimittel kann im Voraus begrenzt werden durch Eliminationsrubriken oder andere fallbezogene Beschränkungen.

Es gibt zusätzliche Strategien, um die Berechnung zu beeinflussen. Zum einen kann eine Vorauswahl getroffen werden, indem nur bestimmte Mittel in die Auswahl eingehen. Dies geschieht beispielsweise durch die Festlegung einer Eliminationsrubrik, was bedeutet, dass nur die Mittel, die in dieser den Fall besonders gut treffenden Rubrik stehen, überhaupt bewertet werden. Oder es wird, wie in manchen Computerprogrammen möglich, vorweg bestimmt, dass die Mittel einem einzigen Reich (Mineral-, Pflanzen-, Tierreich) oder einer bestimmten „Arzneifamilie“ (Metalle, Kaliumsalze, Umbelliferen, Schlangengifte, Milche) angehören sollen, ein Vorgehen, vor dem im Allgemeinen klar abgeraten werden muss.
Zum anderen können die Rubriken auf verschiedene Weise bewertet werden:

Besondere Bewertung der Rubriken durch
- Symptomfaktor

- Höhere Bewertung eines Symptoms (2-fach, 3-fach),

Die Zusammenfassung zweier Rubriken zu einer; drei Beispiele (zusammengestellt auch dem Repertorium Generale, s. Anhang)

Gemüt

Tabelle 4-3

Rubrik 1a: *Angst im Dunkeln* aeth. nat-m. phos. *puls*. rhus-t. *stram*. **Rubrik 1b:** *Furcht vor Dunkelheit* *acon*. am-m. bapt. brom. *calc*. calc-p. calc-s. *camph*. **cann-i.** *carb-an. carb-v. caust. cupr*. grind. *lyc. med. phos. puls*. rhus-t. sanic. **stram**. *stront*. valer.	**Rubrik 1a + b:** *Dunkelangst* *acon*. aeth. am-m. bapt. brom. *calc*. calc-p. calc-s. *camph*. **cann-i.** *carb-an. carb-v. caust. cupr*. grind. *lyc. med*. nat-m. *phos. puls*. rhus-t. sanic. **stram**. *stront*. valer.

Erläuterung: Phos., Puls., Rhus-t. und Stram. kommen in beiden Ursprungsrubriken vor, werden aber nur einmal in der jeweils höheren Wertigkeit notiert.

Äußerer Hals

Rubrik 2a: – *Kitzeln der Lymphknoten (Halsdrüsen)* kali-c. **Rubrik 2b:** – *Kribbeln in den Lymphknoten (Halsdrüsen)* con. **Rubrik 2c:** – *Prickeln* calc.	**Rubrik 2a + b + c:** *Kribbelempfindung der Halslymphknoten* calc. con. kali-c.

Erläuterung: Alle sinngleichen Rubriken werden kombiniert, die verschiedenen Einträge werden zusammengefasst.

Innerer Hals – Schmerz

Rubrik 3a: – *morgens beim Erwachen* caust. kali-bi. *lach*. rhus-t. **Rubrik 3b:** – *beim Erwachen* *kali-bi. lach*. myric. plan. raph. **Rubrik 3c:** – *nach dem Schlaf* kali-bi. lac-c. lach. merc-i-r.	**Rubrik 3a + b + c:** *Halsschmerz morgens beim Erwachen* caust. *kali-bi*. lac-c. *lach*. merc-i-r. myric. plan. raph. rhus-t.

Erläuterung: Es ist auch hier unerfindlich – wohl nur durch die uneinheitliche Zusammenfassung mehrerer Primärrepertorien zu erklären –, warum diese sinngleichen Rubriken getrennt aufgeführt sind. Kali-bi. und Lach. kommen in allen drei Rubriken vor, die anderen Mittel sind jeweils nur einmal benannt.

- generelle Höherbewertung von „kleinen" Rubriken (z. B. Rubriken bis zu 10 Mitteln 2-fach),
- Zusammenfassung von Rubriken durch Bilden einer Schnittmenge (jedes Arzneimittel aus den Rubriken wird nur einmal in der höchsten Bewertung aufgenommen, wie beispielhaft in Tab. 4–3 gezeigt wird).

- Faktor für kleine Rubriken

- Zusammenfassung von Rubriken

- Faktor für „kleine Mittel“

- Höhere Bewertung bestimmter Arzneimittel (z. B. „kleine Mittel“ mit wenigen, z. B. unter 500, Repertoriumseinträgen).

So genannte „Expertensysteme“

Zusätzliche Berechnungen einiger Computerprogramme: In Einzelfällen sinnvoll, oft schlecht durchschaubar.

Weitere Rechenoperationen sind denkbar und teilweise auch in den existierenden Computerprogrammen umgesetzt:

- Die Gradbewertung 1 – 2 – 3 kann reduziert oder verstärkt werden, z. B. durch die Bewertung 1 – 1,3 – 1,6 oder 1 – 4 – 8.
- In einer Rubrik „führende“ (prominente) Mittel, also solche, die allein oder mit wenigen anderen als zwei- oder dreiwertig eingestuft sind, bekommen einen Zusatzpunkt.
- Alle Arzneien der Arzneifamilie, die am besten in der Repertorisation vertreten ist, bekommen Zusatzpunkte.

Vorsicht vor der vermeintlichen Sicherheit so genannter Expertensysteme.

Die weiter oben und hier aufgeführten Rechentricks können in unterschiedlicher Gewichtung kombiniert werden. Das sind die „Expertensysteme“, die teilweise geheim gehalten, teilweise offen gelegt, in fortgeschrittenen Programmversionen auch vom Anwender selbständig eingerichtet oder verändert werden können. Von zu komplizierten und unübersichtlichen Rechenkombinationen wird abgeraten.

Das Ergebnis der Repertorisation kann nie automatisch übernommen werden.

Auch wenn alle Fehlermöglichkeiten beachtet und Bewertungsstrategien sorgfältig angewendet werden, ist das Arzneimittel mit den meisten Nennungen, mit den höchsten Wertigkeiten oder den meisten Punkten in der Berechnung nicht automatisch das Simile des Krankheitsfalles.

Die Repertorisation ist ein Ideengeber für die Mittelwahl; ihr Ergebnis hat auch bei komplizierter Berechnung keine mathematische Sicherheit.

Überprüfung durch Materia medica-Studium

Die vollständigen Arzneimittelbilder von mehreren vorrangigen Mitteln werden mit dem konkreten Krankheitsfall verglichen.

Die durch Repertorisation gefundenen Arzneimittel der engeren Wahl müssen mit den Angaben in einer oder mehreren Arzneimittellehren verglichen werden. In der Homöopathie Fortgeschrittene ersetzen das Nachlesen teilweise durch Vergleich mit den verinnerlichten Arzneimittelbildern.

Immer wird nach der Repertorisation das Gesamtbild der jeweils wichtigen infrage kommenden Mittel mit der Gesamtheit oder, besser, mit dem Inbegriff der Symptome des Krankheitsfalles verglichen.
Dabei entscheiden nicht selten zu Beginn der Analyse wenig beachtete Symptome, in einzelnen Fällen auch Charaktereigenschaften des Patienten die Wahl zugunsten eines Mittels der zweiten Linie.

Der Inbegriff der Symptome des Falles muss im Arzneimittelbild wiedergefunden werden.

Der „Gemütszustand des Kranken" ist dabei immer zu beachten.

„Dieß geht so weit, daß bei homöopathischer Wahl eines Heilmittels, der Gemüthszustand des Kranken oft am meisten den Ausschlag giebt, als Zeichen von bestimmter Eigenheit, welches dem genau beobachtenden Arzte unter allen am wenigsten verborgen bleiben kann."

(HAHNEMANN, Org.6, §211)

Allerdings geben nur vorhandene Symptome den Ausschlag. Fehlende Symptome, z. B. Schlüsselsymptome des gefundenen Arzneimittels, oder vermutete Symptome, ohne Indiz in der Anamnese-Mitschrift, dürfen die Wahl nicht beeinflussen.

Nur tatsächlich vorhandene Symptome entscheiden. Kein Ausschluss wegen fehlender Symptome! Keine Vermutungen!

Umsetzung von (Prüf-)Symptomen einer Arznei in die Repertoriumssprache

Kann ein Repertorium ein Arzneimittelbild überhaupt umfassend wiedergeben? Ist das einzelne Arzneimittel differenziert und vollständig durch seine Repertoriumseinträge zu erfassen? Die zweite Frage lässt sich beantworten, indem ein entsprechendes Computerprogramm sämtliche Rubriken, in denen ein bestimmtes Arzneimittel vorkommt, auflistet. Das Ergebnis ist eine sehr reduzierte, um die Feinheiten und Differenzierungen der Primärliteratur, nämlich der Prüftexte und Fallberichte, beraubte allgemeine Symptomensammlung.

Repertorien können nie ein gesamtes Arzneimittelbild wiedergeben.

Bei seinen Einträgen handelt es sich immer um eine sachlich und sprachlich reduzierte Auswahl.

Das Repertorium von BÖNNINGHAUSEN, (*Therapeutisches Taschenbuch*) deklariert deutlich diese Reduktion. Die Repertorien nach KENT (das Original und die Übersetzungen von KELLER/KÜNZLI und KÜNZLI/BARTHEL) sowie die Erweiterungen in dessen Tradition (*Synthesis* und *Complete Repertory*) geben manchmal den Eindruck, ihre Einträge seien charakteristische und unveränderte Arzneimittelsymptome. Wenn aber mehrere Arzneien unter einer Symptomüberschrift zusammengefasst sind, muss zwangsläufig eine Reduktion des individuellen Sinngehalts passiert sein.
Allein diese Überlegung macht klar:

Das *Therapeutische Taschenbuch* BÖNNINGHAUSENS ist weitgehend auf Wesentliches reduziert.

Ein „komplettes" Repertorium ist aus Gründen der Logik und der Praktikabilität nicht machbar.

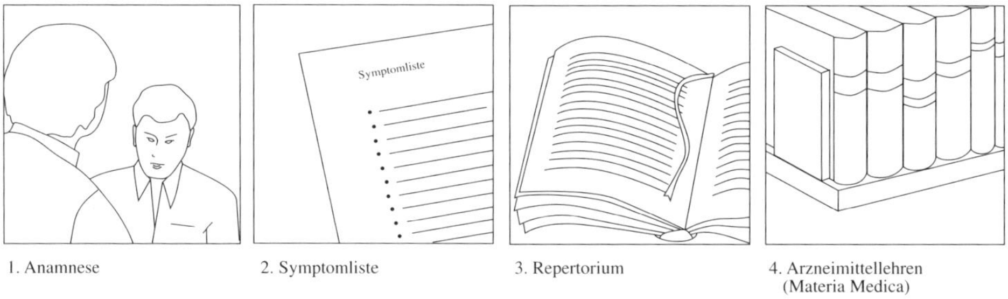

Abb. 4-1: Der Weg von der Anamnese zum Heilmittel

Nicht die Repertorisation entscheidet über die Mittelwahl. Vor der Verordnung steht der individuelle Vergleich mehrerer gut passender Arzneimittel mit dem Krankheitsfall anhand einer oder mehrerer ausführlicher Arzneimittellehren.

Aconitum in der Beschreibung HAHNEMANNS und seine entsprechenden Repertoriumsrubriken

Beispiel zur Verdeutlichung der Schwierigkeiten beim Aufsuchen von Arzneisymptomen im Repertorium:
Einige Symptome von Aconitum.

Mit dem folgenden Vergleich der Primärliteratur (Arzneimittelprüfung) mit der Sekundärliteratur (Repertorium) wird gezeigt, wie Feinheiten im Sinngehalt verloren gehen. Erst durch eine abschließende Überprüfung der Materia medica-Angaben kann die subtile Differenzierung ähnlicher Mittel wieder erreicht werden, um eine möglichst sichere Arzneiwahl zu treffen.

Lernziele

- Wissen, dass ein Repertorium die stark reduzierte Sekundärliteratur der vollständigen Primärliteratur aus Prüfungen, Toxikologie und Fallberichten ist,
- die Prinzipien der Umsetzung von Arzneisymptomen in die Repertoriumssprache kennen und den umgekehrten Weg beim Repertorisieren nachvollziehen können,
- Analyse- und Berechnungsmethoden bei der Repertorisation kennen, ihre Bedeutung und ihre Fehlermöglichkeiten erfassen können,
- wissen, dass das Ergebnis jeder Repertorisation mit der Materia medica verglichen werden muss,
- wissen, dass erst durch eine Deckung des Inbegriffs der Symptome eines Falles mit einem Arzneimittelbild eine zuverlässige homöopathische Arzneiwahl getroffen werden kann.

Aconitum napellus: Prüfsymptome und Repertoriumsrubriken
(HAHNEMANN, RA Bd. 1, Nummer des Symptoms in Klammern – *RADAR* Version 6.2.51)

Tabelle 4-4

Geist, Gemüt:

(253) *Aengstlichkeiten, mit Gefahr zu ersticken.*	Furcht – Ersticken, vor dem
(502) *Uebereilt verrichtet er allerlei, und läuft im Hause umher.*	Delirium – ruhelos + Hast, Eile – in den Bewegungen + Läuft umher + Ruhelosigkeit – treibt umher
(508) *Abwechselnde Anfälle entgegengesetzter Gemüthszustände.*	Froh – abwechselnd mit Traurigkeit, abwechselnd mit Weinen + Launenhaftigkeit + Mürrisch – abwechselnd mit Fröhlichkeit + Unbeständigkeit
(509) *Bald hat er seinen völligen Verstand, bald redet er irre.*	Sprache – unsinnig
(516) *Untröstliche Angst und jämmerliches Heulen mit Klagen und Vorwürfen über (oft unbedeutende) üble Ereignisse.*	Außer sich – vor Angst + Delirium – ängstlich + entmutigt – mit Angst + Jammern
(525) *Äußerste Schreckhaftigkeit.*	Erschrickt leicht
(540) *Klagende Befürchtungen eines nahen Todes.*	Furcht – Tod – vor drohendem Tod + Tod – Gedanken an den Tod / Gefühl als würde er sterben / Vorahnung
(18) *Untätigkeit der Ideen; will sie einen Gedanken festhalten, so verdrängt ihn sogleich ein zweiter, diesen wieder ein dritter, und so fort und fort, bis sie ganz konfus wird.*	Gedanken – drängen auf ihn ein und schwirren durcheinander/wandernd

Schwindel:

(5) *Wie trunken; es geht alles mit ihr rund herum, sie torkelt beim Gehen, als sollte sie umfallen,... am schlimmsten beim Aufstehen vom Sitzen...*	Aufstehen – vom Sitzen + Berauscht, wie + Drehen, als würde er sich im Kreis + Fallen, Neigung zu + Gehen, beim + Taumeln
(8) *Schwindliche Schwere des Kopfs, vorzüglich in der Stirne und beim Vorbücken, mit Uebelkeit und Weichlichkeits-Gefühl in der Herzgrube.*	Bücken, beim + Übelkeit, mit + Kopf – Schweregefühl – Bücken / Stirn / Stirn – beim Bücken + Magen – Flaues Gefühl

Aconitum napellus: Prüfsymptome und Repertoriumsrubriken
(HAHNEMANN, RA Bd. 1, Nummer des Symptoms in Klammern – *RADAR* Version 6.2.51) (Fortsetzung)

Tabelle 4-4

Kopf:	
(17) *Der Kopf ist ihm vorn wie vernagelt, in der warmen Stube.*	Brettes oder Balkens vor dem Kopf, Gefühl eines + Schmerz – warm – im warmen Zimmer <
(29) *Gefühl, als zerrte ihn jemand bei den Haaren aufwärts.* (59) *Gefühl, als zerrte ihr etwas aus dem Kopfe heraus, wobei es ihr die obern Augenlider aufwärts zieht.*	Haar – Sträuben der Haare – Gefühl als würden sie sich sträuben + Schmerz – gezogen würde, Gefühl als ob am Haar + Schmerz – reißend + Schmerz – ziehend – Stirn
(35) *Kopfweh, als wenn die Augen aus dem Kopfe fallen sollten.* (36) *Kopfweh, als wenn sich das Gehirn herausdrückte.* (27) *Vollheits- und Schwerheitsgefühl in der Stirne, als läge daselbst eine herausdrängende Last und als wollte alles zur Stirne heraus.*	Herausfallen, als würde alles zur Stirn herausfallen + Schmerz – Gehirn, schmerzhaftes Drücken tief im + Schmerz – drückend – nach außen + Schmerz – drückend – Gehirn nach vorn + Schmerz – drückend – Stirn – nach außen – Gehirn herauskommen würde, als ob das
Augen:	
(77) *Verdrehung der Augen und Zähneknirschen (um Mitternacht).*	Verdreht – nach oben / krampfhaft + Zähne – Zähneknirschen im Schlaf
(79) *Erweiterte Pupillen.*	Pupillen erweitert
(96) *Triefende Augenentzündung, die ihm so schmerzhaft und erschrecklich ist, daß er sich lieber den Tod wünscht.*	Absonderungen – dünn + Entzündung – katarrhalisch durch Erkältung/skrofulös + Schmerz / Schmerz – zerschmetternd + Gemüt – Verzweiflung bei Schmerzen
Ohren:	
(101) *Kitzelnde Empfindung im rechten Ohre, als wenn ein Würmchen hineinkröche.*	Jucken + Würmern, Gefühl von
Nase:	
(255) *Oefteres gewaltsames Niesen mit Schmerz im Unterleibe.*	Niesen – heftig
Gesicht:	
(111) *Schweiß der Oberlippe, unter der Nase.*	Schweiß – Oberlippe

Aconitum napellus: Prüfsymptome und Repertoriumsrubriken (HAHNEMANN, RA Bd. 1, Nummer des Symptoms in Klammern – *RADAR* Version 6.2.51) (Fortsetzung)

Tabelle 4-4

Mund:	
(119) *Durchdringende feine Stiche in der Zungenspitze.*	Schmerz – stechend – Zunge – Zungenspitze
Zähne:	
(117) *In Zunge und Kinnbacken ein Kriebeln und Brennen, so daß die Zähne zu wackeln scheinen.*	Lockerheit der Zähne, lose Zähne – Ausfallen der Zähne – Gefühl, als würden sie ausfallen + Lockerheit der Zähne, lose Zähne – Gefühl von
Innerer Hals:	
(136) *Zusammenziehendes Gefühl hinten im Halse, wie von herben Dingen.*	Anästhesie + Gefühllosigkeit, Taubheit + Würgen, Zusammenziehen + Zusammenschnürung
Äußerer Hals:	
(324) *Ein nach innen, wie nach der Luftröhre zu, drückender Schmerz am Halse, wie ein Druck mit der Fingerspitze an dem Halse hinein.*	Zusammenschnürung
Magen:	
(148) *Vergebliche Bewegung zum Aufstoßen; er will aufstoßen und kann nicht.*	Aufstoßen – vergeblich und unvollständig
(145) *Heraufdämmern süßlichen Wassers mit Uebelkeit.*	Aufstoßen – süßlich – flüssig
Abdomen, Rektum:	
(185) *Brennende Empfindung in der Nabel-Gegend, welche sie schnell überlief, und sich nach der Herzgrube hin verbreitete, mit dem Gefühl ängstlichen Pochens und Stechens daselbst;...*	Angst im Abdomen – Hypochondrien + Magen – Angst + Schmerz – erstreckt sich zu – Brust + Schmerz – brennend – Nabel – Nabelgegend
Stuhl und **Urin:**	
(213) *Weiße Stuhlgänge und rother Harn.*	Stuhl – weiß + Urin – Farbe – rot

Aconitum napellus: Prüfsymptome und Repertoriumsrubriken (HAHNEMANN, RA Bd. 1, Nummer des Symptoms in Klammern – *RADAR* Version 6.2.51) (Fortsetzung)

Tabelle 4-4

Harnorgane:	
(228) *Harnfluß unter Verdrehung der Augen und krampfhafter Zusammenziehung der Füße.*	Blase – Urinieren – Dysurie + Auge – verdreht – krampfhaft + Extremitäten – Kontraktion – Füße – spasmodisch
Männliche Genitalien:	
(247) *Sehr vermehrter Geschlechtstrieb mit Schlaffheit schnell wechselnd.*	Erektionen – fehlend – sexuelles Verlangen – mit + sexuelles Verlangen – vermehrt – Erektionen – ohne + sexuelles Verlangen – vermehrt – mit schlaffen Genitalien
Weibliche Genitalien:	
(252) *Beim Ausbruche des Monatlichen, Wuth.*	Gemüt – Raserei, Tobsucht, Wut – Menses – Beginn der, zu
Atemwege:	
(267) *Nach Mitternacht, alle halbe Stunden, ein kurzer Husten (Kaechekaeh) von einem Kitzel im Kehlkopfe; je mehr sie ihn unterdrücken wollte, desto öfterer und schlimmer kam er.*	Husten – nachts – Mitternacht – nach + Husten – hartnäckig + Husten – Kitzeln, durch – im Kehlkopf + Husten – krächzend + Husten – Kurz – nachts – Mitternacht – nach + Husten – Kurz – Kitzeln im Kehlkopf, durch + Husten – Periodisch – nachts – Mitternacht – nach – Stunde, jede halbe
Herz:	
(415) *Zwei oder drei schnellere Pulse und darauf Ohnmacht von gleicher Dauer.*	Allg. – Ohnmacht – Herzklopfen – während + Allg. – Puls – beschleunigt – intermittierend, und
(513) *Herzklopfen und Aengstlichkeit und vermehrte Körperwärme, besonders im Gesichte.*	Brust – Angst in der Brust – Herzgegend + Brust – Herzklopfen – Angst, mit
Rücken:	
(310) *Heftig stechend wühlender Schmerz links am ganzen Rückgrate herunter bis in's Kreutz, der beim Einathmen so verstärkt ward, daß ihm wiederholt Thränen in die Augen traten, 4 Stunden lang.*	Schmerz – grabend + Schmerz – stechend – Einatmen, beim + Schmerz – Wirbelsäule + Auge – Tränenfluss – Schmerzen, durch – anderen Körperteilen, in

Aconitum napellus: Prüfsymptome und Repertoriumsrubriken (HAHNEMANN, RA Bd. 1, Nummer des Symptoms in Klammern – *RADAR* Version 6.2.51) (Fortsetzung)

Tabelle 4-4

Extremitäten:	
(375) *Unfestigkeit der Kniee, besonders des einen; es knickt beim Gehen.*	Schwäche – Knie – Gehen, beim + Unsicherheit der Gelenke – Knie
Schlaf:	
(423) *Unterbrochnes Gähnen; sie kann nicht ausgähnen.*	Gähnen – spasmodisch + Gähnen – vergeblich
Träume:	
(436) *Lange Träume, mit Beängstigung auf der Brust, die ihm das Athmen hemmte, so daß er darüber erwachte.*	Schlaf – Erwachen – Träume, durch + Schlaf – Gestört – Angst, aus + Träume – Lange Zeit + Träume – Wecken den Patienten + Angst in der Brust + Atmung – Atemnot, Dyspnoe – Schlaf – während + Atmung – Behindert, gehemmt – Angst, mit
Frost, Fieber, Schweiß:	
(452) *Empfindung, als wenn alle Adern erkalteten.*	Frost – Innerlich – Kälte – Blutgefäßen, in den + Allg. – Kälte – Gefühl von – Blutgefäßen, in den
(463) *Schauder durchrieselt sie von unten bis in die Brust herauf.*	Frost – Aufsteigend
Haut:	
(392) *Kriebeln, Jücken und Abschälen der Haut, vorzüglich an den leidenden Theilen.*	Hautausschläge – juckend + Jucken – kitzelnd + Jucken – kribbelnd
(393) *Flohstichähnliche Flecken an den Händen, im Gesichte u.s.w.*	Haut – Farbe – Flecken – Flohbisse, wie

Literatur

Gypser, Klaus-Henning (Hrsg.): Bönninghausens Therapeutisches Taschenbuch, revidierte Ausgabe 2000 (s. Anhang)
Hahnemann, Samuel: Sturmhut; in: Reine Arzneimittellehre, Band 1 (s. Anhang)
Keller, Georg von und Künzli, Jost: *Kents Repertorium* (s. Anhang)

Kent, James Tyler: *Repertory of the Homoeopathic Materia Medica* (s. Anhang)
Künzli, Jost und Barthel, Michael: *Kent's Repertorium Generale* (s. Anhang)
MacRepertory Computerprogramm (s. Anhang)
RADAR Computerprogramm, Version 6.2.51 (s. Anhang)
Schroyens, Frederik: *Synthesis – Repertorium homoeopathicum syntheticum*, Edition 7 (s. Anhang)
Zandvoort, Roger van: *Complete Repertory* (s. Anhang)

5 Wahl der geeigneten Potenz

Gerhard Bleul

„Wir erkennen aus der Praxis an unseren Kliniken, ... dass die Dosisfrage gar nicht so überaus wesentlich sein dürfte, dass wir in puncto Dosierung wahrscheinlich recht weiten Spielraum genießen..."

KENT (KÜNZLI 1985, S. 304)

Einleitung

Die Wahl einer Potenz ist zu einem großen Anteil historisch oder durch Konventionen begründet. Hier sollen einige grundsätzliche Überlegungen dargestellt werden, die bei der Auswahl helfen können. Konventionen bestimmter Regionen oder Schulen werden benannt und können an den hier dargestellten allgemeinen Überlegungen gemessen werden. Das Kapitel endet mit einfachen Empfehlungen, die der jeweiligen Praxis angepasst werden und sich in ihr bewähren müssen.

Für die Auswahl einer bestimmten Potenz gibt es viele Konventionen, aber wenige begründete Regeln.

Definition der Begriffe

Eine **Potenz** – HAHNEMANN verwendet synonym den Begriff „Dynamisation" – ist das Endprodukt eines homöopathischen Arzneimittels auf einer bestimmten Potenzierungsstufe.

Das lateinische Wort „potentia" bedeutet Kraft, Vermögen, Wirksamkeit. HAHNEMANN bezeichnet jede Ursache einer natürlichen Krankheit als *„geistartige, feindliche Potenz"*, gegen die *„der Arzt... eine, das Lebensprincip ähnlichst krankhaft zu verstimmen fähige, künstliche Potenz (homöopathische Arznei), welche stets, auch in der kleinsten Gabe die ähnliche, natürliche Krankheit an Energie übertrifft, auf den Kranken einwirken"* lässt. (Org.6, §148)

Die drei gebräuchlichen Potenzarten sind **C-, D- und Q-Potenzen** (vgl. Band A dieser Reihe, Kapitel „Die Potenzierung"). Die unterschiedlichen Herstellungsweisen der C-Potenzen werden in manchen Ländern mit den Buchstaben H (CH steht für die Mehrglasmethode nach HAHNEMANN) bzw. K (30K bedeutet C30 nach der Einglasmethode nach KORSAKOFF) bezeichnet. Die vor allem in Deutschland gebräuchlichen D-Potenzen und die hier hergestellten C-Potenzen werden laut HAB ausschließlich nach der Mehrglasmethode zubereitet. Die ultrahohen Potenzen der KENT-Skala **(M = C1000,**

Potentia = Kraft

Potenz (Dynamisation) = homöopathisches Arzneimittel einer bestimmten Verarbeitungsstufe

Zusatz H = Mehrglasmethode nach HAHNEMANN

Zusatz K = Einglasmethode nach KORSAKOFF

Fluxionsmethode für sehr hohe Potenzen

XM = C10.000, CM = C100.000, DM = C1.000.000) werden nach der Fluxionsmethode nach FINCKE oder SKINNER hergestellt.

Herstellung von Q-Potenzen im Band A beschrieben.

Für die **Q-Potenzen** – in alter, unrichtiger Schreibweise (nach FLURY) **LM-Potenzen** genannt – gelten besondere Herstellungsvorschriften (s. Band A).

Gabe = die jeweils verabreichte Arzneimenge

*Eine **Gabe** ist die jeweilige Verabreichung eines Arzneimittels in bestimmter Menge.*

Große Gabe = große Anzahl Tropfen oder Globuli

Als „große Gabe" bezeichnet HAHNEMANN eine große Menge des Arzneimittels (in früheren Schriften, z. B. bis zur 4. Auflage des *Organon* 1829, aber auch eine hohe materielle Konzentration; in späteren Schriften, nach Einführung des Begriffs der Potenzierung 1827, teilweise auch eine niedrige Potenz).

Kleine Gabe = wenige Tropfen oder Globuli

Eine „kleine Gabe" sind, bezogen auf die Arzneimittelmenge, wenige Globuli oder Tropfen, eine noch weiter verkleinerte Gabe (vgl. Org.6, § 248) deren Auflösung in einem Wasserglas, von dem nur ein Teelöffel eingenommen wird. (Vgl. zum Begriff „Gabe" auch Org.6, §§ 276–277, CK Bd. 1, S. 148–149 und CK Bd. 5, Vorwort.)

Teilweise wird „Gabe" mit „Dosis" bzw. mit „Potenz" gleichgesetzt, z. B. von V. MEYER (1858), wenn er schreibt: *„Die Kleinheit der Gabe ist ein wesentlicher Bestandtheil des homöopathischen Heilverfahrens."*

Dosis = Gabe, in der deutschen Fachsprache aber meist die Konzentration des Arzneimittels.

Das dem lateinischen „dos" entstammende Wort „Dosis" (englisch „dose") wird meist gleichbedeutend wie der Begriff „Gabe" gebraucht. In der Toxikologie ist die Dosis die materielle „Konzentration" des verabreichten Stoffes. In Org.6, § 276, warnt HAHNEMANN vor Arzneien „in jeder allzu großen Gabe und in starken Dosen…, je homöopathischer und in je höherer Potenz sie gewählt war". Der Hinweis auf die Potenz wurde ab der 5. Auflage, der Hinweis auf die Dosis erst in der 6. Auflage der Warnung vor der „allzu großen Gabe" hinzugefügt. Hierbei ist wohl mit Dosis die materielle Konzentration, mit Gabe die Arzneimenge gemeint.

*Die **Dosis** ist – in Abgrenzung zur Gabe – die materielle Konzentration des verabreichten Arzneimittels.*

Eine Verringerung der Dosis geschieht somit durch Erhöhung der Potenz bis zu einem gewissen Grad – bei Spurenelementen z. B. bemerkbar bis zur Stufe D8, die der natürlichen „Verunreinigung" von Wasser entspricht – oder durch Verdünnung einer Gabe z. B. im Wasserglas.

Potenz	Verdünnungsstufe	Gabe		
		groß	klein	sehr klein
∅ D 1 C1, D2 D 3 C 2, D4 D 5 C 3, D6 D 7 C 4, D 8	0 *) 1:10 1:100 1:1000 1:10.000 1:100.000 1:1.000.000 $1:10^7$ $1:10^8$	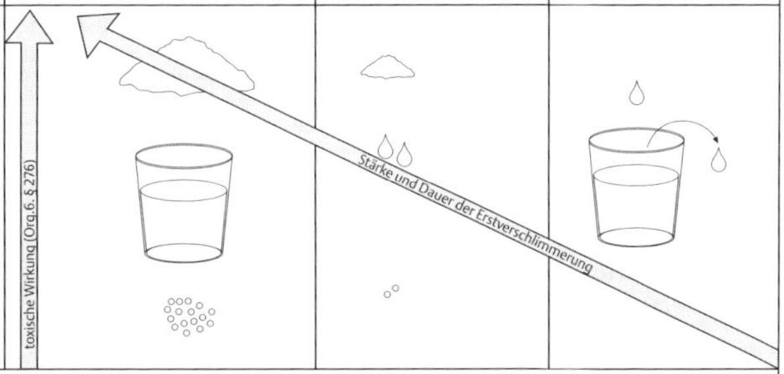		
– Verhältnis, in dem die meisten mineralischen Stoffe als natürliche Verunreinigungen im Wasser vorkommen. –				
D 9 C 5, D10 D 11 C 6, D12 ... D 30 C 30 D 200 C 200 usw.	$1:10^9$ $1:10^{10}$ $1:10^{11}$ $1:10^{12}$	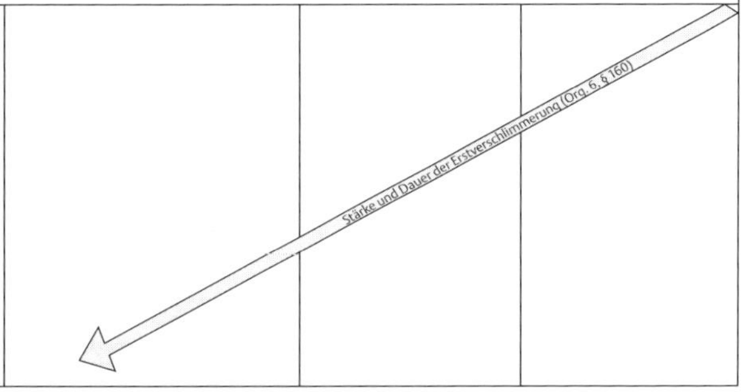		

*) bei Pflanzensäften Mischungen mit einem definierten Anteil Ethanol

Abb. 5-1: Potenzstufen, Verdünnungen, Gabengröße, toxische Wirkung und Erstverschlimmerung: Eine homöopathisch gewählte Arznei wird immer in („gehörig") kleiner Gabe appliziert. Weniger ist mehr.

Kurze Geschichte der Potenzen

HAHNEMANN entwickelte das Verfahren der Potenzierung, das er anfangs nur Verdünnung, später Dynamisierung nannte, schon kurz nach Entdeckung des homöopathischen SimilePrinzips. 1801 beschreibt er die Herstellung einer „Belladonna-Auflösung" (1 Gran = 60 g) mittels Reiben (in 100 Tropfen destilliertem Wasser), Verdünnen und Schütteln (in weiteren 300 Tropfen verdünntem Weingeist), wovon *„ein Tropfen mit 300 Tropfen gewässerten Weingeistes durch minutenlanges Schütteln innig vereinigt"* wird; davon wiederum wird ein Tropfen mit 200 Tropfen verdünntem Weingeist zu einer „schwachen Belladonna-Auflösung" verschüttelt. 1812, in der 2. Auflage der *Reinen Arzneimittellehre*, spricht er von *„hundertfache[n] Versuche[n]... in den letzten acht bis zehn Jahren"*. In seinen Schriften gab er ausschließlich das jeweilige Verdünnungsverhältnis 1:100, also die C-Potenzen, an. Erst nach 1835, in seiner Pariser Zeit, entwickelte er schrittweise die Q-Potenzen im jeweiligen Verdünnungsver-

HAHNEMANN experimentierte mit unterschiedlichen Verdünnungsstufen, Verreibungs- und Verschüttelungsprozessen.

Nach etwa einem Jahrzehnt des Experimentierens veröffentlichte er Anweisungen nur zu C-Potenzen.
Q-Potenzen entwickelte er erst gegen Ende seines Lebens.

hältnis von 1:50.000, die er in der 6. Auflage des *Organon* (1841) beschrieb, welche erst 1921, also 78 Jahre nach HAHNEMANNS Tod, herausgegeben wurde.
CONSTANTIN HERING führte 1828 *Lachesis* in die Homöopathie ein, und veröffentlichte 1831, dass er dieses Schlangengift in Verdünnungsstufen von 1:10 potenziert hatte. Später verwendete er ausschließlich C-Potenzen.

Die Einführung von D-Potenzen in Deutschland wurde von VEHSEMEYER theoretisch begründet.

Im Jahr 1836 publizierte ALBERT VEHSEMEYER eine Begründung für die Einführung von D-Potenzen: Zwischen einer und der nächsten C-Potenzstufe müsse es eine Zwischenstufe geben, um noch differenzierter dosieren zu können. Im Konzentrationsbereich von C2 bis C4 beispielsweise ($1:10^4$ bis $1:10^8$) gibt es 3 C-Potenzstufen, aber 5 D-Potenzstufen (D4 bis D8). Die Argumentation mag für die Anwendung niedriger Potenzen unter der Vorstellung einer molekularen Wirkung zutreffen. Für die homöopathische Lehre der nicht-materiellen (dynamischen) Arzneiwirkung spielt sie keine Rolle. Bei der Gabe höherer Potenzen (ab ca. C12) ist das Verdünnungsverhältnis bzw. die „Konzentration", sofern man davon noch sprechen kann, belanglos; entscheidend ist die Anzahl der Potenzierungsschritte. Man bedenke, dass gemäß der LOHSCHMIDTschen Zahl in 1 g einer D23-Potenz nur 6xn Atome bzw. Moleküle (n = Atom- bzw. Molekülmassenzahl) vorhanden sind.

Erst in der zweiten Hälfte des 20. Jahrhunderts kam es zu einer breiteren Anwendung der Q-Potenzen.

Mit Veröffentlichung der 6. Auflage des *Organon* 1921 wurde die Herstellungsweise der 1:50.000-er Potenzen bzw. Q-Potenzen bekannt. RUDOLF FLURY (1903–1977) veranlasste die Produktion dieser Potenzen, die er mit LM (L = 50, M = 1000, aber LM = 950) anstatt richtig mit Q bezeichnete. In den 1990-er Jahren gab es, u. a. durch Veröffentlichungen von PETER BARTHEL, PETER MEYER-KÖNIG u. a. eine Renaissance der Q-Potenzen.

Wirkungsdauer verschiedener Potenzen

Der Wirkungsdauer der einzelnen Potenzstufen lässt sich nicht exakt bestimmen. Sie ist abhängig von der Symptomatik des Patienten, der Erkrankung und deren Stadium.

Vielfach sind Versuche gemacht worden, die Wirkungsdauer bestimmter Potenzen in absoluten Zeitangaben zu benennen. Es ist schlicht nicht möglich, weil – anders als bei materieller (molekularer) Wirkung – die Wirkungsdauer bestimmt wird durch die Individualität des Krankheitsfalles, also die Besonderheiten des Patienten, seiner spezifischen Krankheit und des spezifischen Zeitpunkts im Verlauf. Nur annäherungsweise sind Angaben von relativ großen Zeitspannen möglich (Tabelle 5–1).
Noch dazu wirken auch die verschiedenen Arzneimittel jeweils unterschiedlich lang. BÖNNINGHAUSEN hat

Näherungswerte für die Wirkungsdauer homöopathischer Arzneimittel

Tabelle 5-1

C3–6, D3–6	10 Minuten bis einige Stunden
C8–12, D8–12	1 Stunde bis einige Tage
C30, D30	einige Stunden bis einige Wochen
C200, D200	einige Tage bis einige Monate
C1000, D1000 und höher	einige Wochen bis viele Monate
Q1–3	1–48 Stunden
Q4–6	6 Stunden bis einige Tage
Q7–12	einige Tage bis Wochen
Q13–30	einige Tage bis Monate

Wirkungsdauer homöopathischer Arzneimittel nach BÖNNINGHAUSEN 1855)

Tabelle 5-2

1. Klasse: allerkürzeste Wirkungsdauer	Acon. Camph. Coff. Ip. Laur. Mosch. Op. Par. Rheum. Samb. Stram. Tarax.
2. Klasse: kurze Wirkungsdauer	Agn-c. Arn. Asar. Bry. Calad. Cann-s. Canth. Caps. Cham. Chel. Chin. Cina. Cocc. Croc. Cycl. Dros. Euphr. Hyos. Ign. Kreos. Meny. M-amb. M-arc. M-aus. Nux-m. Nux-v. Puls. Ran-b. Ruta. Sabad. Scill. Sec. Teucr. Valer. Verat. Verb. Viol-o. Viol-t.
3. Klasse: mittlere Wirkungsdauer	Agar. Ambr. Am-m. Anac. Ang. Ant-t. Arg. Asaf. Bell. Bov. Brom. Cic. Clem. Colch. Coloc. Con. Cupr. Dig. Dulc. Euph. Guaj. Hell. Iod. Lach. Led. Mag-m. Merc. Mez. Mur-ac. Nat-m. Nit-ac. Olnd. Ph-ac. Plb. Ran-s. Rhod. Rhus-t. Sabin. Sars. Seneg. Spig. Spong. Staph. Sul-ac. Thuj. Zinc.
4. Klasse: lange Wirkungsdauer	Alum. Am-c. Ars. Aur. Bism. Carb-an. Carb-v. Ferr. Fl-ac. Kali-n. Lyc. Mag-c. Mang. Nat-c. Petr. Plat. Sel. Stann. Stront-c.
5. Klasse: allerlängste Wirkungsdauer	Ant-c. Bar-c. Calc. Caust. Graph. Hep. Kali-c. Phos. Sep. Sil. Sulf.

schon 1855 die ihm bekannten Arzneimittel diesbezüglich in 5 Klassen eingeteilt (Tabelle 5–2). Dabei fällt auf, dass Arzneimittel, die eher bei Akutkrankheiten angewendet werden (z. B. **Acon., Bell.**), als kurz oder mittellang wirkend eingestuft werden, bevorzugte Arzneimittel für chronische Krankheitsprozesse (z. B. **Alum., Aur., Bar-c., Graph.**) aber zu den lang wirkenden Arzneimitteln gezählt werden.

Jedes Arzneimittel hat seine spezifische Wirkungsdauer, zusätzlich abhängig von der Potenzstufe.
Das „stürmische" Aconitum wirkt z. B. schnell und kurz, das „träge" Graphit lange.

Niedrige Potenzen wirken kurz, hohe Potenzen lang.

Nur im Vergleich verschiedener C-, D- oder Q-Potenzen eines einzelnen Arzneimittels lässt sich eine Aussage treffen:

Je höher die Potenz, desto länger die Wirkungsdauer.

Wirkungsumfang verschiedener Potenzen

Tiefpotenzen wirken besonders auf das Körpergewebe,

Hochpotenzen besonders auf Geist und Seele.

Höhere Potenzen haben ein größeres Wirkungsspektrum.

Hochpotenzen wirken tief und umfassend, bei falscher Wahl oder unangemessener Wiederholung auch in ihren negativen Aspekten.

Die Beobachtung, dass tiefe Potenzen eher „materiell" oder „gröber", also auf Zellebene wirken, wurde schon sehr bald nach Einführung der Homöopathie gemacht (Meyer 1858) und wird heute als „organotrop" (Dorcsi) bezeichnet.

Hohe Potenzen, so heißt es meist, wirken eher auf seelisch-geistiger Ebene, „personotrop". Dieser Meinung stehen andere Erfahrungen entgegen, die einen Effekt im seelischen Bereich auch bei niedrigen Potenzen (z. B. D6, Sehgal) belegen.

Durch das Potenzieren werden die arzneilichen Kräfte „entfaltet" und das Wirkungsspektrum der jeweiligen Substanz erweitert, *„in desto größerem Umfange, je weiter, länger und mit je mehr Stärke dieses Reiben oder Schütteln mit unarzneilichen Substanzen fortgesetzt wird…"* (Hahnemann, RA, Bd. 5, S. 123)

Auch in diesem Punkt kann es nur eine tendenzielle Feststellung geben:

Je höher die Potenz, desto tiefgehender und umfassender sind die Wirkungen; bei unpassender Wahl der Arznei sind auch die unerwünschten Wirkungen stärker und länger dauernd.

Anpassung der Erstverordnung an den Krankheitsfall

Wenn körperliche Symptome im Vordergrund stehen, werden eher tiefe Potenzen angewendet.

Stehen Geist- und Gemütssymptome im Vordergrund, gilt die Wahl höheren Potenzen.

- ▷ Ausgehend von der Erfahrung, dass tiefere Potenzen in Arzneimittelprüfungen vermehrt körperliche Symptome hervorbringen und in der Therapie in erster Linie auch körperliche Symptome beeinflussen, werden bei geringer geistig-seelischer Symptomatik solche tieferen Potenzen (C3–12, D3–12) angewendet.
- ▷ Andererseits sind bei ausgeprägten Geist- und Gemütssymptomen oder, besser gesagt, bei differenzierter Symptomatik, die eine besonders gut begründete Arzneiwahl zulässt, schon bei der Erstverordnung höhere Potenzen (C30–1000, D30–1000) angezeigt.

▷ Die Q-Potenzen werden meist in aufsteigender Reihenfolge gegeben, angefangen mit der Q1, ein Vorschlag von HAHNEMANN, der sich in vielfacher Anwendung bewährt hat. Manche Therapeuten beginnen in chronischen Fällen mit der Q6 (LM6).

Für Q-Potenzen gilt diese Unterscheidung nicht oder nur sehr eingeschränkt.

Anpassung an die Reaktionsweise des Kranken

Eine differenzierte Symptomatik mit ausgeprägten Geist- und Gemütssymptomen zeugt von einer guten und schnellen Reaktionsfähigkeit, also einer hohen Vitalität. MURTHY (1995) nennt diese Fälle „positive Krankheitszustände mit krankhafter Irritation", MEYER-KÖNIG (1995) hat solche Patienten dem sanguinisch-cholerischen „W-Typ" nach CURRY (wärmeempfindlich, warmblütig) zugeordnet. Heftig reagierende Patienten – die Mehrzahl der Kinder und jungen Erwachsenen, aber auch viele Bewohner von subtropischen und tropischen Ländern – sprechen gut auf höhere C- oder D-Potenzen an.

Differenzierte Symptomatik
= schnelle Reaktionsfähigkeit
→ Wahl von höheren C-Potenzen

Eine gering differenzierte Symptomatik mit wenigen oder fehlenden Geist- und Gemütssymptomen deutet auf eine verlangsamte Reaktionsfähigkeit. MURTHY nennt diese Fälle „negative Krankheitszustände mit Verzögerung der Funktionen", MEYER-KÖNIG ordnet die Patienten dem melancholisch-phlegmatischen „K-Typ" nach CURRY (kälteempfindlich, wärmebedürftig) zu. Diese träge Reaktionsweise ist vor allem bei älteren Erwachsenen und bei in der Entwicklung verzögerten Kindern anzutreffen, besonders aber auch unter Einwirkung nicht-homöopathischer Arzneimittel (Chemotherapie, Immunsuppression u.v.a.) oder chronischer Intoxikation (Schwermetalle, Pestizide u.v.a.). Indiziert sind hier niedrige C- und D- bzw. Q-Potenzen.

Eher unspezifische Symptomatik
= langsame Reaktionsfähigkeit
→ Wahl von Q- oder tieferen C-Potenzen

▷ Bei den viel häufigeren Mischtypen ist die Entscheidung für hohe C- und D-Potenzen bzw. niedrige C- und D- oder Q-Potenzen weniger leicht zu treffen.

Schemata für die Anwendung

Die homöopathische Therapie ist nie schematisch. Daher sind alle Schemata, die mehr als allgemeine Hinweise oder Empfehlungen geben, abzulehnen.

Homöopathie ist individuell, jedes starre Schema läuft dem zuwider.

C- und D-Potenzen

Bekanntestes Schema ist die KENT'sche Skala, nach der die C30, C200, C1000, C10.000, C50.000, C100.000,

KENT'sche Skala:
C-Potenzen nach KORSAKOFF in den Stufen 30, 200, 1000, 10.000, 50.000, 100.000, 500.000, 1.000.000

C500.000 und C1.000.000 jeweils zweimal gegeben werden. KENT gab dieselbe Gabe, wie KÜNZLI (1985) von P. SCHMIDT berichtete, *„zweimal, sehr selten auch dreimal oder noch mehrere Male. Dann ging er zur nächsthöheren Stufe über. War einmal die ganze Skala durchlaufen und der Kranke noch nicht geheilt, begann er wieder unten bei der 30., 200. oder 1000. und stieg danach erneut. In chronischen Fällen begann er gern mit der 1000. oder 10.000. Potenz, in akuten mit der 200.“* – Es handelt sich also bei der KENT'schen Skala um eine Lehrformel, die P. SCHMIDT nach erfahrungsgemäßen Angaben von KENT festgeschrieben hat. Ihre genaue Befolgung, die sich nicht nach dem individuellen Einzelfall richtet, entspricht nicht dem Geist der Homöopathie und auch nicht dem Vorgehen KENTS.

Die Empfehlung einer genau einmaligen Wiederholung auf jeder Stufe ist eine unnötige Erstarrung der Lehre.

HAHNEMANN hat im Lauf seines Forscherlebens mit der Anwendung verschiedener Potenzfolgen experimentiert und, gemäß seinem jeweiligen Kenntnisstand, verschiedene Angaben gemacht. Bis etwa 1840 gab er meist die C30, die er, wenn sie nicht als Einzelgabe zur Heilung führte, je nach Art der Krankheit und ihres Verlaufs, in akuten Fällen stündlich bis täglich, in chronischen Fällen alle 7 bis 14 Tage wiederholte (*Organon*, 5. Auflage, 1833). Nicht selten gab er so genannte „Zwischenmittel“ oder wählte nach veränderter Symptomatik ein neues, besser passendes Mittel aus.

HAHNEMANN wiederholte die C30 bei Bedarf stündlich bis täglich bzw. alle 7–14 Tage.

Q-Potenzen

In der 6. Auflage des *Organon*, welche 1841 abgefasst wurde, stellte HAHNEMANN die neu entwickelten Q-Potenzen vor. Er begann mit „den untersten Graden“ (§ 246, Anm. 1), die er als Auflösung *„vor jedem Male Einnehmen (mit etwa 8, 10, 12 Schüttel-Schlägen der Flasche) von Neuem potenzirt, wovon man den Kranken Einen, oder (steigend) mehre Kaffee- oder Thee-Löffelchen einnehmen läßt, in langwierigen Krankheiten täglich, oder jeden zweiten Tag, in akuten aber, alle 6, 4, 3, 2 Stunden, in den dringendsten Fällen, alle Stunden und öfter.... Ist aber die Auflösung (in 7, 6, oder 14, 15 Tagen) verbraucht, so muß zu der folgenden Auflösung derselben Arznei – wenn ihr Gebrauch noch angezeigt ist – ein, oder (obwohl selten) mehre Kügelchen von einem andern (höhern) Potenz-Grade genommen werden...“*. Man sieht, zu schematischen Angaben lässt sich HAHNEMANN nicht hinreißen. Der Einzelfall bestimmt das jeweilige Vorgehen.

Die Q-Potenzen gab HAHNEMANN in aufsteigenden Potenzstufen, höchstens stündlich, mindestens alle zwei Tage, jeweils mit erneuten Schüttelschlägen vor jeder Gabe.

Die Einnahme-Intervalle der Q-Potenzen werden der Reaktion des Patienten angepasst:

Anpassung der Einnahme-Intervalle bei Q-Potenzen:
Bei schneller Reaktion aussetzen, dann weiter mit kleinerer Dosis und längerem Intervall.

❶ Bei einer sehr schnellen positiven Reaktion wird die weitere Einnahme ausgesetzt, bis sich erste

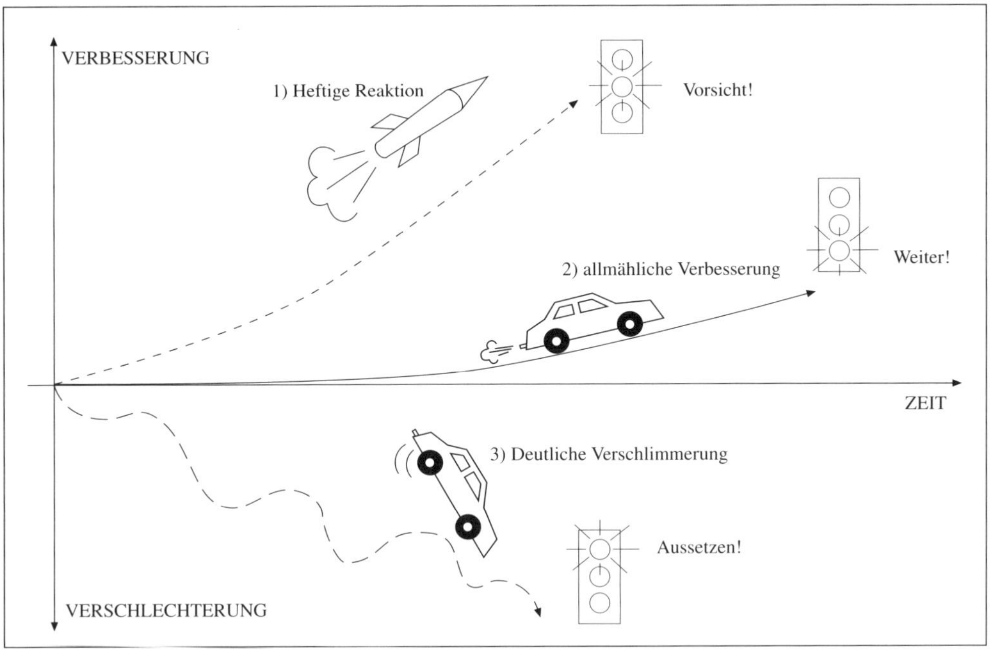

Abb. 5-2: Wiederholung der Q-Potenz-Gaben (nach SCHEPPER 1999)

Symptome wieder verstärken. Dann wird in geringerer Dosis (verringerte Tropfenzahl, evtl. Verschüttelung im zweiten Wasserglas) und evtl. in verlängerten Intervallen fortgefahren.

❷ Bei anfangs fehlender Veränderung und grundsätzlich bei allmählicher Verbesserung der Beschwerden wird die Arznei im oben angegebenen Rhythmus – bei chronischen Krankheiten einmal täglich – eingenommen.

Bei allmählicher Verbesserung unveränderte regelmäßige Gabe.

❸ Bei einer Verschlechterung oder dem Auftreten von Arzneisymptomen muss die Einnahme sofort ausgesetzt werden. Wird kein passenderes Arzneimittel gefunden, kann erst nach Abklingen der Verschlimmerung in verringerter Dosis und verlängerten Intervallen (wie unter 1. angegeben) fortgefahren werden.

Bei Verschlimmerung sofortiges Aussetzen, neues Mittel oder kleinere Dosis nach Abklingen der Erstreaktion.

Behördliche Angaben

Ganz ungeeignet sind schematische Dosierungsangaben, wie sie bei der Anwendung von Chemo- oder Phytotherapeutika üblich sind. Die für Homöopathika zuständige Experten-Kommission D hat – in erster Linie für Gemische homöopathischer Arzneien (Komplexmittel) – eine „Regeldosierung“ formuliert, die in der Version vom 2.7.1993 lautet: *„Bei akuten Zuständen alle halbe bis ganze Stunde, höchstens 12-mal täglich, je*

Regeldosierung der Kommission D:
starres, für die Homöopathie ungeeignetes Schema.

5 – 10 Tropfen oder 1 Tablette oder 5–10 Streukügelchen oder 1 Messerspitze Verreibung einnehmen;... Bei chronischen Verlaufsformen 1–3-mal täglich...einnehmen."

Eine unterschiedliche Dosierung für Kinder und Erwachsene ist aus der Sicht der Homöopathie nicht zu rechtfertigen.

Auch die Empfehlungen der Kommission D für die Dosierung bei Kindern ist homöopathisch nicht zu begründen, auch wenn sie der materiellen Denkweise mancher Anwender entgegen kommt: „*Kleinkinder bis zum 6. Lebensjahr erhalten nicht mehr als die Hälfte, Kinder zwischen dem 6. und 12. Lebensjahr erhalten nicht mehr als zwei Drittel der Erwachsenendosis.*"

Wiederholung einer C- oder D-Potenz

Solange die Besserung „merklich fortschreitet", ist jede Arzneigabe zu unterlassen.

„Jede, in einer Cur merklich fortschreitende und auffallend zunehmende Besserung ist ein Zustand der, so lange er anhält, jede Wiederholung irgend eines Arznei-Gebrauchs durchgängig ausschließt, weil alles Gute, was die genommene Arznei auszurichten fortfährt, hier seiner Vollendung zueilt. Dies ist in acuten Krankheiten nicht selten der Fall; bei etwas chronischen Krankheiten hingegen... [kann die Heilung] zuweilen... [bis zu] 100 Tagen [dauern]."

(Org.6, § 246)

Die Gabe wird wiederholt, wenn die Besserung aufhört. Bei verändertem Symptomenbild wird das Mittel neu gewählt.

Oft aber muss die Gabe wiederholt werden (in der 6. Auflage des *Organon* heißt es „bei Modification jeder Gabe in ihrem Dynamisations-Grade"), oder es wird ein anderes Arzneimittel benötigt: „*... wo eine Aenderung des Krankheits-Zustandes vorgegangen ist, [muß] der gegenwärtig noch übrige Symptomen-Bestand auf's Neue ausgemittelt und... eine dem neuen, jetzigen Zustande möglichst angemessene, homöopathische Arznei von Neuem ausgewählt werden.*" (Org.6, § 170).

Für C- oder D-Potenzen gibt es eine jeweils optimale Potenzstufe, die erst verlassen wird, wenn die Wirkung der letzen Gabe kürzer und schwächer als die der vorangegangenen ist.

Bei der Anwendung von C- oder D-Potenzen zeigt die Erfahrung, dass verschiedene Potenzstufen nicht nur unterschiedlich lang, sondern teilweise nur sehr eingeschränkt oder gar nicht wirken. Für jeden Fall gibt es eine optimal passende Potenzstufe, die sich – nach den bisherigen Erkenntnissen – theoretisch nur annähernd bestimmen lässt. Falls eine Potenzstufe überzeugend wirkt, sollte sie bei Bedarf und unverändertem Arzneibild jeweils so lange wiederholt werden, bis sich ihre Wirkungsdauer und -intensität deutlich abschwächt. Erst dann ist in der Regel die nächsthöhere Potenzstufe (in der Skala 6, 12, 30, 200, 1000) angezeigt.

Anpassung der Folgeverordnung an die individuelle Wirkungsstärke

Zu starke Wirkung

Eine ungewollt starke Mittelwirkung zeigt sich in einer unangenehmen Erstreaktion (Erstverschlimmerung) oder in zusätzlich auftretenden Arzneisymptomen. Ursache ist – außer einer zu hohen (materiellen) Dosis – häufig eine individuelle Überempfindlichkeit des betreffenden Patienten. Auch eine Wiederholung der Gabe vor Abklingen der Wirkung (s. oben) kann dazu führen.

Eine zu starke Arzneiwirkung ist an der so genannten Erstverschlimmerung oder an neuen Arzneisymptomen zu erkennen.

Eine mäßige Erstreaktion wird einfach abgewartet, sie klingt in Stunden bis wenigen Tagen ab. Ein Abbruch einer zu starken Reaktion kann durch unspezifische Antidote gelingen (wie Kaffee, ätherische Öle, Kampfer; von Granier und Klunker als Diadot bezeichnet) oder durch ein spezifisch nach den Symptomen gewähltes Homöodot (antidotierende homöopathische Arznei).

Gegenmaßnahmen, wenn nötig (bei korrekter Dosierung selten): Antidot (Diadot) oder Homöodot

Bei allen zukünftigen Gaben muss die individuelle Überempfindlichkeit berücksichtigt werden durch eine Verkleinerung der Dosis (nicht unter D12 bzw. C6), die Verringerung einer zu hohen Potenz (selten über C oder D30) oder eine Verkleinerung der Gabe (Wasserglasmethode oder Q-Potenz). Bei der Wasserglasmethode werden 1–5 Globuli in ca. 100 ml Wasser aufgelöst und verrührt; von dem Wasser wird ein Teelöffel voll eingenommen. Mit Passage über ein zweites Wasserglas kann die Gabe noch weiter verkleinert werden.

Bei empfindlichen Patienten: keine materiellen Dosen, keine zu hohen Potenzen, evtl. Einnahme nach Verdünnen und Verrühren im Wasserglas.

Zu schwache Wirkung

Häufigste Ursache einer zu schwachen Wirkung ist die falsche Mittelwahl. Die Steigerung der Arzneimenge (Vergrößerung der Gabe) bringt meist keinen zusätzlichen Effekt.

Oft liegt der Grund auch in einer Antidotierung (arzneiliche Einflüsse während der Arzneigabe wie ätherische Öle, Kaffee u.v.a.), welche erkannt und ausgeschaltet werden muss, bevor das passend gewählte Mittel wiederholt wird.

Eine unerwartet schwache Wirkung liegt an

- falscher Mittelwahl
- Antidotierung

oder

- Heilungshindernissen.

Heilungshindernisse – ausführlich in Kurs E behandelt – sind besonders schwer zu erkennen. Es kann sich dabei um geistig-seelische Einflüsse handeln, um chronische Intoxikationen durch Arzneimittel oder Gifte, um Reaktionsblockaden durch Störherde u.v.a. Auch sie müssen möglichst vor der nächsten Gabe beseitigt werden. Ist dies nicht direkt möglich, empfehlen sich auch hier Q-Potenzen in kürzeren Intervallen, um einen kleinen Arzneireiz immer wieder neu zu geben.

Abhilfe:
Beseitigung,
evtl. Q-Potenzen.

Richtlinien für die Praxis

HAHNEMANN macht im *Organon* differenzierte Angaben in den §§ 159–163 und 275–280. In der Praxis hat sich folgendes Vorgehen bewährt:

> C- oder D-Potenzen für akute Krankheiten oder heftig verlaufende chronische Erkrankungen.

> Niedrige Potenzen bei undifferenzierten Symptomen.

> Potenzsteigerung bei gleichem Symptomenbild, aber verkürzter Wirkdauer.

> Höhere Potenzen bei klarem, differenziertem Symptomenbild.

> Niedrige C- oder D-Potenzen oder Q-Potenzen bei chronischen Erkrankungen mit verlangsamter Reaktion.

> Einnahme der Q-Potenzen: Beginn mit Q1, in der Regel täglich 10 Tropfen, jeweils vorher schütteln (z. B. zehnmal). Nach 100 Schüttelschlägen (z. B. 10 Gaben nach je 10 Schüttelschlägen) Q2 usw.

- Akute Krankheiten (vgl. Band B dieser Reihe) und chronische Krankheiten mit heftiger Symptomatik bei schnellem Reaktionsvermögen werden am besten mit C- oder D-Potenzen behandelt.
- Bei wenig differenziertem Symptomenbild wird die C12 (auch C6, D6, D12) für die erste Gabe empfohlen. So lange sie wirkt, wird abgewartet. Nach Ende der Wirkung wird, bei noch verbleibenden oder wieder auftretenden Symptomen, das Arzneimittel – wenn kein anderes Mittel angezeigt ist – in derselben Potenz wiederholt. Die Potenz wird gesteigert, wenn die Wirkungsdauer der letzten Gabe kürzer als die der vorangegangenen ist.
- Bei klarem Symptomenbild, welches eine sichere Arzneiwahl zulässt, wird mit der C30, eventuell auch mit der C200 begonnen. Wiederum gilt das oben Gesagte zum Auswirkenlassen, zur Wiederholung (oder neuen Mittelwahl) und zur Steigerung der Potenz.
- Chronische Krankheiten mit verlangsamten Funktionen bei träger Reaktionsfähigkeit werden mit niedrigen C-Potenzen (C3, C6, C12) oder – besonders vorteilhaft – mit Q-Potenzen behandelt. Für die C-Potenzen gilt das oben Gesagte.
- Bei der Verordnung von Q-Potenzen beginnt man mit der Q1 als Dilution, die regelmäßig – in den meisten Fällen einmal täglich – eingenommen wird, bei unempfindlichen Personen jeweils 10 Tropfen, bei empfindlicheren 5 Tropfen, 1 Tropfen oder weniger (zweites Wasserglas), immer mit vorherigen Schüttelschlägen der Arzneiflasche. Die Q-Potenzstufen werden nach Erreichen von insgesamt 100 Schüttelschlägen kontinuierlich gesteigert. Bei mangelhafter Wirkung kann direkt auf die nächste Stufe übergegangen werden. Ab der Q3 oder Q4 aufwärts können die Abstände der Einnahme verlängert, oder, besser noch, vom Patienten bestimmt werden.

Es gibt zwei **übergeordnete Kriterien der Potenzwahl***:*

1. *Toxische Dosen sind zu vermeiden. Das bedeutet, dass Schwermetalle und andere chemische, pflanzliche und tierische Gifte nicht unter der C4 bzw. D8 verwendet werden.*
2. *Entscheidender als die Potenz ist die richtige Mittelwahl. Steht nur eine Potenz zur schnellen Verfügung, wird sie verwendet.*

Lernziele

- Die häufig gebrauchten Potenzen homöopathischer Arzneimittel und deren Herstellung kennen
- die unterschiedliche Anwendungsweise von C-, D- und Q-Potenzen gemäß ihrer Wirkungsdauer und ihres Wirkspektrums kennen
- Kriterien zur Auswahl der Potenz hinsichtlich Arzneimittel, Erkrankungsart und Reaktionsweise des Patienten benennen
- Kriterien zur Wiederholung oder Abänderung der Potenzstufe benennen.

Literatur

Barthel, Peter: Das Vermächtnis Hahnemanns – die Fünfzigtausender-Potenzen. AHZ 1990; 235: 47–61

Bönninghausen, Clemens v.: Über die Wirkungsdauer der Arzneien. AHZ 1855; 49: 81–83 (zitiert nach Gypser: Bönninghausens Therapeutisches Taschenbuch (s. Anhang))

Braun, Artur: Methodik der Homöotherapie (s. Anhang)

Hahnemann, Samuel: Die Chronischen Krankheiten, Band 1 (s. Anhang)

Hahnemann, Samuel: Die Chronischen Krankheiten, Vorwort zu Band 5: Dilutionen, und Potenzen.

Hahnemann, Samuel: Organon der Heilkunst, 6. Auflage (s. Anhang)

Hahnemann, Samuel: Organon-Synopse; bearbeitet und herausgegeben von Bernhard Luft und Matthias Wischner. Haug Verlag, Heidelberg 2001

Jacobi, Ursula Isabell: Der Hochpotenzstreit – Von Hahnemann bis heute. Pharmazeutische Dissertation. Wissenschaftliche Verlagsgesellschaft, Stuttgart 1995

Keller, Georg von: Über Hochpotenzen. ZKH 1988; 32: 163–172

Keller, Georg von: Über Q-Potenzen. ZKH 1988; 32: 227–238

Köhler, Gerhard: Lehrbuch der Homöopathie, Band 1 (s. Anhang)

Klunker, Will: Arzneibeziehungen. ZKH 1995; 39: 229–235

Künzli, Jost: Kents Vorlesungen: Zur Theorie der Homöopathie (s. Anhang)

Meyer, V.: Fünfundzwanzig Thesen als Beitrag zur homöopathischen Gabenlehre. AHZ 1858; 55: 162–166

Meyer-König, Peter: Leitfaden für den Umgang mit Q-Potenzen. Burgdorf Verlag, Göttingen 1995

Murthy, Lollah G.K.: Überlegungen zur Wahl der Potenzhöhe. ZKH 1995; 39: 189–196

Schepper, L. de: LM Potencies. British Homeopathic Journal, July 1999

Schmidt, Josef M.: Die philosophischen Vorstellungen Samuel Hahnemanns bei der Begründung der Homöopathie. Sonntag Verlag, München 1990

Séror, Robert: Die Wirkungsdauer des homöopathischen Heilmittels. AHZ 1967; 212: 55–62

Vehse-Meyer, Albert: Potenzierung nach der Dezimalskala. In: Hygea, 4. Band, Karlsruhe 1836 (zitiert nach Köhler)

Winston, Julian: The Faces of Homoeopathy (s. Anhang)

6 Einführung in die Lehre von den chronischen Krankheiten und den Miasmen

Ulrich Fischer

Die Erforschung der Natur chronischer Krankheiten

„Nur chronische Krankheiten sind der Prüfstein echter Heilkunst, weil sie nicht von selbst in Gesundheit übergehen".

S. HAHNEMANN, Reine Arzneimittellehre, Bd. 2, S. 272

Chronische Krankheiten heilen nicht spontan aus.

So beschreibt SAMUEL HAHNEMANN seine Erfahrungen in der Behandlung chronisch kranker Patienten. Er definiert mit diesem Satz nicht nur einen wesentlichen Aspekt chronischen Krankseins, nämlich die Tatsache, dass echte chronische Krankheiten nur selten spontan ausheilen, sondern er trifft mit dieser Anmerkung recht genau auch unsere eigenen Praxiserfahrungen. Für HAHNEMANN war dieser Prüfstein Anlass, sich über einen Zeitraum von fast 20 Jahren mit dem Wesen, dem Hintergrund sowie den Behandlungsmöglichkeiten der chronischen Krankheiten zu befassen.

Prüfstein ärztlicher Kunst ist daher die Heilung chronischer Krankheiten.

Nachdem HAHNEMANN etwa 15 Jahre mit der Homöopathie praktisch gearbeitet hatte, begann er, sich mit einigen für ihn noch ungeklärten Fakten auseinanderzusetzen. Ihm war aufgefallen, dass seine Heilmethode bei der Behandlung selbst schwerster akuter Krankheitsstörungen sehr erfolgreich war und meist schnelle, sanfte und dauerhafte Heilung brachte – entsprechend seiner Vorgabe in Org.6, § 2. Bei vielen chronischen Krankheiten dagegen sah HAHNEMANN, dass trotz korrekter Anwendung der homöopathischen Methode (Ähnlichkeitsprinzip, Individualität, kleinste Gabe) die jeweiligen Beschwerden zwar vorübergehend verschwanden, meist aber nicht dauerhaft.

„Das höchste Ideal der Heilung ist schnelle, sanfte, dauerhafte Wiederherstellung der Gesundheit..." (Org.6, § 2).

Die Behandlung akuter Krankheiten gelang gut, mit derselben Methodik verschwanden chronische Krankheiten nur zeitweilig.

Seine Forschungen ergaben, dass Ernährungsfehler, Erkältungen, Klimaänderungen, Unfälle oder eine psychische Erregung (Schreck, Kummer, große Freude) eine scheinbar geheilte Krankheit teils in derselben schon bekannten, teils in veränderter Form wieder auflodern ließen. Wiederholte er die Arznei, erlebte er allzu oft eine Enttäuschung, denn die Wirkung war nicht mehr so überzeugend wie beim ersten Mal. Gab er nun eine neue, auf die veränderte Situation abgestimmte Arznei, zeigte sich wiederum eine Besserung des Zustandes, die aber auch zeitlich begrenzt war – bis zum nächsten Rückfall.

Rezidive durch falsche Ernährung, Klimaeinflüsse, starke physische und psychische Belastungen.

Die Wiederholung der akut gewählten Arznei zeigte immer weniger Erfolg.

Zur Natur der chronischen Krankheiten vergleiche SAMUEL HAHNEMANN: *„Die Chronischen Krankheiten“* (CK), 1. Kap., S. 1 ff.

Die Analyse chronischer Krankheiten

Warum konnte das nach dem akuten Symptomenbild gewählte Arzneimittel die chronische Krankheit nicht ausheilen?

HAHNEMANN beschäftigte also die Frage, warum die scheinbar gut gewählte, das bestehende Symptomenbild bestens abdeckende Arznei, bei chronischen Krankheiten nicht oder nicht immer zu dauerhaftem Erfolg führte. Wörtlich sagt er hierzu:

„Ihr Behandlungsbeginn war erfreulich, die Fortsetzung minder günstig, der Ausgang hoffnungslos!“
CK, Bd. 1, S. 4.

Die Prinzipien, die bei der Therapie akuter Krankheiten gefunden wurden, konnten nicht falsch sein.

Aber er beharrte:
„Und dennoch war die Lehre selbst auf die unumstößlichsten Pfeiler der Wahrheit gestützt und wird es ewig sein!“
CK, Bd. 1, S. 5

Sie mussten erweitert werden, wozu eine Analyse der Natur chronischer Krankheiten nötig war.

HAHNEMANN stellte sich nun die Frage:
„Woher also jener weniger günstige, jener ungünstige Erfolg von fortgesetzter Behandlung der unvenerischen [nicht sexuell übertragenen, d.V.] chronischen Krankheiten selbst durch die Homöopathie?
Dieser so natürlichen Frage Beantwortung mußte mich auf die Natur der chronischen Krankheiten führen!“
CK, Bd. 1, S. 5

Grundlage dieser Analyse war das genaue Studium von Krankheitsverläufen.

So forschte er ab den Jahren 1816/1817 über die Entstehung, den Verlauf und die Behandlung von chronischen Krankheiten („bei Tag und Nacht“). Zehn Jahre arbeitete er im Stillen und schwieg über seine Entdeckungen, ehe er sich im Jahr 1827 einigen Schülern mitteilte, aus Sorge, dass durch seinen Tod alles Wissen verloren gehen könnte. Die Beobachtungen und Studien, die er dabei anstellte, führten ihn zu verschiedenen, für die Weiterentwicklung der Homöopathie wesentlichen Erkenntnissen. Wichtigste Grundlage seiner Forschungen war das intensive und detaillierte Studium der **Krankengeschichten** seiner Patienten.
Einer der wichtigsten Meilensteine im Studium der chronischen Krankheiten war die Erkenntnis,

Scheinbar in sich abgeschlossene Krankheitsepisoden waren nur Rezidive einer tiefer liegenden Grundkrankheit, die als Ganzes betrachtet werden musste.

„daß der homöopathische Arzt bei dieser Art chronischer Übel, ja bei allen (unvenerischen) chronischen Krankheitsfällen es nicht allein mit der eben vor Augen liegenden Krankheitserscheinung zu tun habe, sie nicht für eine in sich abgeschlossene Krankheit anzusehen und zu heilen habe... sondern, daß er es immer nur mit einem abgesonderten Teil eines tieferliegenden Ur-Übels zu thun habe, dessen großer Umfang in den von Zeit zu Zeit sich hervorthuenden neuen Zufällen zeige..."

CK, Bd. 1, S. 6

HAHNEMANN zog hieraus die Schlussfolgerung:
„Folglich muss der Arzt den ganzen Umfang aller der dem unbekannten Ur-Uebel eignen Zufälle und Symptome erst kennen, ehe er sich Hoffnung machen könne, eine oder mehre, das ganze Grundübel mittels ihrer eigenthümlichen Symptome homöopathisch deckende Arzneien auszufinden...",
durch welche dann die Krankheit in ihrem ganzen Umfang, einschließlich aller Krankheitsfragmente dauerhaft zu heilen ist.

CK Bd. 1, S. 7

Diese Forderung fand schließlich auch im *Organon* Berücksichtigung:

„Als Beihülfe der Heilung dienen dem Arzte...die bedeutungsvollsten Momente aus der ganzen Krankheitsgeschichte des langwierigen Siechthums, um dessen Grundursache, die meist auf einem chronischen Miasm beruht, ausfindig zu machen..."

Org.6, § 5

Es geht also darum, die jeglichem Leiden zugrunde liegende Krankheitsdisposition des Patienten zu erkennen und zu verstehen. Wie dies geschehen soll, verdeutlicht CLEMENS VON BÖNNINGHAUSEN, HAHNEMANN am nächsten stehender Schüler, wenn er schreibt:

„Bei allen Studien und Forschungen über diese drei Grundursachen [Psora, Sykosis und Syphilis, d.V.] der chronischen Siechthümer kann nichts in der Welt nöthiger und unentbehrlicher erachtet werden, als ein sorgfältig und umsichtig geführtes Krankenjournal..."

Kleine medizinische Schriften (KMS), S. 760

Oder:
„Und doch ist die... sogenannte Theorie der drei Miasmen unseres Stifters der Homöopathie nichts anderes, als eine folgerichtige Anwendung der LEHRE DER ANAMNESE auf die chronischen Krankheiten, wie solches mit den deutlichsten Worten in den §§ 5 und 206 des Organon (5.Aufl. [u. 6. Aufl., d.V.]) ausgesprochen ist."

C. v. BÖNNINGHAUSEN, KMS, S. 719

Vergleiche zur Anamnese den Band B dieser Buchreihe, die genannten *Organon*-Paragrafen 5 und 206 sowie C. v. BÖNNINGHAUSEN, KMS: *„Das Krankenjournal"* (S. 745), *„Zur Lehre der Anamnese"* (S. 719), *„Die Thuja occidentalis als Zwischenmittel"* (S. 715).

Die Gesamtheit der Symptome dieser Grundkrankheit führt zur Wahl des geeigneten Heilmittels.

Bei akuten Krankheiten sind die auslösenden Faktoren oft leicht zu erkennen. Bei chronischen Krankheiten weisen die wichtigsten Ereignisse im Gesamtverlauf auf die Ursache.

Das chronische Miasma, wörtlich „chronische Infektion", wird im erweiterten Sinn als Krankheitsdisposition verstanden.

Drei grundsätzliche Dispositionstypen, Psora, Sykose und Syphilinie, werden unterschieden.

Die Anamnese, die sorgfältige Erhebung der gesamten Krankengeschichte, ist der Schlüssel für die Analyse auch der chronischen Krankheiten.

Die Bedeutung von Eigen- und Familienanamnese

Alle Daten der Eigen- und Familienanamnese tragen zum Verständnis der chronischen Erkrankung bei.
Auch sämtliche Faktoren, welche die Entwicklung der Krankheit fördern – Lebensweise, Ernährung, Infekte, Konflikte, Vorbehandlung – müssen beachtet werden.

In der Anamnese des Patienten selbst sowie in der familiären Vorgeschichte liegt der Schlüssel sowohl zum Verständnis der Miasmenlehre HAHNEMANNS als auch zum Verständnis der chronischen Erkrankung unseres Patienten. Sicher ist die Anamnese, gerade bei chronischen Erkrankungen, wichtigste Grundlage unserer Arbeit. Hierbei steht an erster Stelle die persönliche Vorgeschichte des Patienten selbst, wobei nicht nur die Krankheitsentwicklung, sondern auch suppressive Therapien, Impfungen, lang dauernde Infekte, inadäquate Lebens- und Ernährungsweise und seelische Konflikte von Bedeutung sind.

In der Familienanamnese interessieren nicht nur Krankheitsnamen und Todesursachen, sondern auch Charakter und Lebensart der Vorfahren.

Darüber hinaus sind in der familiären Vorgeschichte Erkrankungen von Eltern und Großeltern zu eruieren. Es sollte dabei Wert darauf gelegt werden, nicht nur deren Leiden und Todesursachen zusammenzutragen, sondern auch – soweit möglich – eine kurze Skizze ihres Wesens, ihrer Art und Weise zu leben und zu arbeiten. Meist können Krankheitsanlagen bzw. miasmatische Belastungen über Generationen zurück verfolgt werden und tragen dann ganz wesentlich zu einem Verständnis des Wesens der Krankheitsentwicklung wie auch der aktuellen Pathologie unseres Kranken bei.

Gerade in Fällen mit wenigen Symptomen („einseitige Krankheiten") können Charaktermerkmale in der Eigen- und Familienanamnese weiterhelfen.

So kann z. B. bei „einseitigen" Krankheiten – Leiden, die sich nur in einem begrenzten Bereich des Organismus zeigen und durch einen Mangel an homöopathisch verwertbaren Symptomen auszeichnen – eine destruktiv geprägte persönliche wie familiäre Vorgeschichte richtungsweisend und hilfreich sein für die aktuelle Arzneiwahl, die Prognose und den Verlauf des Krankheitsfalles.
Vergleiche zu den einseitigen Krankheiten S. HAHNEMANN, Org.6, §§ 172 ff. Ausführlich wird das Thema im Kurs D behandelt.

Die Entstehung chronischer Krankheiten

Die Analyse vieler chronischer Krankheitsverläufe führt zur Erkenntnis überindividueller Gemeinsamkeiten.

Die Gedankengänge HAHNEMANNS werden für uns verständlicher, wenn wir uns der Ätiologie der chronischen Krankheiten zuwenden. HAHNEMANN überarbeitete bei seinen Studien die ihm vorliegenden Krankengeschichten wiederholt und stellte sich dabei die Frage:

Welches sind die Faktoren, die allen chronisch Kranken gemeinsam sind, die trotz gut gewählter homöopathischer Arznei nicht dauerhaft geheilt werden konnten?

Er beobachtete, dass chronischem Kranksein recht unterschiedliche ätiologische Faktoren zugrunde liegen können, die wir aus eigener Praxiserfahrung mühelos nachvollziehen.

Neben den „natürlichen" chronischen Krankheiten (Org.6, § 78) gibt es:

- die iatrogenen Krankheiten, im weiteren Sinne auch die chronischen Intoxikationen,
- die „uneigentlichen" chronischen Krankheiten durch krankmachende äußere Faktoren (deren Beseitigung zur Ausheilung führt),
- die Komplizierung eines natürlichen Krankheitsverlaufs durch unterdrückende Behandlung.

1. **Lang dauernder Arzneimittelmissbrauch**
   durch Anwendung *„heftiger, heroischer Arzneien in großen und gesteigerten Gaben"* (Org.6, §§ 74–76)
2. **Belastungen durch vermeidbare Schädlichkeiten**
   wie der Genuss schädlicher Getränke und Nahrungsmittel; Ausschweifungen, welche die Gesundheit untergraben; Mangelernährung; Aufenthalt in ungesunden Wohnungen; Bewegungsmangel, Überanstrengung von Körper und Geist; *„Leben in stetem Verdruß"*. (Org.6, § 77)
3. **Suppressive Therapien**
   HAHNEMANN fand in der biographischen Anamnese vieler chronischer Patienten Hinweise darauf, dass schon lange bevor das eigentliche chronische Leiden begonnen hatte, bestimmte Hautveränderungen aufgetreten waren und, meist lokal behandelt, zu Folgekrankheiten führten.

Drei typische Hautveränderungen fielen ihm besonders auf:

- trockene, schuppende Hautausschläge, deren besonderes Merkmal der zum Kratzen zwingende **Juckreiz** ist,
- spitze oder hahnenkammartige **Feigwarzen** (Kondylome) im Urogenitalbereich und
- **Geschwüre** im Genitalbereich mit derber Lymphdrüsenschwellung.

Die drei grundsätzlichen Konstitutionstypen spiegeln sich unterschiedlichen Hauterscheinungen wider:
- psorisches Ekzem
- sykotische Kondylome
- syphilitische Ulzera.

HAHNEMANN kannte die Verbindung, die zwischen Gonorrhoe und Kondylomen, zwischen der Lues und deren Primärgeschwür sowie der Krätze und ihrem juckenden Hautausschlag besteht. Er wusste auch, dass diese Krankheiten übertragbar sind.

Diese Klassen von Hauterscheinungen wurden schon von HAHNEMANN unterschiedlichen Krankheitserregern zugeordnet.

Die chronischen Miasmen

Miasma: wörtlich schlechte Ausdünstung, im engeren Sinn infektiöser Krankheitsfaktor, im weiteren Sinn ererbte und erworbene Krankheitsdisposition.

Dies war wohl der Grund dafür, dass er das auslösende Moment oder den eigentlichen Hintergrund jeglichen chronischen Krankseins Miasma nannte (Miasma, griechisch = „Verunreinigung"). Mit diesem Begriff wurden seit HIPPOKRATES krankmachende Stoffe in der

- Psora – Hypotrophie – Trockenheit und Juckreiz,
- Sykose – Hypertrophie – Warzen,
- Syphilinie – Dystrophie – Geschwüre.

Chronische Krankheiten entstehen durch eine übertragene chronische Disposition und heilen ohne spezifische Arznei nicht aus, verstärken sich vielmehr bis zum Lebensende.

Akute Miasmen sind akute Infektionskrankheiten, die sporadisch (vereinzelt) oder epidemisch auftreten.

Sie heilen auch unbehandelt aus, wenn sie nicht bei heftigem Verlauf zum Tod führen.

Chronische Krankheiten heilen nicht spontan, auch nicht durch beste Lebensweise und Ernährung.

Atmosphäre bekannt, die als „Ausdünstungen der Erde" Epidemien erzeugen.
Aus dem Gesagten ergab sich für HAHNEMANN die Zuordnung der Oberbegriffe **Psora** zu krätzeähnlichen und von Mangelversorgung der Haut geprägten Äußerungen des Organismus, sowie **Sykosis** zu gonorrhoischen und kondylomatösen Veränderungen, sowie **Syphilis** zu geschwürigen und destruktiven Leiden.
Seine Erkenntnisse bis zu diesem Zeitpunkt fasste HAHNEMANN schließlich im Org.6, § 78 zusammen, einer Schlüsselaussage zum Verständnis der Miasmenlehre:

„Die wahren natürlichen chronischen Krankheiten sind die, von einem chronischen Miasm entstandenen, welche, sich selbst überlassen und ohne Gebrauch gegen sie specifischer Heilmittel, immerdar zunehmen und selbst bei dem besten, geistig und körperlich diätetischen Verhalten, dennoch steigen und den Menschen mit immerdar erhöhenden Leiden bis ans Ende des Lebens quälen..."

Akute Miasmen und chronische Miasmen

HAHNEMANN unterscheidet deutlich zwischen akuten und chronischen Miasmen.
Unter die akuten Miasmen ordnet er z. B. die Erreger von Pocken, Masern, Keuchhusten, Pest etc. ein, also *„Fieber..., welche viele Menschen aus ähnlicher Ursache und unter sehr ähnlichen Beschwerden epidemisch ergreifen,... jedes Mal von eigener Natur."* (Org.6, § 73)
Der wesentliche Unterschied zwischen akuter und chronischer Krankheit ist die Tatsache, dass der Organismus (Lebenskraft) des Kranken **akute** Störungen aus eigener Kraft zu überwinden in der Lage ist. HAHNEMANN drückt dies recht drastisch aus, indem er sagt: *„entweder überwindet er* [der Kranke] *sie oder sie* [die akuten Störungen] *ihn in kurzer Zeit".* Also, Genesung oder Tod stehen am Ende einer akuten Erkrankung. (Vergleiche auch Band B dieser Buchreihe, Kapitel 13.)
Die von einem **chronischen Miasma** entstandenen Krankheiten dagegen *„zeigen eine solche Beharrlichkeit und Ausdauer,...daß sie mit den Jahren immer mehr zunehmen und lebenslang durch die eigenen Kräfte, selbst der robustesten Natur, auch bei der gesundesten Lebensart und Diät nicht gemindert und noch weniger besiegt oder ausgelöscht werden, sondern wachsen und sich verschlimmern bis zum Tode".* Sie können nur durch eine homöopathische Behandlung geheilt werden.
Wie so oft bei HAHNEMANN finden wir in den Anmerkungen zu seinen *Organon*-Paragrafen wichtige Hinweise zum Verständnis seiner Lehre, so auch hier im § 78:

„In den blühendsten Jünglings-Jahren und beim Anfange geregelter Menstruation, gepaart mit einer für Geist, Herz und Körper wohlthätigen Lebensweise bleiben sie [die von einem chronischen Miasma verursachten chronischen Krankheiten, d.V.] oft mehrere Jahre unkenntlich; die davon Ergriffenen scheinen dann in den Augen ihrer Anverwandten und Bekannten, als wären sie völlig gesund und als wäre die, ihnen durch **Ansteckung oder Erbschaft** [Hervorhebung durch d.V.] eingeprägte Krankheit völlig verschwunden, sie kömmt aber, in spätern Jahren, bei widrigen Ereignissen und Verhältnissen im Leben, unausbleiblich aufs Neue zum Vorscheine, und nimmt um desto schneller zu, gewinnt einen desto beschwerlichern Charakter, je mehr das Lebensprincip durch schwächende Leidenschaften, Gram und Kummer, vorzüglich aber durch zweckwidrige, medicinische Behandlung zerrüttet worden war."

Symptome einer chronischen Krankheit sind in jungen Jahren wenig auffällig, manchmal auch mit akuten Erkrankungen zu verwechseln. Latenzphasen erscheinen wie völlige Gesundheit.

Doch der Beginn einer chronischen Krankheit kann in der frühen Kindheit oder in der Embryonalphase liegen; oder sie kann durch Vererbung übertragen worden sein.

In jungen Jahren also, bei gesunder Lebens- und Ernährungsweise, fühlen wir uns gesund und wohl und zeigen dies nach außen, obwohl wir Krankheitsanlagen in uns tragen. Solange wir die uns gesetzten Grenzen – was Arbeitsbelastung, Ernährung, Lebensweise etc. anbelangt – respektieren, befinden wir uns einem Zustand von Gesundheit (Org.6, § 1) und die uns prägenden chronischen Miasmen verbleiben in einer Art Latenzzustand. P. S. ORTEGA (Mexiko) prägte hierfür den Begriff der **latenten Miasmen**.

Scheinbare Gesundheit ist Symptomfreiheit bei noch nicht wirksamer Krankheitsdisposition, ist „latentes Miasma".

Viel wichtiger scheint uns aber die Aussage HAHNEMANNS zu sein: *„... durch Ansteckung oder Erbschaft eingeprägte Krankheit...“*, denn dies bedeutet, dass chronisches Kranksein und somit auch jedes **chronische Miasma** einerseits genetisch angelegt ist und andererseits durch chronische Infekte, Umweltfaktoren, Erziehung, Lebensweise etc. geprägt wird.

Chronische Krankheit kann „durch Ansteckung oder Erbschaft eingeprägt" sein.

HAHNEMANN war mit diesen Gedanken seiner Zeit weit voraus. Ihm war der Ansteckungscharakter vieler Krankheiten bewusst. Er wies nicht nur daraufhin, dass es *„mörderische Kleinstlebewesen"* sein müssen, die Ansteckung verursachen, sondern wusste außerdem, dass unterschiedliche, spezifische Erreger für epidemische Krankheiten existieren müssen. Bedeutend allerdings war die Erkenntnis, dass auch in der Ätiologie chronischer Krankheiten solche Erreger eine Rolle spielen. Kein Wunder, dass sich viele seiner Schüler aufgrund dieser Thesen von ihm distanzierten. Zu weit war er mit diesen revolutionären Entdeckungen seiner Zeit voraus. Wir wissen heute, dass Infektionserreger an der Auslösung chronischer Krankheiten beteiligt sein können (z. B. Spirochäten, Mykobakterien, oder Viren im Falle von Malignomen). Auch die Forschungen über die

Nicht nur akute epidemische Krankheiten entstehen durch Ansteckung von „Kleinstlebewesen", auch viele chronische Krankheiten sind infektiös bedingt.

Bakterien und Viren sind heute als Erreger chronischer Krankheiten bekannt.

sogenannten „slow virus infections" beweisen, was HAHNEMANN vor 150 Jahren wegen technischer Unzulänglichkeiten nur intuitiv erfassen konnte:

Viele chronische Krankheiten sind auch Folge von Infektionen.

Die Aktivierung des latenten Miasmas geschieht durch physische und psychische Belastung, besonders aber durch suppressive Therapie.

Die zitierte Anmerkung zum § 78 endet mit dem Hinweis, dass insbesondere *„durch schwächende Leidenschaften, Gram und Kummer, vorzüglich aber durch zweckwidrige, medicinische Behandlung"* die Aktivierung der chronischen Miasmen gefördert wird, eine Erfahrung, die wir täglich in unseren Praxen nachvollziehen können.

Suppressive Therapien und Symptomunterdrückung

Die Folgen unterdrückender therapeutischer Maßnahmen sind in Org.6, §§ 201–205 beschrieben.

Den wichtigsten ätiologischen Faktor bei der Entstehung und Vertiefung der chronischen Miasmen, nämlich die **Unterdrückung** bzw. die Folgen suppressiver Therapien beschreibt HAHNEMANN ausführlich in den *Organon*-Paragrafen 201–205. Darin zeichnet er nicht nur ein klares Bild von den Auswirkungen lokaler und unterdrückender Maßnahmen, sondern fasst darüber hinaus die wesentlichen Merkmale der chronischen Miasmen zusammen und verweist auf das sich hieraus ergebende therapeutische Vorgehen.

Das Lokalsymptom

Chronisches Kranksein ist permanent und progredient.

HAHNEMANN erinnert uns eingangs des § 201 an die Tatsache, dass **chronisches Kranksein** in der Regel **dauerhaft** und **progredient** ist, ohne die Möglichkeit einer Spontanheilung, wie dies bei den akuten Krankheiten der Fall ist.

Ein Lokalsymptom ist die zunächst geringste Belastung für den chronisch kranken Organismus.

Wir können HAHNEMANNS Erfahrung aus unserer eigenen Praxisarbeit heraus nur bestätigen, wenn er schreibt, dass chronisch Kranke häufig ein „Lokal-Übel", bzw. ein Entlastungssymptom entwickeln. Dies geschieht meist an einem für den Gesamtorganismus wenig belastenden Ort (z. B. Haut und Schleimhäute) – oft auch zur Entlastung lebenswichtiger innerer Organe.

Aber, so argumentiert HAHNEMANN: **selbst wenn der innere Krankheitsprozess hierdurch „beschwichtigt" wird**:

Durch das Lokalsymptom entsteht keine Heilung.

- wird durch die Ausbildung des Lokalübels **keine Heilung** eintreten,
- wird das **Lokalübel** immer **Teil der Gesamtstörung** bleiben,

- wird sich das **innere Leiden** trotzdem weiter ausbreiten und
- sich auch der **Lokalbefund** vergrößern bzw. verschlimmern,
- bis das Lokalübel nicht mehr zur „Beschwichtigung" des inneren Leidens ausreicht.

Die chronische Krankheit verstärkt sich allmählich, das lokale Symptom verschlimmert sich, bis zusätzlich innere Symptome auftreten.

Meist dehnt sich der innere Krankheitsprozess aus, was in der Regel mit einer Ausdehnung und Verschlimmerung des Lokalbefundes einhergeht.
Beispiel: Ein exulzerierendes, sich langsam entwickelndes Mammakarzinom führt zu einer vorübergehenden Besserung einer seit 30 Jahren bestehenden Migräne sowie chronischer Nahrungsmittelallergien.

Die Unterdrückung des Lokalsymptoms

HAHNEMANN schreibt in Org.6, § 202:

„Wird nun von dem Arzte der bisherigen Schule, in der Meinung er heile dadurch die ganze Krankheit, das Local-Symptom durch äußere Mittel örtlich vernichtet, so ersetzt es die Natur durch Erweckung des innern Leidens und der vorher schon neben dem Local-Uebel bestandnen, bisher noch schlummernden übrigen Symptome, das ist, durch Erhöhung der innern Krankheit – in welchem Falle man dann unrichtig zu sagen pflegt, das Local-Uebel sey durch die äußern Mittel zurück in den Körper oder auf die Nerven getrieben worden."

Die Beseitigung eines lokalen Symptoms führt zu einer Verstärkung des gesamten Krankheitsprozesses.

Das bedeutet, die Beseitigung des Lokalbefundes, mit welchen Mitteln auch immer, führt oft zu einem Ausbruch innerer Krankheitsprozesse, die vorher schon bestanden hatten, aber –symptomarm bzw. symptomlos – keine Rolle im Gesamtgeschehen spielten. HAHNEMANN betont, dass Kranksein nicht dadurch entsteht, dass Lokalbefunde in den Organismus „zurückgetrieben" werden, sondern, dass dieser „Vertreibung", Verschiebung und Unterdrückung der Symptome eher eine **aktivierende Rolle** für den vorher schon bestehenden chronischen Krankheitszustand zukommt.

„Zurücktreibung in den Körper oder auf die Nerven" ist ein unrichtiger Ausdruck für das Hervorrufen innerer Symptome, das Aktivieren des chronischen Krankheitszustands auf tieferer Ebene.

Beispiele:

❶ Im Falle des oben beschriebenen Mammakarzinoms führte eine anschließende Radiatio und Chemotherapie zu einer klaren Besserung des Lokalbefundes einerseits, aber gleichzeitig zu einem Wiederaufleben der Migräne und Nahrungsmittelallergien sowie innerhalb kürzester Zeit zur Metastasenbildung, einem allgemeinen Einbruch und zum Tod.

Beispiel Mamma-Ca.: Lokalsymptom gebessert, Migräne und Allergien wieder aufgelebt, Metastasenbildung.

Beispiel atopisches Ekzem: Ekzem gebessert, Asthma hervorgerufen.

Beispiel Psoriasis: Schuppenflechte gebessert, Arthritis verschlimmert, anschließend Depression.

❷ Die rein lokale Behandlung des chronischen Ekzems eines Atopikers führte zum Ausbruch eines Asthma bronchiale – unter gleichzeitiger, aber nur vorübergehender Besserung des Ekzems.

❸ Eine Psoriatikerin lebte mit einer schwach ausgeprägten Psoriasis beider Unterschenkel – begleitet von seltenen, nicht behandlungsbedürftigen Schüben von Arthralgien und leichter Depression – mit sich, ihrem Beruf und ihrer Umwelt in Einklang. In dem Bemühen, sich etwas Gutes zu tun und den Hautbefund zu verbessern, reiste sie nach Israel und ließ sich neben den verordneten Sonnen- und Meeresbädern auch mit Teersalben behandeln. Die Hauterscheinungen verschwanden innerhalb einer Woche. Aber noch während ihres Aufenthaltes in Israel erlitt sie einen heftigen Arthritisschub, der fast zur Bewegungsunfähigkeit führte. Die Rückreise konnte sie nur mithilfe einer intensiven antirheumatischen Therapie antreten. Einige Wochen später verfiel die Patientin schließlich in eine tiefe Depression mit Suizidalität.

Lokalsymptome können als Entlastungsversuche des Organismus betrachtet werden. Ihre beschränkte Behandlung aktiviert die innere chronische Krankheit.

Diese Beispiele stehen stellvertretend für viele andere aus unserem Praxisalltag. Sie verdeutlichen alle, dass ein chronisch kranker Organismus Entlastungsversuche unternimmt und damit oft zu einem Stillstand bzw. einer verzögerten Entwicklung innerer Krankheitsprozesse über Jahre oder Jahrzehnte beiträgt. Ein unsachgemäßer Umgang mit diesen Lokalbefunden führt immer wieder zur Aktivierung innerer chronischer Störungen, die natürlich schon vor Auftreten der Lokalkrankheit bestanden.

Aktivierung der chronischen Krankheit durch Lokaltherapie

Die Hauptquelle aller chronischer Leiden ist die Lokalbehandlung von Lokalsymptomen.

HAHNEMANN insistiert, dass *„jede äußere Behandlung solcher Local-Symptome, um sie, ohne die innere miasmatische Krankheit geheilt zu haben, von der Oberfläche des Körpers wegzuschaffen… die allgemeinste Quelle aller der unzähligen, benannten und unbenannten, chronischen Leiden…“* wurde.

Das gilt für alle chronischen Krankheiten, egal wie sie ausgeprägt sind und wie sie benannt werden.

Hahnemann führt hier insbesondere Fehlbehandlungen bei der Therapie von Syphilis, Gonorrhoe und Krätze als die Quelle für *„unzählige… chronische Leiden…“* an. Diese Aussage charakterisiert recht deutlich, dass HAHNEMANN gerade diesen drei großen **chronischen Miasmen** eine Art Modellcharakter beimisst, stellvertretend für chronische Leiden mit ähnlichen Krankheitsverläufen. Er lässt keinen Zweifel daran, dass die Suppression bzw. die Verschiebung von Lokalbefunden der wichtigste ätiologische Faktor bei der Entstehung und Aktivierung chronischer Krankheiten ist.

Analyse des § 204: Die Entwicklung chronischer Krankheiten

Diesem Text kommt eine zentrale Bedeutung beim Verständnis der chronischen Miasmen zu, da er eine Zusammenfassung von deren wesentlichen Merkmalen darstellt.

§ 204 des Organon benennt die wesentlichen Merkmale der chronischen Miasmen.

Eingangs differenziert HAHNEMANN nochmals alle chronischen Erkrankungen in drei Gruppen:

a) Leiden, *„welche von einer anhaltenden, ungesunden Lebensart abhängen"*, also durch *„fortwährende vermeidbare Schädlichkeiten"*(§ 77) verursacht sind, sowie
b) Leiden, *„welche durch unverständige, anhaltende, angreifende und verderbliche (ärztliche) Behandlung oft selbst nur kleiner Krankheiten…"* entstehen (vgl. §§ 74–76), doch
c) *„rührt der größte Theil der übrigen chronischen Leiden, von der Entwickelung genannter drei chronischen Miasmen: der innern Syphilis, der inneren Sykosis, vorzüglich aber und in ungleich größerm Verhältnisse, von der innern Psora her."*

Zu den chronischen Krankheiten gehören:

- „uneigentliche Krankheiten durch vermeidbare Schädlichkeiten"
- „erkünstelte" Leiden durch „Unheilkunst" (iatrogene Schäden)
- „natürliche chronische Krankheiten" auf der Grundlage chronischer Miasmen.

Die Betonung liegt hier auf **innerer** Syphilis, Sykosis und Psora. HAHNEMANN betont, dass erst nach stattgefundener Ansteckung und Durchdringung des Organismus die Ausbildung eines Lokalsymptoms möglich ist. Ulkus, Feigwarze oder Hautausschlag entstehen erst nach Affizierung des gesamten Organismus. Im Fall einer Suppression dieser Lokalsymptome kommt es früher oder später zum Ausbruch oder zur Verschlimmerung des chronischen Leidens in der Art, die jedem Individuum aufgrund der ihm eigenen Krankheitsdisposition vorgegeben ist.

Das erste Symptom ist ein Lokalsymptom. Vor dessen Erscheinen ist aber der gesamte Organismus angesteckt und erkrankt.
Die reine Beseitigung dieses Lokalsymptoms führt zur chronischen Krankheit mit individueller Ausprägung.

Er spricht sogar von einer *„unglaublichen Menge chronischer Krankheiten, welche das Menschengeschlecht seit Jahrhunderten und Jahrtausenden quälen…"*. Dieser Satz kann als ein weiterer Hinweis auf die Modellfunktion der genannten drei Miasmen – Psora, Sykosis und Syphilis – verstanden werden. Mit anderen Worten, HAHNEMANN sieht Psora, Sykosis und Syphilis als die Quelle aller chronischen Erkrankungen, wobei – wie wir später an anderer Stelle noch sehen werden – diese Folgekrankheiten jeweils Merkmale der ihnen zugrunde liegenden chronischen Miasmen besitzen.

Chronische Krankheiten sind unendlich vielfältig.

Die drei chronischen Miasmen Psora, Sykosis und Syphilis können als Grundmodelle angesehen werden.

Die **Symptomunterdrückung** allerdings ist der entscheidende Faktor in der Entstehung, Entwicklung und

Chronische Krankheiten entwickeln sich, wenn das Lokalsymptom beseitigt wird, ohne die gesamte Krankheit zu therapieren (Unterdrückung).

Diese Entwicklung geht über Generationen hinweg.

Verschlimmerung chronischer Leiden. HAHNEMANN wird nicht müde, ärztliche Fehlleistungen in dieser Richtung zu verurteilen. In seinem Werk *„Die chronischen Krankheiten"* führt er fast 100 Beispiele für suppressive Therapien und Folgeerkrankungen an (CK, Bd. 1, S. 23). Unterdrückende therapeutische Maßnahmen, über Generationen und Jahrhunderte hinweg ausgeführt, mussten zu den tiefgreifenden Veränderungen in Struktur, Funktion, Gemüt und Geist führen, die letztendlich Anlage und Disposition für viele andere chronische Erkrankungen darstellen, mit denen wir uns heute konfrontiert sehen.

Beispiel

Fallbeispiel:
Arthrose nach Unterdrückung einer chronischen Rhinosinusitis

Bei einem 72 Jahre alten Rentner entwickelten sich plötzlich starke „rheumatische" Schmerzen in beiden Schultergelenken und Knien. Die Schulterschmerzen verschlimmern sich nachts, beim Kaltwerden (auch durch Eisbehandlung) und beim Heben der Arme. Die Knieschmerzen bessern sich in der Bewegung. Diagnose des Facharztes: Beginnende Omarthrose, beginnende Gonarthrose. Alle bisherigen Therapieversuche schlugen fehl. Bei intensivem Nachfragen teilt der Patient mit, dass seit dem Beginn der Gliederschmerzen sein chronischer Schnupfen, der 25 Jahre bestand, verschwunden sei.

Die Arzneiwahl gründete auf folgenden Symptomen:

- Schulterschmerzen, < nachts
- Schulterschmerzen, < durch Kälte
- Schulterschmerzen, < durch Heben der Arme
- Knieschmerzen, > durch Bewegung
- Beschwerden aufgrund eines unterdrückten Schnupfens

Nach Behandlung mit **Calc.** trat der unterdrückte Schnupfen wieder auf und konnte homöopathisch geheilt werden.

Arznei: **Calcarea carbonica** Q3 und Q6 (Fa. Zinsser), in Wasser gelöst, 2 Teelöffel täglich über jeweils 3 Wochen. Nach 6 Wochen Behandlung waren alle Gliederschmerzen verschwunden und – wie zu erwarten – kehrte der chronische Schnupfen zurück. Dieser konnte anschließend unter Berücksichtigung der dann vorhandenen Symptomentotalität erfolgreich therapiert werden.

Analyse des § 205: Differenzierung von innerem Miasma, Primär- und Sekundärsymptomen

Dieser *Organon*-Paragraf bezieht sich insbesondere auf die praktische Vorgehensweise bei der homöopathischen Behandlung chronischer Erkrankungen.

Am Beispiel eines Lippen- oder Gesichtskarzinoms verdeutlicht HAHNEMANN nochmals die Unsinnigkeit einer ausschließlichen Lokaltherapie. Denn durch ein rein lokales Vorgehen wird das eigentliche *„Grund-Uebel"*, nämlich das zugrunde liegende chronische Miasma, die eigentliche Krankheitsdisposition nicht nur in keiner Weise beeinflusst, sondern es wird die Lebenskraft auch noch gezwungen, Krankheitsstörungen an anderen, meist für das Leben des Patienten bedeutenderen Körperteilen zu entwickeln.

„Der homöopathische Arzt behandelt nie" Primär- oder Sekundärsymptome *„durch örtliche ... Mittel„*, sondern *„das große, ihnen zugrunde liegende Miasm„*, wovon die Primär- und Sekundärsymptome *„mit verschwinden"*.

Wirkliche Heilung wird folglich nur dann eintreten, wenn es gelingt, die primären (z. B. eine Atopie) wie sekundären Krankheitsstörungen (ein atopisches Ekzem) unter Berücksichtigung des ihnen zugrunde liegenden chronischen Miasmas mit dem Simillimum abzudecken. Schon HAHNEMANN hatte aber beobachtet, dass wir in unserer Praxis meist nur noch mit der sekundären Symptomatik konfrontiert sind, da sich die meisten Patienten vorbehandelt, d. h. ihrer ursprünglichen Primärsymptomatik beraubt, in unsere Behandlung begeben.

Wenn die Anlage zur chronischen Krankheit geheilt wird, verschwindet auch das äußere Symptom.
Dazu muss das Miasma erkannt und *„die Ausartung des ursprünglichen Zustands"* durch *„allöopathische Curen"* begriffen werden.

Es sind also besondere Vorgehensweisen erforderlich, wenn wir chronische Leiden, d. h. von einem chronischen Miasma verursachte Störungen behandeln wollen. HAHNEMANN verweist am Ende dieser Zeilen auf sein Werk *„Die chronischen Krankheiten"*, wo er ausführlichst die homöopathische Behandlung der chronischen Erkrankungen beschreibt.

Grundlagenwerk:
„Die chronischen Krankheiten",
Band 1 von SAMUEL HAHNEMANN

Entscheidende Hinweise für eine adäquate Behandlung chronischer Krankheiten finden wir in diesem Werk auf Seite 168. HAHNEMANN schreibt:

CK, Bd. 1, Seite 168:

„Die neuerlichst hinzugekommenen Symptome einer sich selbst überlassen gebliebenen (nicht durch ärztliche Pfuscherei verhudelten) chronischen Krankheit weichen in der antipsorischen Kur am ersten, die ältesten und immer am beständigsten und unverändertsten gebliebenen Uebel aber, worunter die ständigen Lokal-Uebel gehören, am spätesten und nur, nachdem alle übrigen Beschwerden schon verschwunden und die Gesundheit in jeder andern Rücksicht fast völlig wiedergekehrt ist."

Zuerst verschwinden die jüngsten Symptome, dann die älteren, zuletzt die ältesten, unverändert gebliebenen Symptome.

Das ist der wichtigste Teil der HERING'schen Regel: Die Symptome verschwinden im Heilungsverlauf in der umgekehrten Reihenfolge ihres Auftretens.

HERING'sche Regel

Wenn wir also homöopathisch korrekt verordnen, werden die zuletzt aufgetretenen Symptome als erste verschwinden oder es werden je nach Krankheitsentwicklung Symptome wieder erscheinen, die einer früheren Krankheitsphase zuzuordnen sind. Dies gelingt aber nur dann, wenn wir unserer Arzneiwahl ausschließlich diejenigen Symptome zugrunde legen, die

Die erste Verordnung zielt auf die letzten, jüngsten Symptome.

Schritt für Schritt werden die älteren Symptome mit einbezogen.

auch die letzte Krankheitsphase einer chronischen Erkrankung charakterisieren. Die nicht berücksichtigten „alten" Symptome werden bei den Folgeverordnungen, soweit diese notwendig sind, verwertet. Dieses schrittweise oder auch schichtweise Vorgehen erfordert eine möglichst genaue zeitliche Zuordnung der Symptome in der Krankheitsentwicklung des Patienten, um zu gewährleisten, dass auch wirklich nur diejenigen Symptome Berücksichtigung finden, welche das aktuelle Krankheitsbild prägen. Diese Erfahrung HAHNEMANNS erwies sich in der Folge als das wichtigste Kriterium für die Beurteilung einer erfolgreichen homöopathischen Behandlung.

Beispiel

Fallbeispiel:

Asthma nach Unterdrückung eines atopischen Ekzems

Junge, 10 Jahre alt. Diagnosen: Neurodermitis, Atopie, Asthma bronchiale.
6 Wochen nach der Geburt entwickelte sich ein auf Kopf und Gesäß begrenztes, rotes, schuppendes und juckendes Ekzem, das über Jahre mit Fettsalben und Ölbädern kontrolliert werden konnte. Beim Eintritt in die Grundschule mit 7 Jahren kam es zu einem generalisierten Ekzemschub, der sofort und nachhaltig mit antibiotischen sowie kortisonhaltigen Salben behandelt wurde. Da die Wirkung jeweils nur von kurzer Dauer war, wurde jeder Schub in der Folge so lange suppressiv behandelt, bis schließlich ein Asthma bronchiale ausbrach. Danach verschwand das Ekzem vollständig.

Hyperaktivität, nach Unterdrückung des Ekzems bis zu Zerstörungswut und starken Ängsten gesteigert.

Von Geburt an war dieses Kind unruhig. Es war zwar auffällig in seinem Verhalten, da es ständig redete und ein egoistisches, eher störendes Verhalten aufwies, war aber noch umgänglich und von den Eltern beeinflussbar. Dies änderte sich schlagartig mit dem Auftreten des Asthma bronchiale. Die Eltern waren entsetzt über ihr von Zerstörungssucht und Zornanfällen sowie panikartigen Ängsten geplagtes Kind.
Bisherige Behandlung: Antiasthmatische Inhalationstherapie.

Die Symptome.

Symptome zu Behandlungsbeginn:

- Eifersucht
- Heftigste Wutanfälle
- Zerstörungssucht
- Schlagen
- Beleidigen, Fluchen
- Furcht vor Dunkelheit
- Panikartige Ängste nachts im Bett mit Orientierungslosigkeit und Aufschreien
- Extreme Schreckhaftigkeit
- Stimmungsschwankungen
- Zähneknirschen im Schlaf

- Nägelkauen
- Asthmaattacken bei jeder Aufregung und bei Zornanfällen (wird beschrieben als Druck und Beengung um den Thorax)

Familiäre Vorgeschichte:
Vater: Atopie, Asthma bronchiale,
Mutter: Atopie, Pollinose, Dysmenorrhoe, Migräne, depressives Syndrom.

Das hereditäre Miasma.

Als Arznei resultierte **Stramonium**:
- *„Nicht zu bändigende Wut"*
- *„Unbändige Wut; läßt sich kaum halten, geht auf die Menschen los, schlägt und bestrebt sich, sie zu ergreifen"*
- *„Er schlägt mit schrecklichem Geschrei die Umstehenden und wüthet"*
- *„Schneller Wechsel von Lachen, Weinen, Singen"*
- *„Schreckhaft, gereizt"*
- *„Verlangen nach Gesellschaft und Licht, weil Dunkelheit und Alleinsein den Zustand verschlimmern"*
- *„Beklemmung der Brust, mit heftigem Zusammenschnüren, querüber und beengtem Atmen"*

(S. HAHNEMANN, *Reine Arzneimittellehre*, Band 3, S. 278)

Der Vergleich mit der Materia Medica.

Verordnet wurden 3 Globuli **Stramonium** C200 (Fa. Schmidt-Nagel). Nach 6 Wochen hatte sich das Verhalten des Kindes erheblich zum Positiven gewandelt und die Häufigkeit der Asthmaattacken hatte sich erheblich verringert. Wiederholung von **Stramonium** C200 zwei Monate nach der ersten Gabe sowie von **Stramonium** 1M (Fa. Schmidt-Nagel) zwei Monate nach der zweiten Gabe.

Die Behandlung.

Das Kind konnte sich inzwischen wieder in seine Familie und Schule integrieren, die Asthmaanfälle waren nahezu verschwunden. Dafür war das Ekzem wieder heftig hervorgetreten. Die üblichen Prädilektionsstellen an Armen, Beinen, Hals und Gesicht waren von einem rotflächigen, leicht schuppenden, blutig gekratzten Ekzem befallen. Schwellung der betroffenen Hautpartien. Der Junge litt nun unter einem heftigen, den Schlaf raubenden Juckreiz.

Der Verlauf:
Rückkehr der alten Symptomatik.

Die Symptomatik der aktuellen Krankheitsphase wurde nochmals überprüft und als Arznei resultierte wiederum **Stramonium**. Neben den noch bestehenden Geist- und Gemütssymptomen deckte diese Arznei auch die Hautsymptome ab. HAHNEMANN in RA Bd. 3:

Die neue Repertorisation bestätigt das erste Arzneimittel.

- *„Jücken über den ganzen Körper, auch sehr lästiges, oder früh, im Bett."*
- *„Ausschlag: jückender; über den ganzen Körper, mit Jücken, Entzündung und Geschwulst."*
- *„Unterdrückte Hautausschläge."*

Bis heute fast vollständige Ausheilung der Atopie.

Stramonium wurde jetzt in einer Q6 (Fa. Zinsser) wiederholt (3 Tropfen in einem 1/2 Glas Wasser (0,2l) gelöst, 1 Teelöffel morgens nüchtern). Nach 3 Wochen begann der große Ekzemschub abzuklingen. Wiederholung in Q9 und Q12, jeweils über 3 Wochen mit einer Woche Pause zwischen den einzelnen Potenzstufen. Das Ekzem war jetzt nahezu verschwunden, es bestand kaum noch Juckreiz. Seit diesem Zeitpunkt befindet sich das Kind in guter psychischer wie körperlicher Verfassung. Gelegentliche Ekzemschübe können mit einigen Gaben **Stramonium** in Q-Potenzen schnell überwunden werden.

Zusammenfassung

Nach HAHNEMANN können wir unter einem chronischen Miasma einen ererbten und erworbenen krankhaften Zustand des Menschen verstehen, der von dauerhafter und progressiver Natur ist und vom Organismus selbst nicht spontan überwunden werden kann. Durch wiederholte Beseitigung von Entlastungsversuchen des Organismus kommt es in der Regel zu einer Vertiefung, Komplikation und Aktivierung dieser chronischen Miasmen, die in der Folge das Terrain für viele chronische Erkrankungen bilden.

Lernziele

- Sich gründlich mit der homöopathischen Lehre von den chronischen Krankheiten befassen,
- als Charakteristikum jeder chronischen Krankheit das fehlende spontane Ausheilen benennen,
- primäre und sekundäre Symptome einer chronischen Krankheit unterscheiden können,
- die Risiken einer lokalen Behandlung kennen,
- die Rückbildung der Symptome im umgekehrten zeitlichen Verlauf als Charakteristikum homöopathischer Heilung kennen,
- ein Miasma als eine im eigenen Leben oder in früheren Generationen erworbene Krankheitsdisposition beschreiben,
- akute und chronische Miasmen unterscheiden,
- Psora, Sykose und Syphilinie als miasmatische Krankheiten und als Modelle für unterschiedliche Reaktionsformen des chronisch kranken Organismus beschreiben.

Literatur

Allen, J.H.: The Chronic Miasms. Jain Publishing, New Delhi 1984

Bönninghausen, C.v.: Kleine medizinische Schriften. Arkana Verlag, Heidelberg1984

Fischer, U.D.: Die Chronischen Miasmen Hahnemanns. DHU, Karlsruhe 1993

Ghatak, N.: Enfermedades Cronicas su causa y curación. Editorial Albatros, 1982

Hahnemann, S.: Die chronischen Krankheiten, ihre eigenthümliche Natur und homöopathische Heilung, Band 1 (s. Anhang)

Hahnemann, S.: Organon der Heilkunst (s. Anhang)

Kent, J.T.: Vorlesungen über Hahnemanns Organon (s. Anhang)

Ortega, P.S.: Die Miasmenlehre Hahnemanns, 5. Aufl. Haug Verlag, Heidelberg 1998

7 Nosoden

Hans-Jürgen Schöpfer

Definition der Nosoden

Das Deutsche Homöopathische Arzneibuch (HAB 2000, H.5.2.5) definiert:

> *Nosoden sind Zubereitungen aus Krankheitsprodukten von Mensch oder Tier, aus Krankheitserregern oder deren Stoffwechselprodukten oder aus Zersetzungsprodukten tierischer Organe.*

Nosoden = Arzneien aus Krankheitserregern, krankhaft veränderten Organen oder Ausscheidungen kranker Menschen und Tiere.

Die Arzneibücher schreiben vor, dass entweder das Ausgangsmaterial oder die erste Potenz vor der weiteren Verarbeitung sterilisiert werden muss und die Anforderungen der Prüfung auf Sterilität erfüllt sein müssen.

Das Ausgangsmaterial muss steril sein.

Der Begriff "Nosode" leitet sich vom griechischen „νοσος" (= Krankheit) ab und wurde von CONSTANTIN HERING (1800-1880) eingeführt.

nosos (gr.) = Krankheit
eidos (gr.) = Gestalt
Nosode = Arznei aus krankhaften Stoffen
sarkos (gr.) = Fleisch
Sarkode = Arznei aus gesunden Organen

Eine Abgrenzung ist erforderlich zu den Organpräparaten oder Sarkoden (griech. σαρξ, σαρκος = Fleisch). Zu deren Herstellung werden gesunde Organe, Gewebe und metabolische Faktoren von gesunden und hygienisch einwandfreien Tieren (üblicherweise Rind, Schaf oder Schwein) verwendet. Diese Materialien werden entweder frisch, gleich nach der Schlachtung der Tiere oder gefriergetrocknet verarbeitet.

Nicht zu dieser Gruppe von Arzneien gehören die „modernen Nosoden", eigentlich potenzierte Allergene und potenzierte chemische Arzneistoffe. Für diese werden Umwelt-, Arbeitswelt- und Haushalts-Gifte, Allergene (auch Nahrungsmittel), Hormone und allopathische Arzneimittel wie ACTH, Cortison, Diazepam und andere homöopathisch aufgearbeitet und eingesetzt.

Oft zu den Nosoden gerechnet: potenzierte pflanzliche oder chemisch definierte Auslöser von Krankheiten.

Wie kam es zu dieser Entwicklung?

1796: Erstveröffentlichung zur Homöopathie von S. HAHNEMANN und Einführung der Pockenschutzimpfung durch E. JENNER.

Im Jahr 1796, dem Jahr der Erstveröffentlichung des Ähnlichkeitsprinzips durch SAMUEL HAHNEMANN, führte der englische Landarzt EDWARD JENNER die Pockenschutzimpfung mit Kuhpockenlymphe in die Medizin ein. In dieser ältesten aktiven Immunisierung erkannte HAHNEMANN die von ihm formulierte Ähnlichkeitsregel: Die Impfung mit Erregern der Kuhpocken verhinderte die ähnliche Pockenerkrankung des Menschen.

Eine Impfung entspricht in manchen Aspekten dem homöopathischen Ähnlichkeitsprinzip.

Einführung von Nosoden in die Homöopathie durch W. LUX 1820.

JENNERS Vorbilder finden sich sowohl in der alten Medizin Indiens und Chinas sowie bei HIPPOKRATES, wenn er schreibt: „Vomitus vomitu curantur."
Die eigentliche Behandlung mit Nosoden beginnt jedoch erst mit dem deutschen Tierarzt WILHELM LUX, der ab 1820 mit Blut und Ausscheidungen kranker Tiere experimentierte. Er wollte durch Potenzieren von Krankheitsstoffen Arzneimittel schaffen, die nicht nur immunisieren, sondern auch heilen konnten. Ermutigt durch Heilerfolge mit C30-Potenzen schrieb er 1833 seine Erkenntnisse nieder über „Die Isopathik von Kontagionen", „Aequalia aequalibus curentur" oder „Dasselbe, was eine Krankheit hervorruft, heilt sie." Damit wurde ein neues therapeutisches Prinzip etabliert.

Entwicklung von Psorinum und Lyssinum durch C. HERING um 1830.

Etwa zur gleichen Zeit verwendete auch der in die USA ausgewanderte Sachse CONSTANTIN HERING potenzierte Krankheitsprodukte, die Nosoden, allerdings nicht als „Aequalia", sondern als „Similima". Er potenzierte den Inhalt von Krätze-Bläschen zur Behandlung der Krätze und nannte sein Arzneimittel „**Psorinum**". Das aus dem Speichel tollwütiger Tiere potenzierte „**Hydrophobinum**" oder „**Lyssinum**" wurde zur Behandlung der Tollwut bei Hunden eingesetzt.

Das homöopathische Prinzip, Arzneimittel erst nach Prüfung am Gesunden anhand der gefundenen Symptome einzusetzen, wird mit den Nosoden meist umgangen. Mit dem entsprechenden Krankheitsbild meint man gleichzeitig das Arzneimittelbild zu kennen

Das isopathische Aequale ergab sich aus der Krankheit selbst und war nicht wie das homöopathische Simile durch Prüfung am Gesunden zu finden. HAHNEMANN begleitete diese Richtung anfangs mit Misstrauen, später mit einer abwartenden Haltung und forderte die Prüfung der Nosoden am gesunden Menschen zur Erforschung ihrer Wirkung.
In Frankreich, England und den USA nahmen die Nosoden bald einen bedeutenden Platz innerhalb der homöopathischen Therapie ein und gelangten erst in den letzten Jahrzehnten in deutsche Arzneimittellehren.

Das HAB beschreibt seit 1985 die Herstellung von Nosoden.

Seit 1985 ist die Herstellung von Nosoden im Sinne der Definition im homöopathischen Arzneibuch geregelt.

Wie erfolgt die Herstellung der Nosoden?

Steriles Organmaterial wird zerkleinert und mit der zehnfachen Menge Glycerol vermischt. Nach 5 Tagen wird filtriert und weiter potenziert.

Entsprechend Vorschrift 43 des HAB werden Urtinkturen und flüssige Verdünnungen aus pathologisch veränderten Organen oder Organteilen hergestellt, indem ein Teil zerkleinertes Ausgangsmaterial, das der vorgeschriebenen Prüfung auf Sterilität entsprechen muss, mit zehn Teilen Glycerol (85 %) vermischt wird. Nach Stehenlassen für mindestens fünf Tage wird der Ansatz filtriert, dann erfolgt die weitere Verdünnung und Potenzierung.

Vorschrift 44 des HAB beschreibt die Herstellung von Urtinkturen und flüssigen Verdünnungen aus abgetöteten Mikroorganismen oder aus Zersetzungsprodukten tierischer Organe oder aus Körperflüssigkeiten, die Krankheitserreger oder Krankheitsprodukte enthalten. Kulturen von Mikroorganismen sind, falls in der (spezifischen) Monografie nicht anders angegeben, vor dem Sterilisieren auf 10^1 Keime pro Gramm einzustellen. Die Herstellung erfolgt analog der Vorschrift 43.
Die homöopathische Potenzierung macht aus der Urtinktur, die der ersten Dezimalverdünnung entspricht (∅ = D1), durch Verdünnung und Verschüttelung eines Teils mit 9 Teilen 30%-igem Ethanol (G/G) eine D2. Die D3 wird aus einem Teil D2 und 9 Teilen 43%-igem Ethanol (G/G) hergestellt. Analog erfolgen die weiteren Potenzierungen.
Bei der Herstellung von Centesimalverdünnungen werden zehn Teile Urtinktur mit 90 Teilen 30%-igem Ethanol (G/G) zur C1 verdünnt und verschüttelt, bei der zweiten und weiteren Centesimalverdünnung ein Teil der C1 mit 99 Teilen 43%-igem Ethanol (G/G).

Flüssiges Ausgangsmaterial wird ebenfalls sterilisiert und filtriert, bevor es weiter potenziert wird.

Potenziert wird auf der ersten Stufe mit Ethanol 30%, auf den weiteren Stufen mit Ethanol 43%.

Einteilung der Nosoden

Nach ihrer Herkunft sind Nosoden einzuteilen in:
1. *Krankheitsprodukte wie Sekrete, Exkrete, Blut,*
2. *Impfstoffe, Seren, Toxine wie Botulinum oder Diphtherinum,*
3. *reine Mikrobenkulturen wie BCG.*

Nosoden sind:
- Produkte erkrankter Menschen oder Tiere
- Produkte von Krankheitserregern
- Kulturen von Krankheitserregern

Die Zuordnung der Nosoden nach ihrer Wirkungsrichtung ist aus der folgenden Tabelle ersichtlich. „Stock" ist eine englische Bezeichnung und bedeutet soviel wie Basis, Standard. Die meisten Nosoden lassen sich in diesem Sinne als „Stock-Nosoden" (Standard-Nosoden) einordnen. Der Begriff „Diathetische Nosoden" leitet sich ab von „Diathese", der besonderen, konstitutionell bedingten Bereitschaft zu bestimmten krankhaften Reaktionen.

Stock (engl.) = Stamm, Basis

Sonderfall diathetische Nosoden: Psor., Med., Syph., Tub., Carc.

Stock-Nosoden und diathetische Nosoden

Tabelle 7-1

Stock-Nosoden (Standard-Nosoden)	spezifische Wirkungsrichtung	z. B. Pertussinum Variolinum Botulinum Streptococcinum
Diathetische Nosoden	breites Wirkungsspektrum	z. B. Psorinum Medorrhinum Luesinum Tuberculinum

Während die zugehörige Krankheit bei den Standard-Nosoden klar definiert werden kann, ist das Erscheinungsbild der Grundkrankheit bei den diathetischen Nosoden sehr vielgestaltig. Entsprechend eng oder breit zeigt sich das Wirkungsspektrum der beiden Nosodengruppen.
Eine andere Einteilung sieht vier Gruppen vor:

Einteilung der Nosoden nach ihren Ausgangsstoffen

Tabelle 7-2

Die klassischen Nosoden *(Biotherapeutische Polychreste, „Erb-Nosoden")*	• Psorinum • Luesinum (Syphilinum) • Medorrhinum *(Diese drei Nosoden werden den drei chronischen Krankheitstypen – Psora, Syphilis, Sykose – zugeordnet, welche nicht nur erworben, sondern auch vererbt sein können.)* *Einige Autoren zählen auch die verschiedenen Arten von* • Tuberculinum *und* • Carcinosinum *dazu.*
Nosoden gegen spezielle Keime oder Krankheiten	• Anthracinum (Milzbrand-Nosode) • Diphtherinum • Influenzinum (Grippenosode) • Herpes-Nosoden • Pertussinum u. a.
Autonosoden	• Eigenblutnosode • Eigenurinnosode
„Arzneinosoden"	• Homöopathische Arzneimittel aus Allergenen • Homöopathische Arzneimittel aus toxischen Substanzen (z. B. Herbizide, Insektizide, Kortikoide)

Anwendung von Nosoden

(*Gerhard Bleul*)

Die Indikation für ein homöopathisches Arzneimittel wird durch das Simileprinzip bestimmt.

Ein homöopathisches Arzneimittel wird nach dem Ähnlichkeitsprinzip ausgewählt: Das Arzneimittelbild, welches sich aus den Prüfsymptomen ergibt und durch toxikologische Erkenntnisse und therapeutische Erfahrungen bestätigt und ergänzt wird, muss mit dem Krankheitsbild im Wesentlichen übereinstimmen.

Viele Nosoden wurden schon homöopathisch an Gesunden geprüft.

Für Krankheits-Nosoden, welche am Gesunden geprüft wurden, gilt dies analog: Die „toxikologischen" Erkenntnisse sind in diesem Fall die Krankheitssymptome. Sie ergänzen die Prüfsymptomatik, reichen allein aber nicht aus, um ein subtil differenziertes und umfassendes Arzneimittelbild zu erstellen.

Eine vom Simileprinzip abweichende Indikation von Nosoden wird aus der Pathogenese bestimmt:

Ein Umgang mit Krankheits-Nosoden, der von den Regeln der klassischen Homöopathie abweicht,

berücksichtigt nicht das Arzneimittelbild, sondern schließt von der Herkunft der Nosode auf ihren Anwendungsbereich. Dabei wird entweder die Nosode aktuell bei bestehender Infektionskrankheit (oder sogar zu deren Prophylaxe) gegeben – also **Pertussinum** bei Keuchhusten, **Influenzinum** bei Grippe, **Scarlatinum** bei Scharlach. Oder sie wird eingesetzt bei anhaltenden Beschwerden, die auf eine durchgemachte Infektionskrankheit zurückgeführt werden – **Pertussinum** bei anhaltenden Hustenanfällen nach Keuchhusten, **Scarlatinum** (oder **Streptococcinum**) bei Arthritis mit Scharlach in der Anamnese.
Nach dem letztgenannten Prinzip werden auch Impfstoff-Nosoden eingesetzt, wenn nach einer Impfung Krankheitssymptome entstehen und anhalten.
Für diesen kurzen Weg zum Arzneimittel mag es im Einzelfall gute Gründe geben, und die erfolgreiche Anwendung ist vielfach publiziert worden. Die Wirkung ist allerdings begrenzt, eine weitergehende Behandlung mit klassisch – nach dem Simile-Prinzip – gewählten Arzneien ist notwendig.
Die folgenden Tabellen (7–3 und 7–4) listen einige gebräuchliche Nosoden und Leitsymptome aus eventuell durchgeführten Prüfungen auf. Die in der dritten Spalte genannten klinischen Anwendungsgebiete sind als Indikation bei weitem nicht ausreichend!

bei akuter Erkrankung,

bei chronischen Infektionsfolgen,

bei Impffolgen.

So gewählte Nosoden können kurzfristig hilfreich sein; eine Weiterbehandlung mit dem Simile ist meist erforderlich.

Ausgewählte Nosoden

Tabelle 7-3

Name (Synonym) *Herkunft [Angaben von O. Julian, wenn nicht anders vermerkt]*	**Symptomatik** in der AMP oder aus therapeutischen Erfahrungen (Auswahl)	**Klinische Anwendung**
Anthracinum *Sekret eines Milzbrandkarbunkels*	*Keine Prüfung bekannt.* Verhärtete Entzündungen, stark brennende Schmerzen, scharfe und stinkende Sekretionen	Karbunkel, Panaritium, Akne
Aviaria – siehe Tabelle 7–4		
Bacillinum – siehe Tabelle 7–4		
Carcinosinum (Carcinominum, Cancerinum) *aus Brustkrebsgewebe; auch aus anderem Krebsgewebe werden Nosoden hergestellt; auf eindeutige Deklaration ist zu achten*	umfangreiche Literatur – wird ausführlich in Band F vorgestellt	depressive Verstimmung in der Folge von lang anhaltender Unterdrückung und früher Übernahme von Verantwortung, Nägelkauen, Enuresis, anhaltende Schwäche nach Infektionskrankheiten

Ausgewählte Nosoden (Fortsetzung)

Tabelle 7-3

Name (Synonym) *Herkunft [Angaben von O. Julian, wenn nicht anders vermerkt]*	**Symptomatik** in der AMP oder aus therapeutischen Erfahrungen (Auswahl)	**Klinische Anwendung**
Hydrophobinum (Lyssinum) *aus dem Speichel eines tollwütigen Hundes*	Empfindlich gegen Wasser (waschen, angespritzt werden, ansehen, hören), zäher fadenziehender Speichel, Unterkiefer steif und schmerzhaft, Schlucken von Flüssigkeiten erschwert, heftiges Herzklopfen bis zum Hals, Krämpfe durch Anblick glänzender Gegenstände	Muskelkrämpfe, Kieferneuralgien, Überempfindlichkeit der Sinnesorgane, Schluckbeschwerden, Sonnenstich, vaginale Schmerzen beim Koitus (bes. bei Prolaps)
Influenzinum *aus Virusstämmen der asiatischen und gewöhnlichen Grippe*	*Keine Prüfung bekannt.* Große Schwäche, Zerschlagenheitsgefühl, Schweiße, Frösteln, großer Durst	Grippe und grippeähnliche Infektionen
Luesinum (Syphilinum) *seröse Flüssigkeit eines syphilitischen Schankers*	umfangreiche Literatur – wird ausführlich in Band F vorgestellt	Knochenschmerzen mit nächtlicher Verschlimmerung, Photophobie, Diplopie, chronische Sinusitis, Ozaena, heftige Zahnschmerzen (bes. in der Schwangerschaft), rezidivierende Abszesse, Schlaflosigkeit
Malandrinum *aus Exsudaten der Mauke-Krankheit des Pferdes*	Gesichtshaut rissig, brennend, nässend, Übelkeit durch Wassertrinken, dunkler fauliger Durchfall, Borken und Krusten auf Lippen und Labien, Juckreiz an Händen und Füßen	Furunkel, nässende Ekzeme, Impetigo, blutende Fußsohlenrhagaden
Medorrhinum (Gonococcinum) *eitriges Urethralsekret einer akuten Gonorrhoe*	umfangreiche Literatur – wird ausführlich in Band E vorgestellt	Windeldermatitis, Nägelkauen, chronische Rhinosinusitis, Lumboischialgie mit Besserung in Knie-Ellbogen-Lage, rheumatische Beschwerden bei kalt-feuchtem Wetter
Oscillococcinum *Bakteriolysat von Oscillococcus-Mikroben aus Gänseleber*	*Keine Prüfung bekannt.*	Grippe und grippeähnliche Infektionen, vor allem im Frühstadium, Grippe-Otitis

Ausgewählte Nosoden (Fortsetzung)

Tabelle 7-3

Name (Synonym) *Herkunft [Angaben von O. Julian, wenn nicht anders vermerkt]*	**Symptomatik** in der AMP oder aus therapeutischen Erfahrungen (Auswahl)	**Klinische Anwendung**
Pertussinum *Bakteriolysat des Auswurfs von Keuchhustenkranken*	*Keine Prüfung bekannt.*	Keuchhusten, Asthma, Hustenanfälle, Folgen einer Keuchhustenerkrankung
Psorinum *sero-purulenter Inhalt von Krätzebläschen*	umfangreiche Literatur – wird ausführlich in Band D vorgestellt	chronische Hauterkrankungen mit starkem Juckreiz, Schleimhautentzündungen, extreme Schwächezustände mit Kältegefühl, einseitige Kopfschmerzen, Heißhungerattacken
Pyrogenium *Autolysat eines wässrigen Rindfleisch-Extrakts*	Ängstliche Ruhelosigkeit, wirft sich im Bett herum (ist ihm zu hart), berstende und pochende Kopfschmerzen, Gefühl einer Kappe, blasses Gesicht, blaue Augenringe, Durst und Erbrechen, schneller Puls bei geringem Fieber oder langsamer Puls bei hohem Fieber, übelriechender Schweiß, schlaflos durch Herzklopfen	schwere hochfieberhafte Infektionskrankheiten, Zahnwurzelabszess, Fieber im Wochenbett, Panaritium
Scarlatinum Hautschuppen eines Scharlachkranken	*Keine Prüfung bekannt.*	Beschwerden nach Scharlach, Arthritis
Staphylococcinum *Bakteriolysat einer Mischung von Staphylokokken-Stämmen*	*Keine Prüfung bekannt.*	Furunkel, Impetigo, Panaritium, Thrombophlebitis
Streptococcinum *Bakteriolysat aus Streptococcus pyrogenes und Streptococcus Marcy*	Empfindlich gegen Lärm, Licht, Luftzug; grundloses Weinen, Gefühl von Vibrieren in der Wirbelsäule, berstende Kopfschmerzen, Halluzinationen von Hilferufen oder Stubenfliegen, schmerzhaftes Zahnfleisch	Angina, Migräne, Endo-Myo-Peri-Karditis, Polyarthritis, akuter Gelenkrheumatismus
Tuberculinum bovinum siehe Tab. 7–4		
Tuberculinum GT siehe Tab. 7–4		

Ausgewählte Nosoden (Fortsetzung)

Tabelle 7-3

Name (Synonym) *Herkunft [Angaben von O. Julian, wenn nicht anders vermerkt]*	**Symptomatik** in der AMP oder aus therapeutischen Erfahrungen (Auswahl)	**Klinische Anwendung**
Variolinum *Lysat aus der serösen Flüssigkeit von Pockenpusteln*	Heftige Hinterkopfschmerzen, Gefühl von einem Band um den Kopf, Grünsehen beim Aufstehen, die Zunge hängt während dem Schlaf aus dem Mund, Hals wie zusammengeschnürt, Übelkeit durch Gerüche, Gefühl von eiskaltem Wasser, das den Rücken hinunter läuft, marternde Rückenschmerzen bis in den Bauch.	Herpes simplex, Herpes zoster, Varizellen, postherpetische Neuralgien, Akne pustulosa.

Tuberculinum-Nosoden

Tabelle 7-4

Name (Synonym) *Herkunft [Angaben von O. Julian, wenn nicht anders vermerkt]*	**Symptomatik** in der AMP oder aus therapeutischen Erfahrungen (Auswahl)	**Klinische Anwendung**
Tuberculinum aviare (Aviaria, Tub. avis) *ausgefällte und gereinigte Proteine (aviäres Tuberkulin, gefriergetrocknet) des Filtrats einer autoklavierten flüssigen Kultur von Mycobacterium avium [Bundesanzeiger]*	Auffallend unruhige, schwächliche, appetitlose Kinder („Vögelchen"). Hitze und Juckreiz der Ohren. Ständiger kitzelnder Reizhusten, ermüdend, schwächend, münzenförmiger Auswurf, Blutspucken. Schmerzen, Hitze, Juckreiz in den Handflächen. Asthma bei Kleinkindern mit Fieber.	Grippe, Pneumonie, Masernbronchitis, kindliches Asthma, rezidivierende Otitis media.
Tuberculinum bacillinum (Bacillinum, Tub. Burnett, Tub. Heath) *aus einem Eitertropfen von einem tuberkulösen Lungenabszess oder Auswurf*	***Allg.:*** Fühlt sich nirgends wohl; kein Sitzfleisch, im eigenen Zimmer wie ein Fremder; tagsüber schläfrig, nachts unruhig. ***Kopf:*** Wie von einem Eisenring umklammert. Tief im Gehirn lokalisierte Kopfschmerzen, zum Stillhalten zwingend. Kleine schmerzhafte Nasenfurunkel.	Impetigo am Kopf. Lidekzeme, Blepharitis. Bronchiektasien von Kindern. Chronische Bronchitis, Mukoviszidose. Quälende Schlafstörungen.

Tuberculinum-Nosoden (Fortsetzung)

Tabelle 7-4

Name (Synonym) *Herkunft [Angaben von O. Julian, wenn nicht anders vermerkt]*	**Symptomatik** in der AMP oder aus therapeutischen Erfahrungen (Auswahl)	**Klinische Anwendung**
Tuberculinum bacillinum (Bacillinum, Tub. Burnett, Tub. Heath) *aus einem Eitertropfen von einem tuberkulösen Lungenabszess oder Auswurf*	***Zähne:*** Empfindlich gegen frische Luft. Schmerzen der Zahnwurzeln, bes. der unteren Schneidezähne (obwohl gesund), bes. beim Hochziehen der Unterlippe. ***Hals:*** Schmerzen der Lymphknoten, < beim Drehen des Kopfes oder Strecken des Halses. ***Abd.:*** Kneifende Schmerzen unter dem rechten Rippenbogen (Mamillarlinie), Hämorrhoiden beißend, stechend. Stuhl weich, breiig, dunkelgrün. ***Harnwege:*** Nächtlicher Harndrang, Urin riecht faulig. ***Brust:*** Husten im Schlaf. Reichlich schleimiger Auswurf, leicht abzuhusten. Scharfe kurz dauernde Schmerzen, auch präkordial, den Atem nehmend. Kitzelnder Hustenreiz. ***Rücken:*** Gefühl, als ob die Kleider im Rücken feucht wären. ***Extr.:*** Heftiger Schmerz li. Skapula, < nachts im Bett.	Impetigo am Kopf. Lidekzeme, Blepharitis. Bronchiektasien von Kindern. Chronische Bronchitis, Mukoviszidose. Quälende Schlafstörungen.
Tuberculinum bovinum (Tub. Kent) *ausgefällte und gereinigte Proteine (bovines Tuberkulin, gefriergetrocknet) des Filtrats einer autoklavierten flüssigen Kultur von Mycobacterium bovis.[Bundesanzeiger]* *Ursprünglich: tuberkulöses Drüsengewebe von Rindern*	Unruhe, muss immer den Ort wechseln und Reisen machen. Magere, schwache Kinder und Jugendliche mit Neigung zu Obstipation, Kopfschmerzen und Erkältungsinfekten. Sehr starke Lymphdrüsenschwellung und Schweißneigung. Geschwollene Leistenlymphknoten. Lang anhaltende Durchfälle, bes. bei Kindern.	Unzureichende Erholung nach akuten Krankheiten (bei familiärer oder eigener Tbc-Anamnese).

Tuberculinum-Nosoden (Fortsetzung)

Tabelle 7-4

Name (Synonym) *Herkunft [Angaben von O. Julian, wenn nicht anders vermerkt]*	**Symptomatik** in der AMP oder aus therapeutischen Erfahrungen (Auswahl)	**Klinische Anwendung**
Tuberculinum purificatum (Tuberculinum GT = gereinigtes Tuberculin, Tuberculinum Koch neu) *getrocknete humane oder bovine Stämme von Mycobacterium tuberculosis [Bundesanzeiger] ausgefällte und gereinigte (von Ballaststoffen befreite) Proteine aus der autoklavierten flüssigen Kultur von Mycobacterium tuberculosis [DHU]*	*Keine Prüfung bekannt.*	wie Tuberculinum bovinum

Autonosoden

Die Eigenblut-Nosode wird aus dem Blut des Patienten gewonnen.

→ Eigenblut-Nosode

In den letzten Jahren wird die zur Behandlung primär allergischer Erkrankungen vermehrt so genannte Eigenblut-Nosode eingesetzt. Als Wirkmechanismus wird eine Stimulierung humoraler und zellulärer Abwehrreaktionen sowie eine vermehrte Bildung von Immunglobulin G vermutet. Zur Herstellung wird dem Patienten eine geringe Menge Blut entnommen. Ein Tropfen davon wird in ein vorbereitetes, mit 99 Tropfen Ethanol 43 % (G/G) befülltes Glasgefäß gegeben (= C1). Auf einem Rezept, das der Patient zusammen mit dem Gefäß in die Apotheke bringt, ist verordnet, welche Endpotenz herzustellen ist. Üblich sind Potenzen zwischen C6 und C18.

H. Imhäuser beschrieb ausführlich die Anwendung von Eigenblut-Nosoden bei Allergien, rezidivierenden Infekten und anhaltenden Krankheitsfolgen.

Bei dieser Herstellungsmethode handelt es sich um eine Modifikation der HAB-Vorschrift 44; es findet weder Glycerolansatz noch Sterilisation statt. Letzeres erscheint, da ja der Spender auch Empfänger ist, zulässig. Auch ist dies keine Blutzubereitung im Sinne des § 77 (2) AMG.

Diese Therapie wurde 1981 durch die Kinderärztin Hedwig Imhäuser bekanntgemacht. Sie gibt auch die Empfehlung, die Eigenblut-Nosode vom Beginn der saisonalen Allergiephase zu geben; Die Praxiserfahrungen sprechen allerdings dafür, die ersten Symptome abzuwarten, um dann erst Blut abzunehmen und wie beschrieben zu bearbeiten.

→ Andere Autonosoden
Auch Nieren- oder Gallensteine dienen entsprechend spezifischer ärztlicher Verordnung in aufbereiteter und potenzierter Form zur Therapie, basierend auf den Vorschriften 6 und 43 des HAB. Wegen des aufwändigeren Herstellungsganges und der spezifischen Forderungen des Arzneimittelgesetzes wird der Auftrag zur Herstellung meist an spezialisierte Apotheker vergeben.

Potenzierung von Nieren- und Gallensteinen

Isopathie

→ Potenzierte Allergene
Potenzielle Auslöser von Allergien (Heuschnupfen, Asthma, Urtikaria) wie Mehl, Zucker oder Stärke bzw. Pollen werden entsprechend aufbereitet und in Verdünnungen zur Behandlung eingesetzt.

Potenzierung von Allergenen

→ Potenzierte chemische Arzneistoffe
Gegen toxische Belastungen werden ganz spezifische Nosoden wie Corticoide, Herbizide und Fungizide, aber auch z. B. potenzierte Zubereitungen von Schadstoffen wie Teppichbodenkleber benutzt. Hier wurden durch einzelne Therapeuten sehr positive Erfahrungen gemacht.

Potenzierung von toxischen Stoffen zur Behandlung von chronischen Intoxikationen

Einheitlichkeit der Ausgangsstoffe?

Ein großes Problem ist die mangelnde Einheitlichkeit bzw. die Unterschiedlichkeit der Nosoden-Ausgangsstoffe. Dies liegt zum einen in der nicht immer einheitlichen, oft auch ungenügenden Definition der Nosoden begründet, zum anderen in der individuellen Ausprägung der Krankheiten, von denen Substrate gewonnen werden. Jede anfangs große Menge von Ausgangsstoff ist irgendwann verbraucht und muss neu, von anderen Individuen, gewonnen werden.

Ausgangsstoffe von Nosoden sind – weil sie von individuellen „Spendern“ stammen, unterschiedlich und nicht leicht zu standardisieren.

Auch die Tatsache, dass in unterschiedlichen Ländern unterschiedliches Substrat von verschiedenen Herstellern unter gleichem Namen angeboten und von Therapeuten entsprechend der vorhandenen Literatur eingesetzt wird, lässt Zweifel an der Reproduzierbarkeit der Resultate aufkommen. Hier wäre eine weltweit einheitliche, ausreichend große Produktion von Ausgangsmaterial, welches den bisher eingesetzten geprüften Substraten zuverlässig entspricht, eine tragfähige Lösung.

In der Vergangenheit wurden in verschiedenen Ländern unterschiedliche Gewinnungs- und Herstellungsverfahren entwickelt, ohne dass dies aus dem Namen des Produkts ersichtlich ist.

Aus vorgenannten Gründen gibt es im HAB und in den Monografien der Kommission D (der vom Gesundheitsministerium berufenen Fachkommission für homöopathische Arzneimittel) relativ wenig Aussagen zu einzelnen Nosoden.

Die Nosoden-Monografien der Kommission D enthalten wenige Angaben.

Qualitätssicherung der Nosoden

Qualitätsanforderungen für die Herstellung sind:
- definierte Entnahme aus definierten Organen bzw. bei gesicherter Krankheit
- Ausschluss anderer Krankheitserreger
- Sterilisation
- Verarbeitung mit Ethanol
- Nichtverwendung von Potenzen unter D8 bzw. C4

Die Qualität der eingesetzten Nosoden ist heute zu sichern durch

- Entnahmeprotokoll mit ärztlicher Bestätigung
- Beleg der Abwesenheit pathogener Agenzien für Ausgangsstoffe tierischen Ursprungs
- Sterilisation im Autoklaven mit gesättigtem Wasserdampf bei 133°C für 20 Minuten
- Herstellung der Verdünnungen mit Ethanol
- Ausschluss des allergenen Risikos durch den Verdünnungsfaktor (für Nosoden meist > D8).

Therapeutischer Einsatz

Anwendung der Nosoden
- nach dem durch Arzneimittelprüfung gewonnenen Arzneimittelbild
- nach ätiologischen Gesichtspunkten (Folgen einer Erkrankung, Impfung, Intoxikation usw.)
- nach familienanamnestischen Gesichtspunkten (Auswirkungen einer ererbten Diathese)

Der Einsatz von Nosoden erfolgt nur bei den gut geprüften klassischen Nosoden nach der Ähnlichkeit des gesamten Krankheitsbildes. Die meisten Nosoden werden aus ätiologischen Erwägungen oder nach begrenzter symptomatischer Ähnlichkeit verordnet. Des Weiteren erfolgt die Anwendung bei vermuteter Blockade durch inapparente Restzustände abgelaufener Erkrankungen in der Eigen- und Familien-Anamnese zur Wiederherstellung der Reaktionsfähigkeit. In jedem Fall bedarf es langer Erfahrung, Literaturstudium und kritischem Abwägen, um diese Arzneimittel in der Therapie einzusetzen. Die erreichten Resultate lohnen jedoch die Mühe gerade in solchen Fällen, wo der übrige homöopathische Arzneimittelschatz nicht mehr ausreicht.

In der EAV werden Veränderungen des Hautwiderstands an Akupunkturpunkten gemessen, die von Arzneiampullen im Messkreis hervorgerufen werden.

Das Verfahren wird in der klassischen Homöopathie nicht angewendet.

Oft wird auch mithilfe der Elektro-Akupunktur das für den Patienten geeignete Nosoden-Präparat gefunden. Die Elektro-Akupunktur nach Voll (EAV) beruht auf der Messung eines Hautwiderstands an bestimmten Akupunkturpunkten. Ein so genannter Zeigerabfall, d. h. ein auf der Skala rückläufiger Messwert, soll ein entscheidender Hinweisgeber für schlechte Regulationsfähigkeit sein. Diesen gilt es auszugleichen. Hierzu wird der so genannte „Medikamententest" benutzt, bei dem das passende Arzneimittel in entsprechender Potenz in den Messkreis zwischen Geräteelektroden und Patienten eingebracht wird. Hierbei wird versucht, den von Voll festgelegten Normwert näherungsweise zu erreichen und damit einen Hinweis für das „richtige" Arzneimittel zu erhalten. Das Verfahren geht damit einen anderen Weg als die klassische Homöopathie.

Rechtliche Situation

Die zunehmende Verbreitung der bovinen spongiformen Enzephalopathie (BSE) hat zu Reaktionen von Politik und Verwaltung geführt.

1996 traten EG-Richtlinien (92/73 sowie 92/74) in Kraft, welche die Freiheit von pathogenen Agenzien bei Ausgangsstoffen tierischer homöopathischer Arzneimittel fordern. Im deutschen HAB 2000 wurde dieser Vorschrift Rechnung getragen mit der Formulierung: „Die Ausgangsstoffe und ihre Zubereitungen sind den Vorschriften...entsprechend einer Risikobewertung zu unterziehen, die glaubhaft erweist, dass das Endprodukt der Monographie Homöopathische Zubereitungen (Ph. Eur.) entspricht..." Sollte dieser Nachweis nicht mit der Validierung der Gewinnungs- und Herstellungsmethoden gelingen, müssten sämtliche tierischen Ausgangsprodukte „im Dampfsterilisator mit gespanntem gesättigtem Wasserdampf bei einem Druck von 3 x 10^2 kPa 20 Minuten lang auf eine Kerntemperatur von 133 °C" erhitzt werden (Vorschrift H 5.2.5 Nosoden HAB 2000).

Nicht berücksichtigt wird dabei, dass auch durch Autoklavierung die als BSE-Erreger angesehenen Prionen nicht vernichtet werden, andererseits aber möglicherweise die Wirkung der homöopathischen Arzneien verändert wird.

In den über 200 Jahren Anwendung homöopathischer Arzneien wurde – anders als zum Beispiel bei der Anwendung von Blutprodukten – kein Fall beobachtet, bei dem eine Krankheit übertragen wurde. Die orale Anwendung potenzierter Arzneistoffe vereint höchste Sicherheit und höchste Wirksamkeit.

Neue epidemiologische Entwicklungen bringen neue Bewertungen und Missverständnisse.

Die Freiheit von pathogenen Agenzien ist ein Ideal, das bei tierischen Ausgangsstoffen nur nach Verarbeitung erreicht werden kann.

Die Effektivität von Sterilisationsmethoden ist angesichts von Prionen unklar.

Ultrahohe Verdünnung und orale Einnahme geben hohe Sicherheit, die homöopathische Potenzierung beste therapeutische Effekte.

Lernziele

- Den Begriff „Nosoden" erklären und die unterschiedlichen Ausgangsstoffe benennen können,
- die Herstellungsverfahren in Grundzügen kennen,
- die unterschiedlichen Prinzipien der Arzneiwahl und der therapeutischen Anwendung kennen.

Literatur

Allen, Henry Clarke: Materia Medica of the Nosodes, 1910. Reprint Jain Publishers, New Delhi 1995.

Bradford, T.L.: Index to Homeopathic Provings, 1901.

Bundesanzeiger vom 17.Juli 1991, zitiert nach: Keller, Konstantin (Hrsg. u. Bearb.): Homöopathische Arzneimittel; Materialien zur Bewertung. Loseblatt-Ausg., 4. Lieferung. Govi Verlag, Frankfurt 1992.

Cornelius, Peter: Nosoden und Begleittherapie. 2. Auflage. Pflaum Verlag, München 1995.

Homöopathisches Arzneibuch 2000 – HAB 2000, Amtliche Ausgabe. Deutscher Apotheker Verlag Stuttgart
Imhäuser, Hedwig: Behandlung mit potenziertem Eigenblut, AHZ 1988; 233: 133–138
Imhäuser, Hedwig: Homöopathie in der Kinderheilkunde, 9. Auflage. Haug Verlag, Heidelberg 1991
Imhäuser, Hedwig: Umstimmung mit potenziertem Eigenblut, ZKH 1981; 25: 180–189.
Julian, Othon-André: Materia medica der Nosoden, 7. Auflage. Haug Verlag, Heidelberg 1991.
Julian, Othon-André: Materia Medica of New Homoeopathic Remedies. The Bath Press, Avon 1979
Leidholdt, R.: Pflanzenschutzmittel in EAV und Homöopathie. 1990
Metelmann, H. et al.: Herstellung, Qualität und therapeutischer Einsatz von Nosodenpräparaten, Biol.Med. 1988; 17: 217–224
Rampold, Veronika: Mindmat, Band Tabacum – Zizia. Similimum Verlag, Ruppichteroth 1998
Reuter, H.: Homöopathie für Apotheker, Pharm. Ztg. 1992; 137: 715–717
Sherr, Jeremy: Die homöopathische Arzneimittelprüfung. Fagus Verlag, Rösrath, 1998.
Soares, Antonius A. Dorta: Dicionário de Medicamentos Homeopáticos. Santos Libraria Editora, Sao Paulo 2000
Reilly, David et al.: Is evidence for homoeopathy reproducible?. The Lancet 1994; 344: 1601–1606
Weiss, U.: Nosoden als isopathische und homöopathische Heilmittel, Dt. Apoth. Ztg. 1990; 130 Beilage 27 „DAZ-Fortbildung Homöopathie“ (4 Seiten)
Weiss, U.: Eigenblutnosoden aus pharmazeutischer Sicht, AHZ 1988; 233: 177–183

8 Kalium carbonicum

Heinz Möller

Zum Ausgangsstoff

Das Synonym Pottasche, „Potassium“, weist darauf hin, dass **Kalium carbonicum** während der Herstellung von Holzasche beim Verlaugen aus den Siebböden gelöst wird. Die Laugen wurden schließlich eingedampft, dabei reicherte sich in den Töpfen (Pötten) kohlensaures Kalium an. Potassium wiederum benötigte man seit dem Altertum zur Herstellung von Seifen. HAHNEMANN war möglicherweise von der Beobachtung bestimmter Berufe, hier des Köhlers, geleitet; fällt doch bei der Herstellung von Pottasche Holzkohle, **Carbo vegetabilis**, an.

Potassium = Pottasche, aus Holzasche im Topf ausgelaugt – K_2CO_3.

In der Natur finden wir Kalium nur in Verbindungen, als metallischer Solitär kommt es nirgends vor. Man muss es in Paraffin einbetten, damit es nicht mit der Luft reagiert. Im Wasser verbrennt es spontan und heftig mit einer zyanblauen Flamme zu Kalilauge. Es kennt quasi nur den ionisierten Zustand als Kation, d. h. es wandert immer zum Elektronenüberschuss hin. Die dadurch entstehenden Verbindungen sind noch vielfältiger als diejenigen des Natriums, so dass sich die verschiedenen Kaliumsalze sehr gut zum vergleichenden Studium auch in der Homöopathie anbieten.

Das elementare Kalium kommt in der Natur nicht vor. Es verbrennt an der Luft zu Peroxid, im Wasser zu Kalilauge.

In der Erdkruste beträgt sein Anteil 2,4%, der des Natriums 2,6%, wodurch es zu den 10 häufigsten Elementen der Erdkruste gehört. Im Meerwasser ist dagegen sein Anteil mit 0,04% recht gering.

Gehört zu den häufigsten Elementen auf der Erde.

Physiologie

In der Biomasse dagegen ist Kalium deutlich angereichert, als wichtigstes intrazelluläres Ion spielt es eine überragende Rolle im Wasserhaushalt der Zellen. Die so genannte Kalium-Natrium-Pumpe erhält einen spezifischen Kalium-Natrium-Gradienten aufrecht. Die Reizleitung der Nerven ist entscheidend von der Funktion dieser Pumpe abhängig, welche die elektrophysiologische Reizbarkeit nach der Entladung wiederherstellt. Daneben ist ganz besonders das Verhältnis zum Kalzium im Verhältnis 2:1 entscheidend. Der Physiologe GYÖRGYI hat diesen Zusammenhang in die nach ihm benannte Formel

K wird durch die K-Na-Pumpe in der Körperzelle angereichert.

$$K \times HPO_4 \times HCO_3 \,/\, Ca \times Mg \times H$$

Das Verhältnis
K : Ca = 2 : 1
wird in der GYÖRGYI-Formel beschrieben.

gebracht. Sie zeigt den funktionellen Zusammenhang der neuromuskulären Erregbarkeit, wobei diese mit der Größe des Quotienten ansteigt bis zur Tetanie bzw. abfällt bis zur Lähmung.

Psychodynamik

Der Kali-c.-Patient ist der Tradition verbunden, hat Pflichtgefühl und Ordnungssinn.

Im Mittelpunkt der Geist-Gemüts-Symptomatik steht ein scholastisches, vergangenheitslastiges Weltbild. Der Patient lebt aus der Tradition heraus, und die gibt ihm ein sicheres Gefühl für richtig (das darf man) und falsch (das darf man nicht). Man ist gleich frau ist gleich ich. Dieser Weltschau liegt ein nicht hinterfragter Pfichtbegriff zugrunde, so dass die Antwort auf die Frage nach der Pflicht nicht wirklich begriffen wird. Frage: *Halten Sie den Pflichtbegriff für ein überkommenes Relikt der Vergangenheit?* Antwort: *Das wohl nicht!* oder *Das geht zu weit!* oder *Auf keinen Fall!*

Das Pflichtgefühl ist so ausgeprägt, dass dem alles untergeordnet wird.

Warum finden wir kein einziges Kaliumsalz in der Rubrik *„Gemüt – Wahnidee – Glaubt seine Pflicht vernachlässigt zu haben“*? Dass jemand mit einer derart starken Pflichtbeziehung im Leben nicht unter den Druck gerät, sich vorzuwerfen, seine Pflicht vernachlässigt zu haben, ist schon auffällig. Aber bei **Kalium carbonicum** kommt das nicht vor, weil er immer seine Pflicht tut, mehr allerdings auch nicht. Es sind dies die konservativen Beamten in ihren blauen oder blaugrauen Anzügen – die Lieblingsfarbe aller Kaliumsalze wird einhellig bei ultramarin eingeordnet –, die den roten und grünen Ministern mit ihren Dienstvorschriften das Leben schwer machen. Die Pflicht ist etwas Wunderbares, wenn sie geschrieben steht; denn was man schwarz auf weiß besitzt, kann man getrost nach Hause tragen. Und dort die Familie „unterweisen“.

Auch die Zuneigung zu anderen Menschen ist der Pflicht nachgeordnet.

So ist das allbekannte Symptom *„Gemüt – Verlangen nach Gesellschaft – behandelt diejenigen, die er liebt, abscheulich“* leichter verständlich, wenn die Pflicht, speziell dem Vater gegenüber, einen solch überragenden Stellenwert besitzt. Und wenn etwas einmal richtig ist, dann finden wir es bei GOETHE: *„Von einem Wort lässt sich kein Jota rauben“*. Die **Kalium**-Haltung hinterfragt noch nicht einmal im Versagen diesen Pflichtbegriff. Bei Versagen des „Richtigen“ ist die höhere Instanz zuständig, denn das Richtige muss doch das Wahre sein.

Eine so geordnete Persönlichkeitsstruktur erscheint fast leblos und kann ihre Schwäche als Erschöpfung auf den Gesprächspartner übertragen.

Ich selbst habe mir angewöhnt, Kaliumsalze in die Differenzialdiagnose aufzunehmen, wenn ich in einer Anamnese ohne Grund abschlaffe oder müde werde oder gar einzuschlafen drohe, was übrigens durch das Allgemeinsymptom *„Verlangen sich nieder- oder hinzulegen“* als Übertragungssymptom vierwertig (!) unter-

strichen wird. Hierbei finden sich reichlich Kalisalze (*kali-ar.* kali-br. **Kali-c.** kali-m. Kali-n. kali-s. *kali-sil.*) unter gut 100 Arzneien.
Es ist schon eine Last mit der Pflicht, und wenn man sie all die Jahre getragen hat, dann macht sich der Verschleiß in Form von Rückenschmerzen, meist stechender Natur, bemerkbar. Hier geht es oft um **vermeintliche Illoyalität der Angehörigen**, für die man doch so hart geschuftet hat und die vielleicht bei wohlwollenderer Betrachtung doch nur ein kleines Stück vom Glück realisieren wollten. Erfolg (= Pflichterfüllung), dem die Behaglichkeit, ein Anlehnungsbedürfnis, im Wege steht, findet sich als auslösender Hintergrund für Reizmagen und Magengeschwüre im Lehrbuch der Psychosomatik. **Kalium carbonicum** somatisiert leicht im Solarplexus (s. Kasuistik), **Kalium bichromicum** steht hier bereits im Ruf einer bewährten Indikation für Magengeschwüre (im Repertorium bei *Magen – Ulzera*: *kali-bi.* Kali-c. kali-cy. kali-i. kali-p.), besonders wenn sie wie ausgestanzt aussehen.

Psychosomatische Auswirkungen des übertriebenen Pflichtgefühls: chronische Rückenschmerzen, Reizmagen, Ulcus pepticum.

Organbeziehungen

Das eigentliche Zielorgan ist das Interstitium bzw. das RES. Ursächlich wirken oft stumme renale Störungen, die sich als Ulkuspromoter des Magens darstellen – die Hemmung der Carboanhydrase durch Carbenoxolon demaskiert beispielsweise eine solche primäre Schwäche. Das Charakteristischste ist wohl die Tendenz zu Ödemen (s. Tab. 8–3). Ebenso wie sich kein Organ einer Störung des Kaliumstoffwechsels entzieht – jedes Organ hat Zellen, die Kalium enthalten – genauso wenig kann das konstitutionelle Leiden der **Kali-c.**-Patienten ein Organ ausnehmen. Allerdings bewegt sich die Pathologie umgekehrt proportional zur HERING'schen Regel

- von außen nach innen
- von unten nach oben
- von den unwichtigeren zu den wichtigeren Organen.

Das heißt, die Ödeme müssen als wichtiger Indikator aufgefasst werden, der in Verbindung mit dem Allgemeinbefinden auf Heilung oder Suppression hinweist.

Auf der körperlichen Ebene stehen Störungen im retikulo-endothelialen System im Vordergrund.

Hauptsymptom: Ödem.

Systematisches Arzneimittelbild

Geist – Gemüt

Charakteristische Symptome: Pflichtbewusst, unbeugsam, hartherzig.

Angst vor Verlust der Kontrolle.

Leicht erschreckt, sehr kitzlig.

Dogmatisch bis zur Unbeugsamkeit, starkes Pflichtbewusstsein, Steifheit auf allen Ebenen. Angst, allein zu sein. Schlechtes Benehmen, Grobheit, vor allem gegenüber Nahestehenden. Besitzergreifendes Wesen, will aber selbst nicht angefasst werden. Furcht vor Armut, vor Kontrollverlust, vor Überraschungen. Extrem leichtes Zusammen- und Auffahren durch Berührung, durch Geräusche, wie durch Schreck. Der Patient ist kitzlig, besonders an den Füßen. Weinen durch Tadel und Ermahnungen (das gegenteilige Lachen steht für **Graphites**) und beim Erzählen der Krankheit. Anfälle von unkontrollierbarem, grundlosem Weinen.

Leib

Oberlidödem.

Übergewicht, metabolisches Syndrom. Ödeme; die taschenartige Schwellung zwischen Augenbrauen und Oberlid ist fast beweisend.

Herz

Kardiale Ödeme.

Hypertonie, Wassersucht, Herzinsuffizienz. Muss hinliegen.

Atmung

Lungenerkrankungen, Husten und Asthma um 3 Uhr nachts.

Keuchhusten, nervöser Husten. Stottern, Fehler beim Sprechen. Hat sich nicht mehr von einer Pneumonie erholt. Tuberkulose. Nasenbluten beim Waschen des Gesichts. Asthma nachts, besonders zwischen 2.00 und 4.00 Uhr.

Verdauung

Koliken,
Aszites,
Prolaps,
brennende Hämorrhoiden.

Häufige Koliken, deren Akuität durch **Colocynthis** gebessert werden, heilen durch **Kali-c.** aus. Aszites durch fettige Degeneration der Leber. Verstopfung, Rektumprolaps, Hämorrhoiden, die wie Feuer brennen.

Urogenital

Schwäche und Beschwerden nach dem Koitus (Kontrollverlust!).

Folgen von zuviel Sex.
männlich: atonische Ejakulationen,
weiblich: Abortus imminens und completus, < durch Stehen, > durch Sitzen und Druck.

ZNS

Gedächtnisverlust, Aphasie, Apoplexie, schwankender Gang. Verlust der Sensibilität (Rachen, Kehlkopf, Harnröhre, ganzer Körper). Epilepsie (1–2 Tage vor den Menses).

Störungen von Gedächtnis, Sprache, Sensibilität. Zerebrale Krämpfe vor den Menses.

Bewegung

Brust- und Rückenschmerzen, Ischias, stechend, wandernd, schlimmer beim Liegen auf der erkrankten Seite (im Gegensatz zu **Bryonia**). Berührung verschlechtert, Druck bessert.

Brust-, Rücken-, Beinschmerzen, Liegen auf der betroffenen Seite <.

Haut

Blässe, Ödeme.

Temperatur

Ausgeprägte Kälteempfindlichkeit.

Kälteempfindlich.

Modalitäten

Besserung: durch Wärme, Einhüllen; nach vorn gebeugtes Sitzen.Verschlimmerung: zwischen 2.00 und 4.00 Uhr, bis zu einer Woche vor den Menses, Anstrengung, Wehen, Fehlgeburten, Flüssigkeitsverluste, Kohlgemüse.

> Wärme, vorgebeugtes Sitzen. < 2–4 h, vor den Menses, Anstrengung; Kohl.

Verordnungsanzeigende Symptome

physisch

1. *wandernde, stechende Schmerzen an Rücken und Brust*
2. *Fettsucht, ausgeprägte Frostigkeit, Einhüllen bessert*
3. *Muskelerschlaffungen, habituelle Aborte, Koitusaggravation*
4. *häufig Ödeme, Prädilektionsstelle Oberlid (taschenartig zwischen Augenbrauen und Lidern)*
5. *Infektlabilität, Aggravation 3.00 nachts (2.00–4.00), Schmerzen, Asthma*

psychisch

6. *konservatives, wenig fantasiegeleitetes Denken*
7. *Verlangen hinzuliegen*
8. *Verlangen nach Süßigkeiten, besonders nachts*
9. *Angst, Furcht, Aufregungen werden im Magen als Übelkeit erlebt*
10. *maßregelt seine Bezugspersonen häufig*

Differenzialdiagnose zu anderen Kalisalzen

Alle Kaliumsalze zeigen ähnliche mentale Symptome wie **Kalium carbonicum**. Insbesondere das nur dem **Kali-c.** zugeschriebene „Verlangen nach Gesellschaft, die aber scheußlich behandelt wird“ dürfte allgemeiner sein.

Kalium arsenicosum

Kali-ar.:
Herzbeschwerden mit Angst

ist wohl eine seltene Verordnung, die in Betracht kommt, wenn Herzbeschwerden, auch -infarkte, mit starker Angst gepaart, besonders nachts zwischen 2.00 und 4.00 Uhr, den Kern der Beschwerden darstellen. Die Repertorisation wird hier selten zum Erfolg führen.

Kalium bichromicum

Kali-bi.:
Schmerzen an kleinen Stellen,
Ulzera wie ausgestanzt,
○ → Bier.

Das Charakteristischste ist hier der punktförmige (Magen-) Schmerz, auf den mit dem Zeigefinger gedeutet wird, ferner wie ausgestanzt aussehende Ulzera, vorzugsweise des Magens. In der Pflichterfüllung spielt hier die Familie eine überragende Rolle. Oft sind es ganze Familien, die eine Gastwirtschaft betreiben, oft Verlangen nach Bier, später Unverträglichkeit von Bier.

Kalium bromatum

Kali-br.:
Hände immer in Bewegung;
Schuldgefühle, meint, er müsse von Gott bestraft werden.

Die Pflichterfüllung richtet sich auf die Tätigkeit, die vorzugsweise manuell erfolgt. Die strickenden Männer und Frauen im Auditorium alternativer Veranstaltungen sind hochgradig verdächtig, etwas von diesem homöopathischen Beruhigungsmittel zu benötigen. Dieser Tätigkeitszwang der Hände hört selbst im Delir nicht auf. Ideen von Krankheit als göttlicher Strafe sind zwar nahezu beweisend, aber nur zu erfahren, wenn die psychische Kontrolle der Patienten zusammengebrochen ist. Neurologische Erkrankungen nach Eintritt in den Ruhestand, der hier pathologisch sein muss.

Kalium chloricum

Kali-chl. (= Kalium chloricum):
Meint, er müsse verhungern;
Mundaphthen, Zahnfleischbluten.

wird selten eingesetzt, ist Bestandteil von „Unkrautex“. Essstörungen, die Wahnidee, verhungern zu müssen. Rascher Wechsel der Depression mit Frohsinn.

Kalium muriaticum

Kali-m. (= Kalium chloratum):
Schleim dick und weiß, stärkeartig.

Die Absonderungen sind dick, milchig-weiß, wie gekochte Stärke.

Kalium iodatum

ist ein natürliches Antidot der Schwermetalle Quecksilber und Blei. Hartnäckige Infekte der Atemwege, besonders chronifizierte Sinusitiden.

Kali-i.:
Grünlicher Schnupfen bei jedem Wetterwechsel, Zungenwurzelschmerz.

Kalium nitricum

Salpeter. Offensichtlich trotz reichlicher Symptomatik wenig gebraucht. Deutliche Paarung zwischen Pflicht und Gewalt (Polizei, Militär). Kalbfleisch wird nicht vertragen; es kommt zu Durchfall, Kopfweh, Atemnot.

Kali-n.:
Gefühl der geschwollenen Nasenlöcher; Kalbfleisch unverträglich; Menstrualblut tintenschwarz.

Kalium phosphoricum

Die Patienten sind warmblütiger und deutlich erregbarer als **Kali-c.** Es ist ein großes Mittel in der Behandlung postinfektiöser Schwäche bis hin zu konsekutiven neurologischen Erkrankungen.

Kali-p.:
Erschöpfung nach Überarbeitung und langen Krankheiten.

Kalium sulfuricum

Wer mit **Pulsatilla** erfolgreiche Therapien der Otitis media betreibt, wird Patienten sehen, bei denen es mit dieser Arznei nur vorübergehend klappt, oft auch in den niedrigeren Potenzen besser als in hohen. Hier empfiehlt sich die Differenzialdiagnose zu **Kalium sulfuricum**: die Kinder reagieren schon auf geringe Provokation bockig, die Erwachsenen zeigen die von **Kali-c.** bekannte Übellaunigkeit bei Verlangen nach Gesellschaft.

Kali-s.:
Das „mineralische **Pulsatilla**". Schnupfen, Husten und Atemnot, > im Freien; hastiges Verhalten bei geistiger Langsamkeit; mit allem unzufrieden.

Kalium silicicum, salicylicum, tartaricum, telluricum

Diese vier Salze sind zu wenig erprobt, allerdings können sie als Mittel dritter Wahl in Frage kommen. An solche Kompositen sollte immer dann gedacht werden, wenn z. B. **Kalium carbonicum** und **Silicea** mit teilweisem oder vorübergehendem Erfolg nacheinander gegeben wurden. In den wenigen Fällen, die der Autor erlebt hat, stand oft die Akuität von **Silicea** oder **Tellur** im Vordergrund, dabei entstanden dann die Kaliumsymptome; besonders die Lidödeme erwiesen sich als wertvolles Indikatorsymptom.

Kali-sil., **Kali-sal.**, **Kali-t.** und **Kali-tel.** sowie weitere Kaliumsalze sind nicht ausreichend geprüft.

Differenzialdiagnose zu Mercurius solubilis

Merc.:
Die Rechtstreue kann in Gewalttätigkeit umschlagen.

Abgrenzende Leitsymptome von **Merc.**:
färbender Nachtschweiß, Zungentremor, Speichelfluss.

Auch der **Mercurius**-Patient zeigt die konservative Geisteshaltung, ist primär rechtstreu, kann aber auch zum Revolutionär werden, wenn der so genannte gesunde Menschenverstand in unerträglicher Weise beleidigt wird. Hier werden die syphilitischen Tendenzen offensichtlich bei den Tötungsgedanken (*Gemüt – Impuls, den zu töten, der widerspricht*). Der viel ausgeprägtere Nachtschweiß, der sogar die Wäsche verfärbt, das Zittern der Zunge und der starke Speichelfluss besonders nachts sind rasch verifizierbare Schlüsselsymptome. Man sollte aber auch nicht verkennen, dass der Träger von mehr als 8–10 Amalgamflächen an den Zähnen Symptome des Mikromerkurialismus in seine wie auch immer geartete Konstitution einbringen kann, die auch die eines Kaliumsalzes sein kann.

Fallbeispiel

Lymphogranulomatose (Sarkoidose) mit Sprunggelenkarthritis.

Massive Schwellung des linken Knöchels,

Gefühl, der Fuß ist gebrochen, < beim Gehen,

im Schmerz erst Frösteln, dann Schweiß,

viele Ärzte konsultiert.

Teigige Unterschenkelödeme bds., Berührung des linken Fußes schmerzt,

Klinische Diagnose: Akuter Morbus Boeck (Löfgren-Syndrom).
Der damals nicht ganz 30-jährige Makler für Gewerbeimmobilien (* 8. 5. 1961) kommt erstmals am 20. 3. 1991 wegen zunehmenden Schmerzen, die im linken Sprunggelenk innen vor ca. 5 Wochen allmählich entstanden seien. Seit zwei Wochen könne er deswegen, das Gelenk ist massiv geschwollen, nicht mehr Badminton spielen. Zwischenzeitlich habe er mehrere Hautärzte, Orthopäden und Rheumatologen verschlissen, die Retterspitzumschläge vom zweiten Arzt hätten noch eine lindernde Wirkung gehabt, Antibiotika, Antirheumatika hätten ebenso wenig genutzt wie Kortisonsalbe und Allopurinol. Auf letztere sei es sogar zu einer massiven Verschlechterung gekommen. **Beim Gehen** habe er nun das **Gefühl eines gebrochenen Fußes**, durch Ruhen werden die lokalen Schwellungen weniger. In den Schmerzanfällen friere er deutlich und müsse sich zudecken, was ihn dann aber durch den nachfolgenden Schweißausbruch veranlasse, sich wieder aufzudecken.
Das alles erzählt der Patient so, als sei es ganz normal, aber die Anzahl der „ärztlichen Versager" empfiehlt mir dringend, diese Beine genauer in Augenschein zu nehmen.
Befund: Knöchelumfang rechts 28,5 cm links 29 cm, beide Unterschenkel zeigen teigige Ödeme, bei Berührung heftig einschießender Schmerz am linken Fuß, der erst allmählich nachlässt, so dass ich mich entschuldigen musste.

Größe: 185 cm, Gewicht: 114,5 kg. – Labor: BSG 6/18, Leuko 6150. – Mitgebrachtes Labor vom 18.3.1991: Hk 53 %, Hb 16,5, Ery 5,7, Leuko 6200, AST 166 E, Waaler-Rose neg., GOT 10, GPT 16, gGT 16, Bili. 0,7, Chol. 203, Trgl. 111, Hsr. 4,4, Krea. 1,2, CRP 4,95 (-0,6). Zusätzlich bestimmtes T3 (115) und T4 (10,4) führten zur Begleitdiagnose einer euthyreoten Struma Grad I.

Übergewicht,

Laborbefunde unauffällig.

Weitere Angaben: 1963 sei ein Hodenbruch, 1966 seien Mandeln und Polypen operiert worden, 1980 Rotlauferkrankung (er ist gelernter Metzger), außerdem habe er beim Fensterln vor einem Jahr einen Fersenbeinbruch davon getragen.

Hydrozelen-Op. mit einem Jahr, Erysipel mit ca. 20 Jahren.

Der leibliche Vater sei seit fünf Jahren wegen einer WEGENER'schen Granulomatose an einer Uniklinik in Behandlung. Es stehe schlecht um ihn. Es beschäftige ihn die Idee, dass er diese Krankheit ebenfalls entwickeln könne.

Vater: WEGENER'sche Granulomatose.

Aufregungen können ihm leicht auf den Magen schlagen, bei Spritzen neige er zum Kollaps. Er esse **gern Schokolade und trinke kaltes Bier, besonders Pils**, sauren **Wein vertrage er nicht**. Pflicht sei für ihn ein abstraktes Wort, aber im Beruf wichtig.

Magenbeschwerden bei Aufregung,
O → Schokolade, kaltes Bier, saurer Wein unverträglich.

Zur Repertorisation werden zunächst die zwei wichtigsten Symptome herangezogen:

1. Gliederschmerzen – Gefühl wie gebrochen – Fuß (kali-bi. kali-c. lac-d. psor.)
2. Extremitäten – Anschwellen, Schwellung – Fuß – vom linken zum rechten wandernd (kali-c.)
   Die erste Rubrik enthält vier, die zweite nur ein Mittel; sie ergeben keine ausreichend sichere Mittelwahl. Bestätigung wird durch die Symptome 3–8 erreicht:
3. Magen empfindlich für Aufregungen
4. Wein verschlechtert (3 Kalisalze)
5. Verlangen nach kalten Getränken (3 Salze, auch kali-bi.)
6. Verlangen nach bitterem Bier (nur kali-bi.)
7. Verlangen nach Süßigkeiten
8. Schwellung der Oberlider

Unter Berücksichtigung des zu behandelnden Schmerzes wurde **Kalium carbonicum** C200 (DHU) gegeben. Die Reaktion sah aus wie bei einer Erstverschlimmerung: in der Nacht mehrfach uriniert, mit großen Schmerzen im linken Fuß sei er um 3.00 Uhr erwacht.

Erstreaktion:
vermehrte nächtliche Urinausscheidung, Gelenkschmerz weckt um 3 Uhr, Auftreten eines knotigen Erythems.

Repertorisation

Tabelle 8-1

Symptom	**1**	**2**	3	**4**	**5**	6	**7**	**8**
Nennung und Wertigkeit von kali-c.	**1**	2	**3**	**(+)**	(+)	**(+)**	**1**	3

Die Untersuchung am Folgetag ergab: Gewicht unverändert 114,5 kg, der Knöchelumfang war derselbe, die Seitendifferenz ebenso, allerdings fand sich am rechten Unterschenkel ein düsterroter Knoten ähnlich einem Erythema nodosum. Die Konsequenz war eine internistische Durchuntersuchung, die aber keine weiteren Befunde ergab. Dennoch wurde geröntgt mit dem Ergebnis: *„konvexbogige Verschattungen der Hilusdrüsen, Verdacht auf beginnende Sarkoidose"*.

Am 26.3.1991 zeigte sich dann folgendes Bild (Abb. 8–1).

Fieber in der nächsten Nacht, im weiteren Verlauf Oberlidschwellung.

Jetzt waren es je zwei großflächige Erytheme beidseits. Also handelte es sich um einen akuten Morbus BOECK, auch als LÖFGREN-Syndrom bekannt. Fehlte noch das Fieber! Das kam in der folgenden Nacht um 23.00 Uhr. Auch die Oberlider schwollen bis 30. 3.1991 an. Der akute Morbus BOECK wurde unter engmaschigen, d. h. täglichen Kontrollen mit **Kalium carbonicum** XM (Schmidt-Nagel, Genf) kritisch „überwunden". Die Symptomatik verlor ihre Akuität in etwa 5 Tagen (Abb. 8–2).

2. Gabe in der Potenz XM.

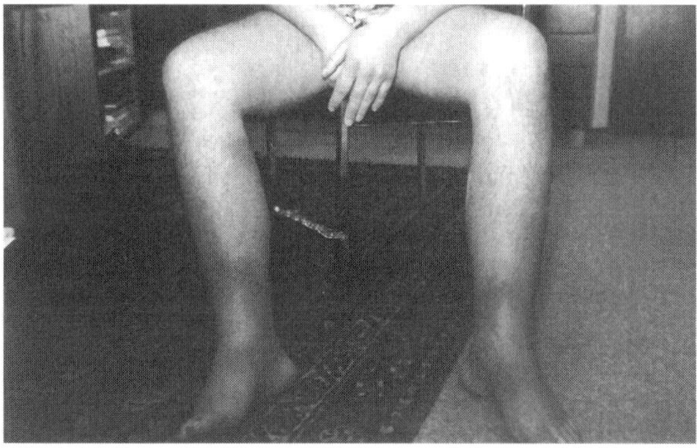

Abb. 8-1: Unterschenkelbefund am 26.3.91

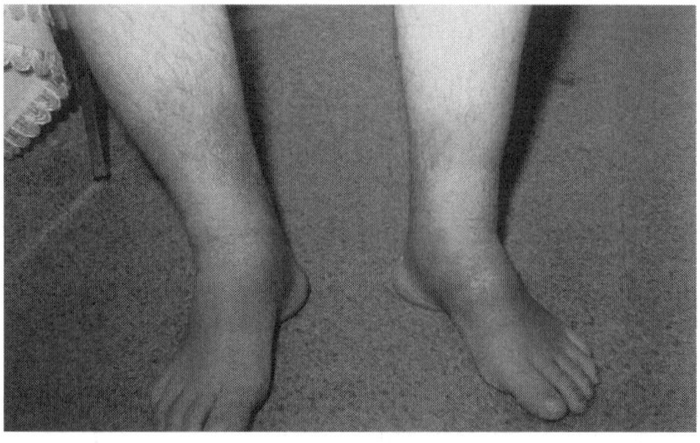

Abb. 8-2: Unterschenkelbefund am 6. 4. 91

Die Wiederholung von **Kali-c.** XM erbrachte jedesmal einen erneuten Fieberanstieg mit konsekutiver Besserung nach der jeweiligen Entfieberung. Es dauerte allerdings bis 4. 6.1991, bis die rheumatoiden Schwellungen der Sprunggelenke nicht mehr sichtbar waren. Allerdings ergaben die Röntgenkontrollen das Persistieren der geschwollenen Hilusdrüsen. Wie war das zu erklären? Eine „Nullhypothese" würde wohl davon ausgehen, dass ein Spontanverlauf dokumentiert wurde. Für die Arzneiwirkung sprachen Aussagen wie: *„Jedesmal Fieber in der Nacht nach der Einnahme"* oder *„Danach geht es mir immer besser"*. Im Hospital hatte ich unter massiver Medikation oft schlechtere Verläufe erlebt. Es schien so, als ob eine mäßig erfolgreiche Behandlung ins Ziel torkelte (Abb. 8–3 und 8–4). Es fiel aber auf, dass der Patient sich an der Grenze zur Leukopenie bewegte.

Nach jeder weiteren **Kali-c.**-Gabe in XM trat Fieber auf, anschließend jedesmal weitere Besserung.

Am 3. 7. 1991, einem heißen Sommertag, wollte der Patient folgendes „Rezept" (Abbildung 8–5) bei mir einlösen, eigentlich nur, damit „die Kasse es erstattet". Es folgte das, was immer wieder in der Homöopathie-

Elf Wochen nach Behandlungsbeginn wird zufällig das Heilungshindernis bekannt: das ständig benutzte Antihydrotikum.

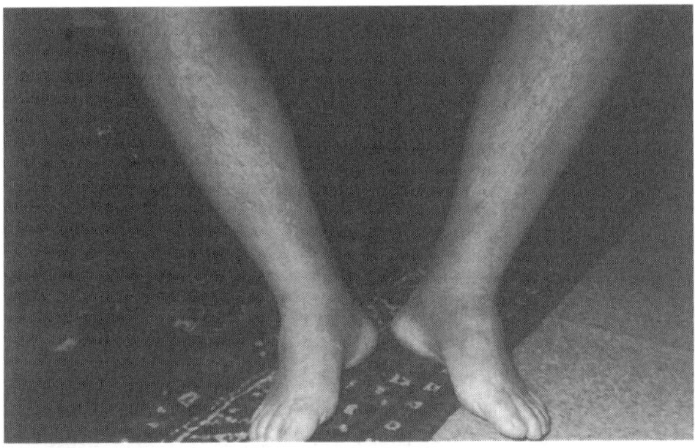

Abb. 8-3: Unterschenkelbefund am 24. 4. 91

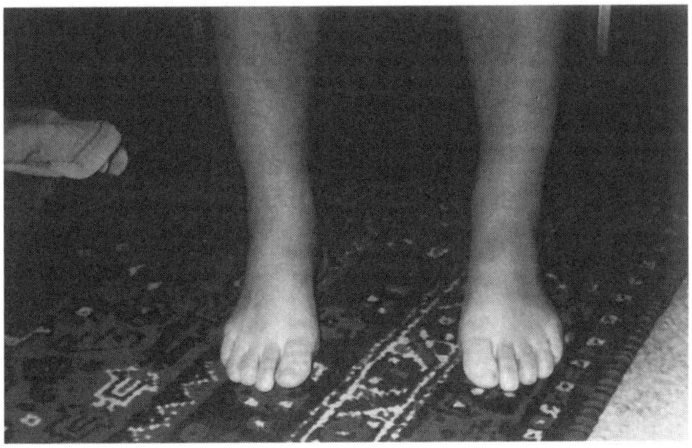

Abb. 8-4: Unterschenkelbefund am 4. 6. 91

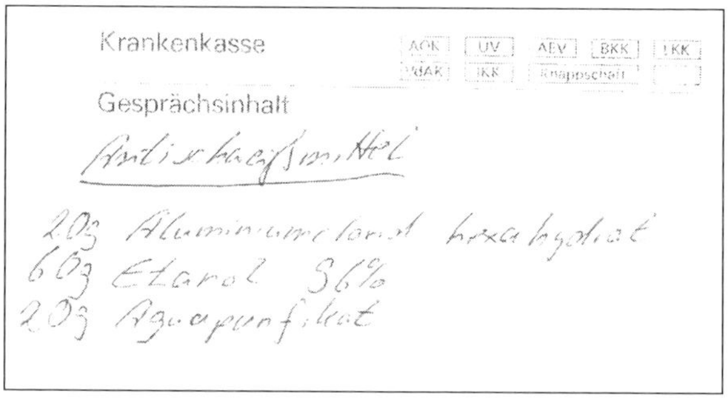
Krankenkasse
AOK UV AEV BKK IKK
VdAK IKK Knappschaft
Gesprächsinhalt
Antischweißmittel
20g Aluminiumclorid hexahydrat
60g Etanol 96%
20g Aquapurificat

Abb. 8-5: Rezeptwunsch

praxis vorkommt, nämlich die Aufdeckung der individuellen Entstehung von Krankheit durch Unterdrückung von Absonderungen, insbesondere Schweiß und Menses (D-Kurs). In einem konfrontativen Gespräch konnte ich den Patienten davon überzeugen, auf die Anwendung jedes Antihydrotikums für den heftigen Achselschweiß (dreiwertiges **Kali-c.**-Symptom) zu verzichten, was für einen Makler in der Hochsommerhitze nicht leicht war.

Weitere Gaben von **Kali-c.**, jeweils nach Wiederauftreten von Rückenschmerzen.

Der Patient bekam am 3. 7., 31. 7. und 10. 9. 1991 je eine Dosis **Kali-c.** D1000. Als wegweisendes Symptom wurden stechende Rückenschmerzen verwendet, die bei der Auffrischung wieder eine Rolle zu spielen begannen und jedesmal nach der Gabe verschwunden waren. Nach dem 11. 10. 1991 waren diese Schmerzen gänzlich weg. Es dauerte noch bis zum 10. 1. 1992, bis der Radiologe konstatierte, dass sich der radiologische „Befund erfreulicherweise zurückgebildet" habe.

Katamnese

Auch nach 5 Jahren anhaltende Beschwerdefreiheit, bis auf das langsam abnehmende Schwitzen.

Letzte Rückmeldung am 29. 7. 1992: „Mir geht es gut". Am 10. 9. 1996 Konsultation wegen „Restamalgam-Sanierung" bei subjektivem Wohlbefinden. Er habe keine weiteren Behandlungen mehr benötigt, auch wegen anderer Ursachen habe er keinen Arzt oder Heilpraktiker aufgesucht, insbesondere habe er aber alles unterlassen, was sein Schwitzen beeinflusst habe, allerdings sei es jedes Jahr weniger intensiv geworden. Zur Zeit sei er Unternehmensberater im Einzelhandel.

Bewertung

Eine zusätzliche Medikation kann sich als Heilungshindernis oder als Kofaktor der Krankheit erweisen.

Ein solcher Fall endet meist nicht gut für die Homöopathie, weil der Arzt sehr stark in Versuchung kommt, das (irrigerweise) „erfolglose" Arzneimittel zu wechseln. Wir sollten aber nicht versäumen, den Patienten in unsere Überlegungen einzubeziehen und auch die Gedanken des Patienten laut werden zu lassen. Gerade dieser Patient hat immer wieder betont, dass es ihm zwar langsam, aber doch zunehmend besser ging, so dass dieser Verlauf möglich wurde. Auf die Besonderheiten der Unterdrückung, die erst im D-Kurs (auch im Kapitel **Silicea**) eingehend erörtert werden, sei hier bereits hingewiesen. Das aluminiumhaltige Antihydrotikum war nicht nur ein absolutes Heilungshindernis, sondern die Noxe einer chronischen Individualintoxikation. Der positive Abschluss war nur durch Entfernung dieser Noxe möglich. Ein „harmloses" Pülverchen bringt also eine bedrohliche Krankheitsentwicklung in Gang. Es ist nicht einfach für den naturwissenschaftlich gestählten Geist, eine solche Aussage zu akzeptieren, aber man kann mit dieser Modellvorstellung bisweilen „Wunder" bewirken, die für den Homöopathen eine „logische" Konsequenz seiner Methode sind.

Eine verzögerte und, nach jeweils erneuter Gabe der Arznei, nur kurzfristige Besserung, kann ein Hinweis darauf sein.

Hinweise zum Studium von Kalium carbonicum

In den folgenden Tabellen sind dreiwertige **Kali-c.**-Symptome (8–2) und „Ödem-Rubriken" (8–3) zusammengefasst.

410 dreiwertige Kalium-carbonicum-Symptome

Tabelle 8-2

Gemüt	Abneigung dagegen, angefasst zu werden
	Launenhaftigkeit
	Verlangen nach Gesellschaft
	Furcht
	– allein zu sein
	– vor bevorstehender, drohender Krankheit
	erschrickt leicht – durch Kleinigkeiten
	Stöhnen, Ächzen - nachts – um 3 Uhr
	Ruhelosigkeit, Nervosität – ängstlich
	empfindlich, überempfindlich – gegen Geräusche, Lärm
	Schreien
	– wegen Kleinigkeiten
	Auffahren – leicht
	– durch Schreck
	– durch Geräusche
	– im Schlaf
	– bei Berührung
	Sprechen – im Schlaf
	Zaghaftigkeit, Schüchternheit

410 dreiwertige Kalium carbonicum-Symptome (Fortsetzung)

Tabelle 8-2

Kopf	Haare – fallen aus Gefühl von Drehen und Winden
Kopfschmerzen	ziehende – Stirn Stirn – über den Augen allgemeine – durch kalte Luft – beim Koitus – durch Überanstrengung der Augen schießende – Schläfen einseitige stechend Schläfen
Augen	beißende, brennende Schmerzen sieht helle Farben wie geblendet beim Sehen Trübsehen – nach Koitus – nach Masern Anstrengung des Gesichtsinns verschlechtert feurige Illusionen Haarausfall der Augenbrauen Hitze, Hitzegefühl Lichtscheu – nach Koitus Illusionen – Flecken - Farben – schwarz stechende Schmerzen Schwellung – der Augenlider – ödematös – unter den Augenlidern – der Oberlider schwach – nach Koitus
Ohr	Absonderung – eitrig Jucken, Juckreiz Ohrgeräusche, Tinnitus – Summen – Knacken – Klingen, Läuten – Rauschen – Singen reißende Schmerzen
Nase	objektive Härte Anschwellen, Schwellung

410 dreiwertige Kalium carbonicum-Symptome (Fortsetzung)

Tabelle 8-2

Gesicht	aufgedunsen – zwischen Lidern und Augenbrauen chlorotisch – grünliche Verfärbung Hautausschläge – an der Oberlippe – Pickel Gesichtsausdruck – abgehärmt – leidend Anschwellen, Schwellung – über den Augen – um die Augen herum – unterhalb der Augen
Mund	Speichelfluss, Salivation
Zähne	Schmerzen – bei heißen Speisen – durch warme Speisen – durch warme Dinge Zahnschmerzen – allgemein – durch alles Kalte – durch kalte Getränke – während des Essens
Hals	Würgen, Würgegefühl – zusammenschnürend – im Ösophagus Ameisenlaufen Neigung zum Räuspern Schleim Schmerzen – beim Kaltwerden – beim Leerschlucken – wie durch einen Splitter – scharf stechend Gefühl eines Pflocks, Klumpens Schlucken schwierig
äußerer Hals	Schwellung – zervikale Drüsen Entblößen verschlechtert
Magen	Auftreibung, Ausdehnung Aufstoßen Ekel, Abscheu – vor Nahrungsmitteln, Speisen Übelkeit – nach Erregung – bei Bewegung Schmerzen – wunde, heftige, wie zerschlagen Pulsieren Gefühl Völle Gefühl als sei er voller Wasser Erbrechen – beim Husten

410 dreiwertige Kalium carbonicum-Symptome (Fortsetzung)

Tabelle 8-2

Bauch	Auftreibung, Blähbauch – nach Essen – Hypogastrium Hitze – nach Essen Erkrankungen der Leber und Region Gegend der Leber Pulsieren, Klopfen – während Hitze, Fieber Völle, Völlegefühl – nach Essen Gefühl eines Klumpens im Bauch
Bauchschmerzen	allgemein – sich Zusammenkrümmen bessert allgemein – vor Menses kneifende, krampfartige – Hypogastrium schneidende schneidende – Hypogastrium schneidende – Seite Darmbeinkamm, Ausdehnung zum Knie Hypogastrium, vor Menses
Rektum, Mastdarm	Untätigkeit Verstopfung – ungenügender, unvollständiger, unbefriedigender Stuhl – vor Menses – während bei Menses
After, Anus	Fistel Ameisenlaufen Hämorrhoiden – mit Blutstauung – große – Entbindung verschlechtert Jucken, Juckreiz Schmerzen – brennende – wie wund – stechende
Stuhl	großkalibrig
Blase	Harndrang
männliches Genitale	Jucken, Juckreiz – Hodensack – Hoden
weibliches Genitale	Abort, Fehlgeburt – im zweiten Monat – im dritten Monat – Fluor, Leukorrhoe verspätete Menarche Menses fehlt, Amenorrhoe

410 dreiwertige Kalium carbonicum-Symptome (Fortsetzung)

Tabelle 8-2

weibliches Genitale	Menses – wundmachend, scharf – zu früh zu häufig – zu spät – Dysmenorrhoe mit Schmerzen – zu lang – spärlich – unterdrückte Nachwehen Schmerzen – Uterus – vor Menses wie Wehen Wehen – enden – quälende Schmerzen – erfolglose Wehen – schwach, Wehenschwäche
Kehlkopf, Larynx	Katarrh Zusammenschnürungsgefühl – beim Einschlafen Kriebeln, Kriechen Reizung – in der Luftröhre, Trachea Schleim Rauhheit – durch Husten Kitzeln – in den Atemwegen – in der Luftröhre, Trachea
Atmung	Asthma bronchiale – morgens – nachts – 2 bis 3 Uhr – nachts – 3 Uhr Atemnot – nachts – 2 bis 3 Uhr – 3 Uhr – mit Hitze, Hitzegefühl – beim Liegen – mit dem Kopf in tiefer Lage – aufrecht Sitzen bessert – Sitzen mit dem Kopf vorwärts auf die Knie gebeugt bessert Giemen
Husten	morgens nachts – Erwachen durch den Husten – 3 Uhr bei tiefem Atmen beim Kaltwerden Gefühl von Kriebeln, Kriechen – im Kehlkopf, Larynx trocken – abends – beim Hinlegen – während Fieber

410 dreiwertige Kalium carbonicum-Symptome (Fortsetzung)

Tabelle 8-2

Husten	während Fieber
	durch Gefühl eines Fremdkörpers in der Luftröhre, Trachea
	hart
	durch Reizung im Kehlkopf, Larynx
	durch Reizung in der Luftröhre, Trachea
	locker – während Fieber
	Liegen verschlechtert
	– abends
	– nachts
	durch Gefühl von Schleim in der Luftröhre, Trachea
	erschütternd, quälend
	Kitzeln
	– in der Luftröhre, Trachea
	heftig
	– nachts – 3 Uhr
Sputum, Auswurf	blutig scharf
	eitrig
Brustraum	Wassersucht
	fette Degeneration des Herzens
	Hypertrophie des Herzens
	Entzündung der Bronchien – bei Kindern
	Beklemmung
	– durch Vorbeugen gebessert
	– bei Fieber
	Schmerzen – abends
	– im Froststadium
	– beim Atmen
	– beim tiefen Atmen
	– nach Aufrichten gebessert
	– in den Seiten – bei tiefem Atmen
	– im unteren Bereich rechts
	– nach dem Hinlegen
	– tief stechend
	– in den Seiten
	– – rechts
	Herzklopfen
	– heftig, vehement, ungestüm
	Schweiß – in der Achselhöhle, Axilla
	Lungentuberkulose
	– im Anfangsstadium
	– eitrig und geschwürig
	Anschwellen, Schwellung – der axillären Drüsen
	Geschwür – Lungen
Rücken	Steifheit – Zervikalregion

410 dreiwertige Kalium carbonicum-Symptome (Fortsetzung)

Tabelle 8-2

Rücken-schmerzen	nachts
	– um 3 Uhr
	– treiben ihn aus dem Bett
	während Wehen
	vor den Menses
	durch Druck gebessert
	beim Sitzen, muss gebeugt sitzen
	bei aufrechtem Sitzen
	beim Gehen
	in der Lumbalregion – nachts
	– um 3 Uhr – treiben ihn aus dem Bett
	– erstrecken sich zu den Gesäßmuskeln
	– erstrecken sich zur Hüfte
	– erstrecken sich die Beine hinunter
	– erstrecken sich zum Gesäß
	– erstrecken sich zur Seite
	in der Sakralregion
	– erstrecken sich zu den Hüften
	– erstrecken sich zur Glutaeusregion
	– erstrecken sich zur Seite
	– während der Schwangerschaft
	ziehend – in der Sakralregion
	wehenartig
	– am unteren Rücken
	– erstrecken sich in die Gesäßmuskeln
	zerschlagen wund
	schießend, tief stechend
Extremitäten	Kälte
	– Hände
	– Finger
	– Fuß
	Hautausschlag
	Wundheit, Exkoriation – zwischen den Oberschenkeln
	Gicht im allgemeinen
	Hüftgelenksentzündung
	Jucken, Juckreiz – Unterschenkel – beim Berühren, Anfassen des Fußes
	Rucken – Unterschenkel – beim Einschlafen
	Taubheit, Pelzigsein
	– Hand
	– Beine
	– rechts
	– Fuß – nach dem Essen
	übelriechender Schweiß – Fuß
	Unruhe, Ruhelosigkeit
	– abends – im Bett
	– nachts – vor dem Zubettgehen
	– Beine
	– vor dem Zubettgehen
	empfindlich, überempfindlich – Fußsohle

410 dreiwertige Kalium carbonicum-Symptome (Fortsetzung)

Tabelle 8-2

Extremitäten	Prickeln, Kribbeln wie eingeschlafen
	– Fingerspitzen
	– Beine
	Zucken – Oberschenkel – im Schlaf
	– bei Berührung
	Schwäche, Schwächegefühl
	– Gelenke
	– Arme
Glieder-schmerzen	nach Mitternacht – 2 bis 3 Uhr
	Seite, auf der man liegt
	pulsierend
	Gelenke, gichtig
	Arme
	– wenn man darauf liegt
	Oberarm – pulsierend, klopfend
	Knie
	– rheumatisch
	ziehend – Oberschenkel
	schießend – Fuß
	wie wund, zerschlagen – Unterschenkel
	tief stechend
	– nachts – von 2 bis 3 Uhr
	– Gelenke
	– Sehnen
	– Finger
	– Beine
	– Knie
	– Fuß
	reißend
	– Gelenke
	– Schulter
	– Ellenbogen
	– Ellenbeuge
	– Unterarm
	– Hand
	– Beine
	– Hüfte
	– Knie
	– Unterschenkel – Tibia, Schienbein
	– Knöchel
	– Fuß – Innenseite
	– Fußsohle
	– Zehen
	– Spitze des großen Zehs

410 dreiwertige Kalium carbonicum-Symptome (Fortsetzung)

Tabelle 8-2

Schlaf	Träume
	– ängstlich, angstvoll
	– furchtbar, schrecklich
	viele Träume
	Schläfrigkeit
	– abends
	– beim Essen
	Schlaflosigkeit
	– nachts
	– – vor Mitternacht
	– – nach Mitternacht
	– – nach 2 Uhr
	– – nach 1 oder 2 Uhr
	Erwachen, Aufwachen
	– 1 Uhr
	– 2 Uhr
	– 2 bis 4 Uhr
	– früh
Frieren, Frösteln	im Bett gebessert
	nach Essen
	Zeit 17 Uhr
	Zeit 18 Uhr
	im warmen, geheizten Zimmer gebessert
	äußere Wärme bessert
Schweiß	tagsüber
	beim Essen
	bei geringer Anstrengung
	bei Bewegung
	nachts
	an schmerzhaften Körperteilen
	profus, reichlich
	- nachts – nach Mitternacht
	auf den oberen Körperteilen
Haut	Verfärbung – weiß
	trocken
	– Unfähigkeit zu schwitzen
	Hautausschläge
	– rot
	Untätigkeit
	Anschwellen, Schwellung erkrankter Stellen
Allgemein-symptom	nachts
	– nach Mitternacht
	– 2 Uhr
	– 2 bis 4 Uhr
	– 3 Uhr
	Abneigung gegen frische Luft
	Zugluft verschlechtert

410 dreiwertige Kalium carbonicum-Symptome (Fortsetzung)

Tabelle 8-2

Allgemein-symptom	frische Luft verschlechtert
	Anämie
	Chlorose, Bleichsucht
	nach Koitus
	Kälte im allgemeinen verschlechtert
	kalte Luft verschlechtert
	durch Kaltwerden, Erkältung, Abkühlung
	kaltes trockenes Wetter verschlechtert
	Neigung, Tendenz sich zu erkälten
	Konvulsionen, Krämpfe – im Kindbett
	beim Essen
	nach dem Essen
	Samenverluste verschlechtern
	Hitzewellen mit Herzklopfen
	Mangel an Lebenswärme, friert dauernd
	Beschwerden durch Erhitzung
	durch Hunger
	Rucken, Zucken der Muskeln – beim Einschlafen
	Verlangen sich hinzulegen
	Liegen verschlechtert
	Liegen auf der Seite verschlechtert
	am Beginn der Menses
	während, bei Menses
	Taubheit – äußerlich
	– in einzelnen Körperteilen
	Adipositas, Fettleibigkeit – bei alten Menschen
	alte Menschen
	Schmerzen
	– schneidende – innerlich
	– zuckende – innerlich
	– stechende – äußerlich
	– innerlich
	– in den Muskeln
	– reißende – äußerlich
	– in den Knochen
	– in den Muskeln
	– und lähmende – in den Muskeln
	Pulsieren – äußerlich
	Erschlaffung der Muskeln
	Symptome auf einer Seite
	am Anfang des Schlafs verschlechtert
	Anschwellen, Schwellung der erkrankten Körperteile
	Berührung verschlechtert
	Zucken, Zusammenzucken
	– beim Einschlafen
	Entblößen, Aufdecken verschlechtert
	Bettwärme bessert
	Schwäche
	Jahreszeit – im Winter
	Verlangen nach frischer Luft – aber Zugluft verschlechtert

Kalium carb. in 17 von 56 Rubriken mit dem Suchbegriff „Ödem“

Tabelle 8-3

Seite im Original-Reperto-rium von Kent	Anzahl der eingetragenen Arzneimittel	Rubriken mit dem Suchbegriff „Ödem“
546	76	Bauch – Wassersucht, Aszites
829	65	Brustraum – Wassersucht
838	34	- Lungenödeme
1196	64	Extremitäten – Anschwellen, Schwellung – wassersüchtig
1199	82	– Beine – wassersüchtig
1201	95	– Fuß – ödematös
1202	2	– nur ein Fuß
267	35	Augen – Schwellung der Augenlider – ödematös
717	41	Weibliches Genitale – Wassersucht, Ödem – Ovarien
717	42	– Uterus
1356	121	Allgemeinsymptom – Wassersucht – äußerlich
1356	91	– innerlich
1405	104	– Schwellung, Ödeme
132	1	Kopf – Ödeme der Kopfhaut – Glabella
712	22	Männliches Genitale – Anschwellen, Schwellung – Hodensack – Hoden – Ödem
349	11	Nase – geschwollen, aufgequollen
1332	74	Haut – Anschwellen, Schwellung – wassersüchtig – Ödem

Anmerkung: Zu vergleichenden Studien sind besonders Rubriken geeignet, die ungefähr 10 Mittel enthalten. Beachten Sie ganz besonders die kleinen Rubriken mit drei und weniger Arzneimitteleinträgen.

Die Differenzialdiagnose zu anderen Kaliumsalzen geschieht häufig durch die thermischen Modalitäten. **Kali-c.** ist primär frostig. Für die anderen Kaliumsalze sei empfohlen, die Säure des jeweiligen Salzbildners zu vergleichen. **Sul-ac.** ist sehr hitzelabil, dies spiegelt sich im hitzig-bockigen Temperament von **Kali-s.** wieder, auch bei **Kali-i.** schlägt die Unruhe von **Iodum** durch. Jenen Patienten geht es besser, wenn sie sich im Freien bewegen können. **Kali-n.** ist recht explosiv, auch in seinen Kopfschmerzen. **Kali-p.** wurde erst spät untersucht, ist wärmer als **Kali-c.**, aber kälter als **Kali-s.** Bekannt ist vor allem die Indikation *lang dauernde Schwäche nach Infekten* bei **Kali-p.** Tabelle 8–4 zeigt die Literatur für ein weitergehendes Studium.

Für die Differenzierung der anderen Kaliumsalze ist die Betrachtung des Anions nützlich: Sulfur, Iod, Nitrat, Phosphor.

Die Kaliumverbindungen und ihre Materia medica-Quellen

	Allen, HC	Allen, TF	Beuchelt	Bönninghausen	Boericke	Boger	Clarke	Currim	Degrotee	Geukens	Hahnemann (CK)	Hale	Hering	Keller	Kent
K. aceticum		x			x		x	x							
K. arsenicosum	x	x			x		x	x					x		x
K. bichromicum	x	x		x	x	x	x	x	x	x			x		x
K. bromatum	x	x	x		x		x	x	x	x		x	x		
K. carbonicum	x	x		x	x		x	x	x	x	x		x	x	x
K. chlorosum		x						x							
K. chromicum		x													
K. citricum					x		x	x							
K. cyanatum		x			x		x	x				x	x		
K. ferrocyanatum		x			x		x	x		x		x	x		
K. fluoricum															
K. hypophosphor.					x							x			
K. iodatum		x			x		x	x	x				x		x
K. manganicum		x													
K. muriaticum		x			x		x	x					x		x
K. nitricum		x		x	x	x	x	x	x	x	x		x		
K. oxydatum		x			x										
K. oxalicum								x							
K. permanganicum					x		x	x					x		
K. phosphoricum					x		x	x	x	x			x		x
K. picricum		x			x		x	x							
K. salicylicum					x										
K. silicicum					x										x
K. sulphuratum		x			x			x							
K. sulphuricum		x			x		x	x					x		x
K. sulph. chromic.					x		x								
K. thiocyanatum								x							
K. sulphurosum															
K. tartaricum		x			x		x	x							
K. telluricum		x			x		x	x							

kali-sulph: s. auch Douglas Borland: Kindertypen
kali-tel: auch eigene Erfahrungen des Autors, nicht publiziert

Tabelle 8-4

	Lippe	Mezger	Müller	Nash	Phatak	Scholten	Seideneder	Stauffer	Vermeulen (Concord.)	Vermeulen (Synopt.)	Vithoulkas	Voisin
							x					
		x			x	x	x	x	x	x		x
	x	x		x	x	x	x	x	x	x	x	x
	x	x	x	x	x	x	x	x	x	x		x
	x	x		x	x		x	x	x	x	x	x
							x					
							x					
					x		x		x			x
							x		x	x		
						x						
							x					x
		x		x	x	x	x	x	x	x		x
		x		x	x	x	x	x	x	x		x
	x	x			x	x	x	x	x	x		x
							x					
							x	x	x			x
		x	x		x	x	x	x	x	x		x
							x					
						x	x		x	x		x
							x					
		x		x	x	x	x	x	x	x		x
		x					x					
							x					
							x					

Lernziele

- Sich eingehend mit dem Arzneimittelbild von **Kalium carbonicum** beschäftigen,
- wichtige psychische und körperliche Arzneisymptome und die wesentlichen Modalitäten von **Kalium carbonicum** kennen,
- **Kalium carbonicum** gegen ähnliche Arzneimittel, z. B. die anderen Kaliumsalze und **Mercurius solubilis** abgrenzen können.

Literatur

Allen, Henry Clay: Leitsymptome der Homöopathischen Materia Medica
Allen, Timothy Field: Encyclopedia of Pure Materia Medica (s. Anhang)
Allen, Timothy Field: Hand Book of Materia Medica and Homeopathic Therapy
Beuchelt, Hellmuth: Konstitutions- und Reaktionstypen in der Medizin
Bönninghausen, Clemens von: Characteristics (and Repertory)
Boericke, William: Homöopathische Mittel und ihre Wirkungen (s. Anhang)
Boger, C. M.: Vorlesungen über Materia Medica
Clarke, John Henry: Enzyklopädie für den homöopathischen Praktiker (vgl. Anhang)
Currim, Achmed: The Collected Works of Arthur Hill Grimmer
Degrotee, Filip: Physical Examination and Observations in Homoeopathy
Geukens, Alfons: Homöopathische Praxis
Hahnemann, Samuel: Die chronischen Krankheiten, Bd. 4 (s. Anhang)
Hale, Edwin: Materia Medica II of the New Remedies
Hering, Constantin: Leitsymptome unserer Materia Medica (s. Anhang)
Jores, Artur: Lehrbuch der Psychosomatik
Keller, Georg von: Kalium carbonicum
Kent, James Tyler: Kents Arzneimittelbilder (s. Anhang)
Lippe, Adolph von: Key Notes and Red Line Symptoms of the Materia Medica
Mezger, Julius: Gesichtete Homöopathische Arzneimittellehre (s. Anhang)
Müller, Hugbald Volker: Die Farbe als Mittel zur Simillimumfindung
Nash, E. B.: Leitsymptome in der Homöopathischen Therapie
Phatak, S.R.: Materia Medica of Homoeopathic Medicines
Scholten, Jan: Homoeopathy and the Elements
Seideneder, Armin: Mitteldetails der homöopathischen Arzneimittel (s. Anhang)
Stauffer, Karl: Klinische Homöopathische Arzneimittellehre
Vermeulen, Frans: Concordant Materia Medica (s. Anhang)
Vermeulen, Frans: Synoptische Materia Medica (s. Anhang)
Vithoulkas, Georgos: Essenzen homöopathischer Arzneimittel
Voisin, Henry: Matière Médicale

9 Natrium sulfuricum

Brigitte Seul

Mit diesem Artikel möchte ich Ihnen das homöopathische Arzneimittel **Natrium sulfuricum** etwas näher bringen. Ich habe versucht, mithilfe der verschiedenen Arzneimittellehren, Lexika und einer Suche im Internet viel darüber zu erfahren. Je länger und intensiver ich mich mit **Nat-s.** beschäftigt habe, um so interessanter fand ich es. Mir war **Nat-s.** hauptsächlich durch die Modalität *feuchtes Wetter* < bekannt. Es hat ein sehr umfangreiches Arzneimittelbild und ist auch in schulmedizinischer Hinsicht interessant und oft gebraucht. Manch einer von uns wird es auch schon selber als Ursubstanz genommen haben und dessen prompte und im wahrsten Sinne durchschlagende Wirkung erlebt haben.
Lassen sie sich etwas über Namen, Herkunft, Anwendungen (schulmedizinisch und homöopathisch), charakteristische Symptome und Rubriken erzählen. Anbei auch einzelne Fälle aus der Literatur und 3 eigene Fälle. Bei einem fand ich erst spät durch ein Symptom bei einer akuten Erkrankung **Nat-s.** als richtiges Medikament, welches dem Kind dann konstitutionell half.

Zur Substanz

Unter welchen Namen ist Nat-s. bekannt?

Johann Rudolf Glauber wurde 1604 in Karlstadt am Main geboren. Nach dem Besuch der Lateinschule und einer Apothekerlehre ging er nach Wien und arbeitete als Apotheker, Pharmazeut und Chemiker. Hier bestimmte er das von Paracelsus als „sal mirabile" bezeichnete Mineralsalz so exakt, dass die chemisch-pharmazeutische Wissenschaft bis heute das „wunderbare Mineralsalz" nach ihm als Glaubersalz bezeichnet.

Natrium sulfuricum heißt **sal mirabile** oder **Glaubersalz.**
Johann Rudolf Glauber (1604–1668)

Was ist Natrium sulfuricum?

Natriumsulfat ist ein Salz mit der Formel:
$Na_2\ OSO_3 + 10\ H_2O$.
Es sind rhombisch-prismatische, farblose Kristalle, welche, wie der Name schon verrät, salzig schmecken. Es ist gut wasserlöslich, aber unlöslich in Alkohol.

Natrium sulfuricum decahydricum:
$Na_2SO_4 + 10\ H_2O$

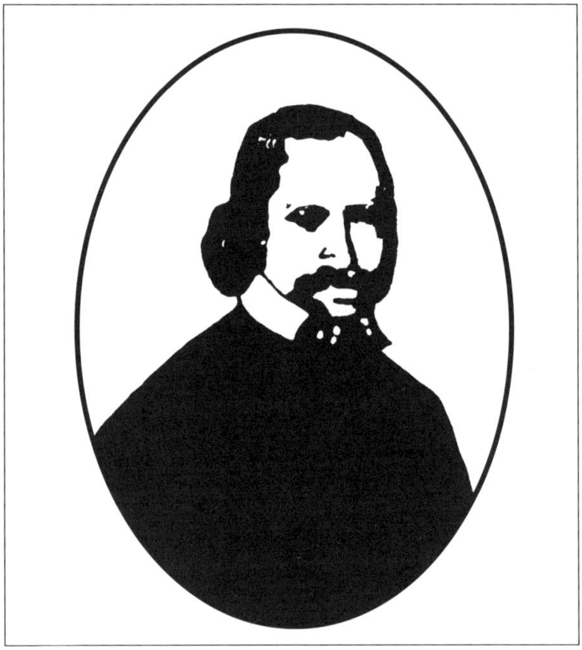

Abb. 9-1: Johann Rudolf Glauber

Wie kann man es herstellen?

Nat-s. entsteht aus der Reaktion von NaCl mit H_2SO_4 oder $MgSO_4$.

Es entsteht durch Behandlung von Kochsalz mit Schwefelsäure oder durch dessen Umsetzung mit Kieserit ($2\ NaCl + MgSO_4 \rightarrow Na_2SO_4 + MgCl_2$).

Wo kommt Nat-s. in der Natur vor?

Enthalten u. a. in den Quellwässern von Karlsbad, Bristol, Marienbad, Franzensbad, Bad Bertrich.

In der Natur kommt es reichlich vor als Ausblühung auf Gestein oder gelöst in Meerwasser, gewissen Seen oder Mineralquellen. Es ist überwiegend enthalten in den warmen Quellen von Karlsbad (Sprudel), von Bristol (heiße Quelle), und in den kalten Quellen der Isle of Wight, und von Pillna, Saidschuetz, Marienbad, Bilin und Franzensbad in Böhmen. Die einzige Glaubersalzquelle in Deutschland liegt in Bad Bertrich.

Zur Anwendung

Für welche Zwecke wurde und wird Glaubersalz verwendet?

Abführmittel

Es wurde und wird als *Abführmittel* angewandt. Mezger beschreibt die abführende Wirkung von Glaubersalz, die es seiner schweren Resorbierbarkeit im Darmkanal verdankt. Die vermehrte Sekretion aus der Darmschleimhaut in das Darmlumen führt zur Verflüssigung des Darminhaltes. Als Folge davon entsteht wiederum eine Eindickung des Blutes, die jedoch bald vorübergeht, da die Spuren resorbierten Glaubersalzes nachträglich zu einer Wasseranreicherung im Blut führen. Man kann annehmen, dass kleine Mengen oraler Gaben von Glaubersalz, die keine Durchfälle mehr hervorrufen, resorbiert werden und im Blut und Gewebe eine Wasseranreicherung erzeugen. Dieser Vorgang kann als Grundlage für die hydrogenoide Konstitution nach VON GRAUVOGL angesehen werden (siehe unten).

Wichtigstes Arzneimittel bei der hydrogenoiden Konstitution nach VON GRAUVOGL.

SCHÜSSLER-Salze

Vielen ist **Natriumsulfat** auch als eines der *SCHÜSSLER-Salze* bekannt.
Dr. med. SCHÜSSLER (1821–1898) lebte im Raum Oldenburg und war zunächst eifriger Homöopath. Aufgrund seiner Erkenntnisse über die außerordentliche Wichtigkeit der Anwesenheit verschiedener anorganischer Salze im Organismus „reduzierte" er die Homöopathie auf „zwölf biochemischen Funktionsmittel". SCHÜSSLER hat 12 dieser lebensnotwendigen Salze, die sowohl im Blut als auch in den Körperzellen enthalten sind, beschrieben.
Zu **Nat-s.** sagt er, es ist entschlackend, fördert die Ausscheidung von verschlackten, abzubauenden Gewebeteilen (entzieht den Schlacken das Wasser). Die Leber baut mithilfe dieses Mineralstoffes Gifte in unschädliche Stoffe um. Es ist auch bei Gallenstauungen, Asthma, Diabetes mellitus, Fettsucht, Fieberblasen, Herpes, nässenden Hautausschlägen, Pilzbefall, Ödemen (geschwollenen Beinen, Händen und Fingern, Tränensäcken) hilfreich und wird in Salbenform bei Erfrierungen angewendet. **Nat-s.** ist SCHÜSSLERS Spezifikum für epidemische Influenza.
SCHÜSSLER stellt die Wirkung von **Nat-s.** der von **Nat-m.** gegenüber (Tab. 9–1).

WILHELM HEINRICH SCHÜSSLER (1821–1898), Begründer der „Biochemie", einer Heilmethode mit 12 (später 24) Salzen, die natürlicherweise im Organismus vorkommen.

Eigenschaften der „SCHÜSSLER-Salze" Nat-m. und Nat-s.

Tabelle 9-1

Nat-m.	Nat-s.
Zieht das Wasser zum Zweck der Verwendung im Organismus an.	Zieht das Wasser an, das während der katabolen Metamorphose der Zellen gebildet wird und bewirkt seine Ausscheidung durch den Organismus.
Verursacht die Zellteilung, die zur Vermehrung notwendig ist.	Entzieht Wasser von den überalterten Leukozyten und bewirkt so deren Zerstörung.

Homöopathische Anwendung

Von wem wurde Nat-s. geprüft?

Prüfungen von SCHRETER und NENNING im 19. Jahrhundert.

Es wurde in kleinen Gaben geprüft von Dr. SCHRETER in Lemberg, Galizien; veröffentlicht 1832 in HARTLAUBS Annalen, Bd. 111, Nr. 4, und von NENNING in Böhmen, veröffentlicht 1833 in der gleichen Zeitschrift, Bd. 4, Nr. 4.

Von wem wurde es angewendet und beschrieben?

VON GRAUVOGL

hydrogenoide Konstitution

In VON GRAUVOGLS Werken – Grundgesetze (1858), Das Homöopathische Ähnlichkeitsgesetz (1861), Diätetik und Prophylaxe (1862), Lehrbuch der Homöopathie (1866) – wird es empfohlen als ein Polychrest bei der „hydrogenoiden Konstitution“, Sykose, Leukämie und Thrombose.

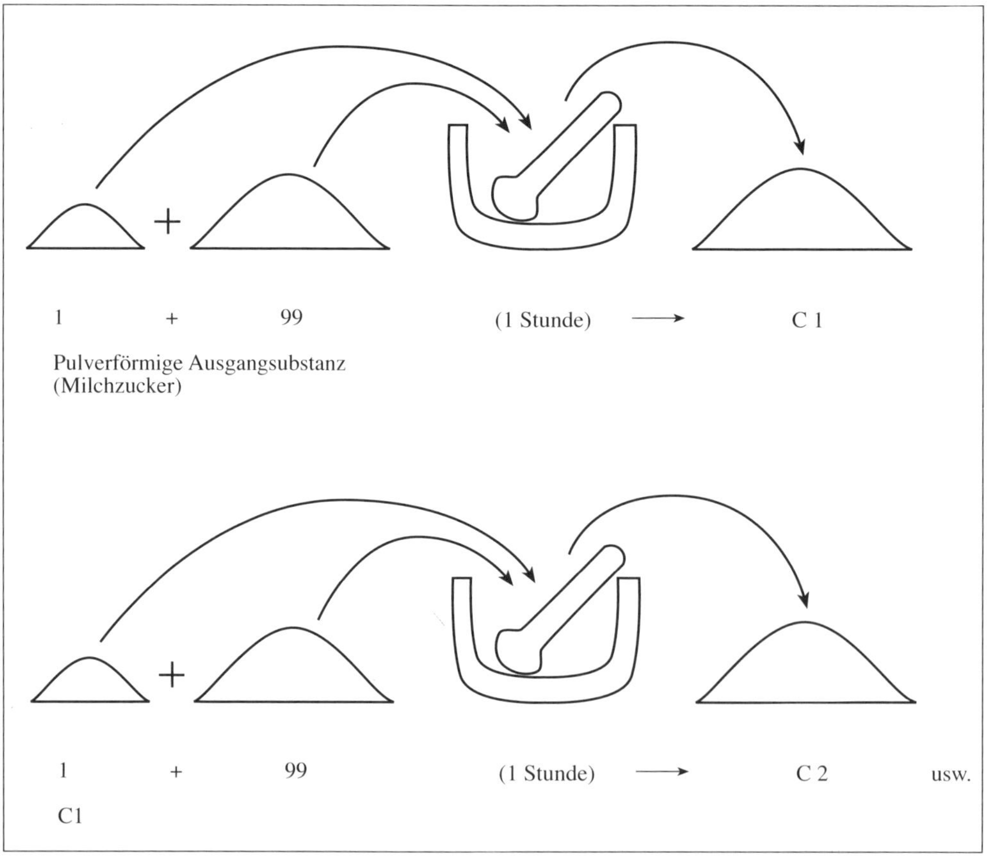

Abb. 9-2: Verreibung nach den Angaben HAHNEMANNS (Vorschrift 6 des HAB)

Lange vorher war es von HERING in der 30-sten Centesimalpotenz angewandt worden, um der Entwicklung einiger Arten von Schwindsucht vorzubeugen, und wurde von JEANES in schweren Fällen von Übelkeit gegeben, von LIPPE bei Baucherkrankungen und chronischer Diarrhoe, und in der zweiten Potenz von RAUE und HERING mit promptem Ergebnis bei einigen Arten von Ischias, entsprechend den Symptomen von NENNING.

Wie wird es für die Homöopathie verwendet?

Verwendet wird das gereinigte wasserfreie Salz, das nach Vorschrift 6 des HAB verrieben wird, oder ausgehend von einer 1%-igen Lösung (= D2, C1), nach Vorschrift 5 a des HAB flüssig potenziert wird.

Hauptcharakterzüge

Zur Einstimmung zunächst ein Reim von ANGELA VON BÜDINGEN:

Wenn einer wohnt im feuchten Keller,
Bekommt er Rheumatismus schneller.

Du willst ihm helfen, und darum
Gib's Natrium sulfuricum.

Ist der Magen übersäuert,
Es die Gesundheit rasch erneuert.

Musik macht andere Menschen munter -
Natrium sulfuricum zieht sie hinunter.
In Stimmungstief und Dyspepsie -
Es wechseln Trauer und Manie.

Bei Nasenbluten an den Tagen,
Mußt gleich nach Nat-sulf du fragen!

Weißfluß und Go bei Frauen?
Auf Nat-sulf kannst du hier bauen!

Wenn das Wetter feucht und kühle,
Bekommt Nat-sulf. Krankheitsgefühle.

Braun ist die Zunge meist belegt -
Bitt'ren Geschmack im Mund sie hegt.

Ist die Patientin stark gebläht,
Mit Nat-sulf der Wind verweht!

Bei Hepatitis, Darmkatarrh
Nat-sulf schon immer heilsam war!

Bei Meningitis, sie spinal,
half Nat-sulf fast jedesmal!

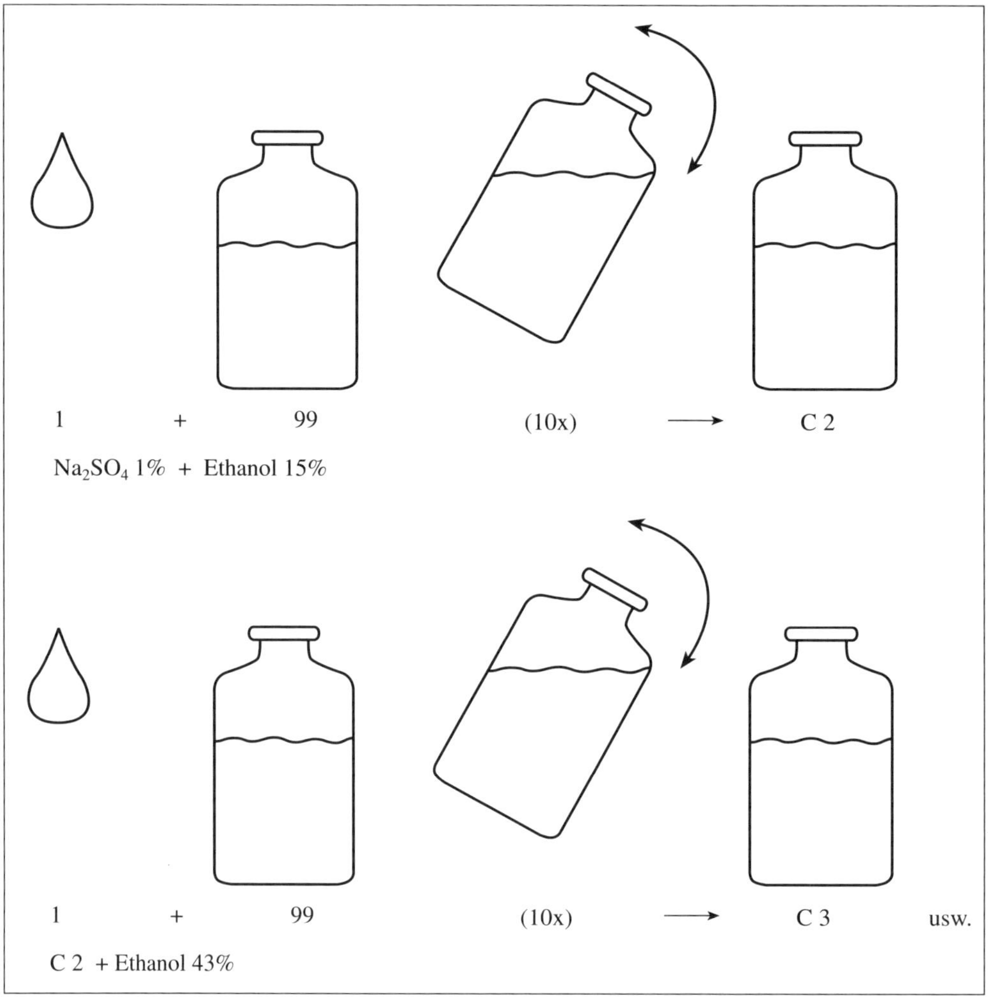

Abb. 9-3: Dilution

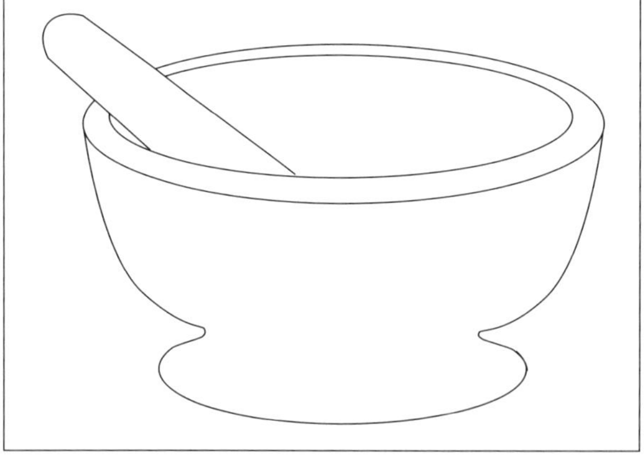

Abb. 9-4: Verreibung bis zur C3, anschließend flüssige Weiterpotenzierung nach HAHNEMANNS Vorgaben für Q-Potenzen

Welches sind die Hauptsymptome von Natrium sulfuricum?

Es hat viele Eigenschaften von Natrium und von Sulfur, ist aber ein eigenständiges Medikament.

Stichworte zu Nat-s.

Tabelle 9-2

Sykotisches Miasma
Hydrogenoide Konstitution
Psychophysische Überempfindlichkeit
Chronischer Katarrh der Schleimhäute
Rheumatische Beschwerden im ganzen Körper
Allgemeines Zerschlagenheitsgefühl
Trias: Fettsucht, Diabetes, Gicht
Ruhelosigkeit

Nat-s. gehört zum sykotischen Miasma

Sykotisches Miasma

CLARKE: Die Prüfungen weisen die Hauptsymptome der sykotischen Konstitution auf:

- *Frühmorgendliche Verschlimmerung (...),*
- *die Periodizität und den intermittierenden Charakter der Symptome,*
- *die vorherrschende Frostigkeit und die Empfindlichkeit gegen Feuchtigkeit.*

Morgens <
Beschwerden periodisch

Empfindlich gegen Kälte und Feuchtigkeit

KENT: Man kann **Nat-s.** nicht beschreiben, ohne die Sykosis zu erwähnen. Es produziert bei der Arzneimittelprüfung tiefgreifende Symptome wie die Sykosis und eine tiefsitzende oder unterdrückte sykotische Konstitution. Deshalb ist es eines der größten Arzneimittel bei Asthma, asthmoiden und ererbten Beschwerden. Tatsächlich ist **Nat-s.** eines der besten, eindeutigsten Arzneimittel für jene konstitutionellen Anlagen bei Kindern, die aus Brustkatarrhen und asthmatischen Beschwerden resultieren.

Asthma

Hydrogenoide Konstitution

GRAUVOGL erklärt **Nat-s.** zu einem Hauptmittel der von ihm beschriebenen hydrogenoiden Konstitution, d. h. jener, bei der die Zellen die Neigung haben, sich übermäßig mit Wasser und hydrierten Stoffen anzureichern. Sämtliche Gewebe sind geschwollen, oder sogar verfettet. Bei der geringsten Störung treten Ödeme auf, der Kreislauf ist langsam. Diese Menschen fürchten die neblige, feuchte Kälte, die ihnen stets Verschlimmerung bringt. Aufenthalt in feuchtem Klima in der Nähe

Nat-s. ist das Hauptmittel der so genannten hydrogenoiden Konstitution.

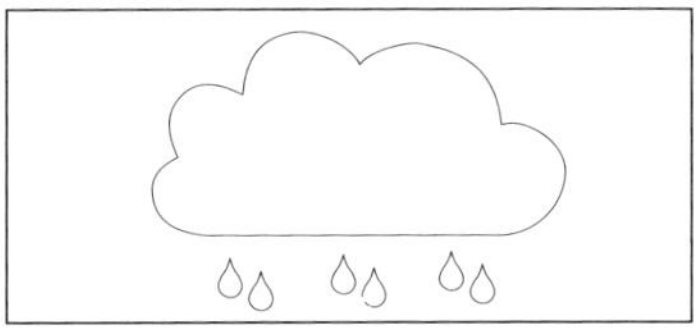

von Seen und Flüssen, auch am Meer, bekommt ihnen nicht. Selbst Pflanzen und Gemüse, die nahe am Wasser wachsen oder die sehr wasserhaltig sind, werden nicht vertragen.
Gewichtszunahme, Schwellung der Finger und Füße bei feuchtem Wetter. Nur bei trockenem Wetter fühlen sie sich wohl. **Nat-s.** kann ödematöse Zustände heilen.

Arzneimitteltypen von Rademacher und von Grauvogl

Tabelle 9-3

Ektoderm	Mesenchym	Mesoderm	Entoderm
Astheniker	**Dysplastiker**	**Athletiker**	**Pykniker**
Zerebraler Typ	Vegetativer Typ	Muskulär-respiratorischer Typ	Digestiver Typ
Elektronengeschehen	Ionengeschehen	Exothermes Geschehen	Endothermes katalytisches Geschehen
	Hydrogenoide Konstitution nach von Grauvogl	**Oxygenoide Konstitution** nach von Grauvogl	**Carbonitrogene Konstitution** nach von Grauvogl
	H- und H_2O-Reichtum der Gewebe,	Oxidationssteigerung infolge N- und C-Mangels.	Oxidationsmangel infolge von C- und N-Überladung.
	Kolloidquellung, Frostigkeit, Periodizität der Beschwerden.	Erythrozytenschädigungen. Chlorose. Thyreotoxikose.	Verschlackung, Dysbakterie, abnorme Darmgasbildung, Präkanzerose. Venosität. Stoffwechselkomponente des Arthritismus.
	Nasskaltes Wetter verschlechtert. Ozonreiche Luft bessert. Keine Wasserkuren!	Warmes Wetter angenehm. Unbehagen vor Gewitter und bei Sturm. Keine Wasserkuren!	Ozon und frische Luft bessern. Wasser wird gut vertragen.
	Hygroskopische Salze, Na-K-Salze als Heilmittel.	Ferrum, Kalium iodatum, C- und N-Stoffe als Heilmittel.	Sulfur, Cuprum, Argentum nitricum (als Oxidationsanreger und Sauerstoffüberträger) als Heilmittel.
	Nitrum-Typ von Rademacher, weil $NaNO_3$ und KNO_3 Heilmittel sind.	**Ferrum-Typ** von Rademacher.	**Cuprum-Typ** von Rademacher.

Leitsymptome

Sehr schmerz-, berührungs- und druckempfindlich, äußerst empfindlich gegen Nachtluft, gegen Kälte im allgemeinen mit dem Bedürfnis, sich warm anzuziehen.
Allgemeiner katarrhalischer Zustand mit meist gelbgrünlichen Absonderungen.
Allgemeines Zerschlagenheitsgefühl oder Gefühl von Plethora und Auftreibung an allen möglichen Stellen.
Erholt sich sehr langsam nach einer Erkrankung.
STAUFFER beschreibt **Nat-s.** mit einer Trias: Fettsucht, Diabetes und Gicht.
Ruhelosigkeit mit einem Gefühl ausgeprägter innerer Unruhe.
Seitenbeziehung: vorwiegend links.
Verlangen nach frischer Luft.
Zeitmodalitäten:
< am Morgen, am Abend, während der Nacht und hauptsächlich vor Mitternacht,
> nach dem Frühstück (außer Schweiß), tagsüber und nach Mitternacht.
Causa: Kopfverletzungen, Rückgratverletzungen.
Besondere Wirkung auf folgende Organe und Körperregionen: Lunge; Leber, Magen und Gallenblase; Ileozökalgegend; Finger und Zehen.

Psychophysische Überempfindlichkeit.

Chronischer Katarrh der Schleimhäute.

Rheumatische Beschwerden im ganzen Körper.

Verzögerte Rekonvaleszenz.

Trias: Fettsucht, Diabetes, Gicht

Ruhelosigkeit

Linksseitigkeit
○ → frische Luft

< erste Nachthälfte, früher Morgen
> zweite Nachthälfte, nach dem Frühstück

Organbezug: rechter Oberbauch, periphere Extremitäten.

Modalitäten

Tabelle 9-4

Verschlimmerung	Besserung
Nässe, Regenwetter, Wasser in jeder Form. Wechsel vom trockenem zum feuchten Wetter. [VOISIN beschreibt es als einziges Mittel (außer **Rhododendron**), welches eine Verschlechterung schon *vor der Wetteränderung* hat.]	Trockenes Wetter. Trockene Hitze.
Fisch, Gemüse und Früchte aus feuchten Gebieten oder solche, die viel Wasser enthalten. Leben in feuchten oder ebenerdigen Wohnungen.	
Frühling	
Ruhe	Bewegung Gehen im Freien
Periodisch	
	Rückenlage
	Nach durchfälligen Stühlen: Heiterkeit [HERING].

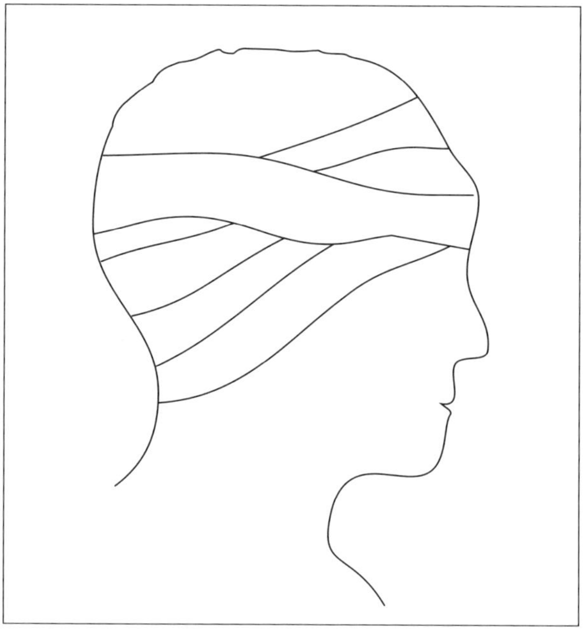

Abb. 9-6: Causa: Kopfverletzung

Aussehen: Es ist immer verführerisch, bestimmte Arzneimittel schon am Aussehen erkennen zu wollen. Da aber das Aussehen manchmal schon eine Idee gibt, möchte ich hier LATHOUD zitieren.

„Im allgemeinen korpulente, schwere, indolente, apathische Menschen mit langsamen Bewegungen.
Das Gesicht ist aufgedunsen, blaß, sieht schmutzig und manchmal gelblich aus. Neigung zu Tränenfluß, schwere Lider, trockene Lippen. Die Haut ist hier und da übersät mit kleinen Wärzchen."

Gemüt

Depression

Empfindlichkeit

Weinen bei Musik

Schwerfälligkeit im Denken

Wie für alle Natriumsalze gilt, der **Nat-s.**-Patient ist deprimiert, morgens am schlimmsten, und die Traurigkeit verschwindet nach dem Frühstück. Seine Empfindlichkeit macht sich zum Beispiel an Folgendem bemerkbar: Alle Dinge mit einem melancholischen Zug verschlimmern die Beschwerden, wie sanfte Musik, Kerzenlicht, gedämpftes Licht, Licht, das durch Kirchenfenster schimmert. Musik betrübt ihn und bringt ihn sogar zum Weinen.
Er erschreckt sich sehr leicht, kann durch Furcht oder Geräusch und im Schlaf aufschrecken.
Denken fällt ihm schwer, er ist oft gar unfähig zu denken.

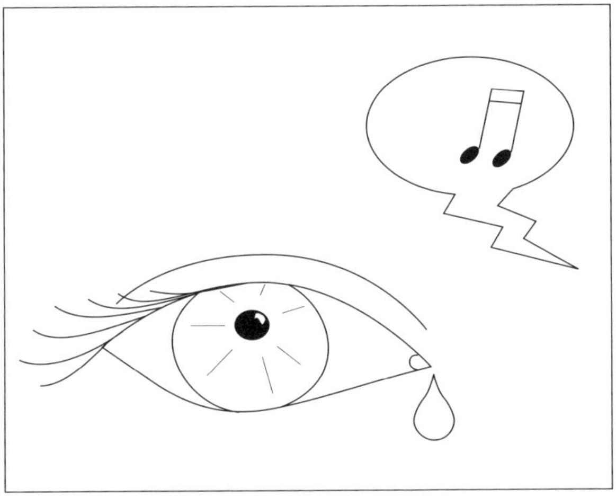

Abb. 9-7: Weinen bei Musik

Er ist sehr vergesslich. Geistige Anstrengung kann psychische Symptome auslösen. So redet er nicht gerne und mag auch nicht angesprochen werden. Natürlich ist es am schlimmsten morgens. So ist verständlich, dass der **Nat-s.**-Patient eine Abneigung gegen Gesellschaft hat, da er nicht nur ungern redet, sondern sich auch vor Menschenansammlungen und Gedränge fürchtet.

Redet nicht gerne

Er fürchtet sich allgemein vor den Menschen, vor Krankheit und vor seinesgleichen. Furcht vor dem Teufel. Große Angst, erzeugt vom Druck der Schwellung des Halses auf die Luftröhre. Die größte Angst –bisher einzig von **Nat-s.** bekannt – ist die Angst, sich zu erschießen. Seine Abscheu vor dem Leben ist so groß, dass er sich umbringen möchte, und er muss große Willenskraft aufbringen, um sich nicht zu erschießen. Er muss sich sehr zusammennehmen, um sich nichts anzutun (siehe unten).

Ängste

Suizidgedanken,
schwer zu kontrollierender Impuls, sich zu erschießen.

Clarke und Hering beschreiben das Symptom *Heiterkeit nach Durchfällen.* Nach Stuhlgang ist seine Stimmung gut. Auf den ersten Blick erschien mir dieses Symptom schwer nachvollziehbar, aber nachdem ich mir die Wirkung von einem Glas Glaubersalz als Eingang in die Fastenwelt klarmachte, kann ich mir vorstellen, dass es diese Heiterkeit ist, die sich bei manchen Menschen während dem Fasten einstellt.

Heiterkeit nach Durchfällen.

Psychische Veränderungen nach einer schweren Verletzung des Kopfes.

Gemütssymptome nach einer Kopfverletzung.

Kent beschreibt **Nat-s.** als eine gallige Konstitution. Ärger kann Gelbsucht verursachen.

Gallige Konstitution.

Sankaran leitet den Gemütszustand von **Nat-s.** aus seinen Träumen her:

- *ärgerlicher Traum davon, dass ein junger Bekannter sie missachtete;*
- *Traum davon, dass er sehr verletzt und provoziert war, weil man ihn beleidigt hatte;*
- *Traum, dass ihn irgendwelche Beleidigungen so in Aufregung brachten, dass er sich zu prügeln begann.*

Das zentrale Gefühl fasst er so zusammen:

Gefühl, von nahe stehenden Menschen verachtet, entehrt, verletzt oder nicht gewürdigt zu werden.

„Ich werde von dem Menschen, mit dem ich eine Beziehung habe (oder suche), verachtet, entehrt, verletzt oder nicht gewürdigt, und ich muss deshalb alles unternehmen, um seine Anerkennung und Wertschätzung zu erfahren."

Fürsorglich, verantwortungsbewusst, hilfsbereit, vertrauenswürdig.

Damit sie vom Partner in ihrer Beziehung anerkannt und gewürdigt werden, arbeiten **Natrium-sulfuricum**-Menschen hart, sind fürsorglich, verantwortungsbewusst, hilfsbereit und vertrauenswürdig. Sie möchten in unabhängiger Position sein und haben einen besonderen Stolz. Da sie sich aber alle Mühen machen, ihre Beziehung aufrecht zu erhalten, lassen sie zu, dass sie beherrscht oder unterdrückt werden, benachteiligt oder verspottet. Obwohl sie dies innerlich bedauern, sind sie von der Beziehung so sehr abhängig, dass sie ausgenutzt werden und schlechte Behandlung über sich ergehen lassen und sich dabei die ganze Zeit miserabel und unwürdig fühlen. Das kann sie sehr gereizt und ärgerlich machen. Aber die Reizbarkeit hält nicht lange an und ist gefolgt von Schuldgefühl und Reue, im Wechsel mit den Gefühlen der Entrüstung und des verletzten Stolzes.

„Angst davor, allein gelassen zu werden, weil sie sich dann selbst etwas zufügen".

BOERICKE: Muss Enthaltsamkeit üben.

Wenn die Beziehung zerbricht, fallen sie in tiefe Traurigkeit und Melancholie, meist ohne sie nach außen ausdrücken zu können. In diesem Stadium hegen sie suizidale Gedanken („Traurigkeit, mit Neigung zu Selbstmord"). Sie wollen nicht mehr leben. „Angst davor, allein gelassen zu werden, weil sie sich dann selbst etwas zufügen". Dieses Symptom zeigt, wie sehr der **Natrium-sulfuricum**-Mensch solch einen Impuls fürchtet, wie willensschwach er ist und wieviel Angst er hat, sich nicht mehr in der Gewalt zu haben. Er muss all seine Kraft aufwenden, um diesen Impuls unter Kontrolle zu halten.
Damit haben wir all die Eigenschaften, die bei **Natrium sulfuricum** zu beobachten sind:

Ängstlichkeit,
Schüchternheit,
Unentschlossenheit,
Mangel an Selbstvertrauen -
und die Furcht vor suizidalen Impulsen.

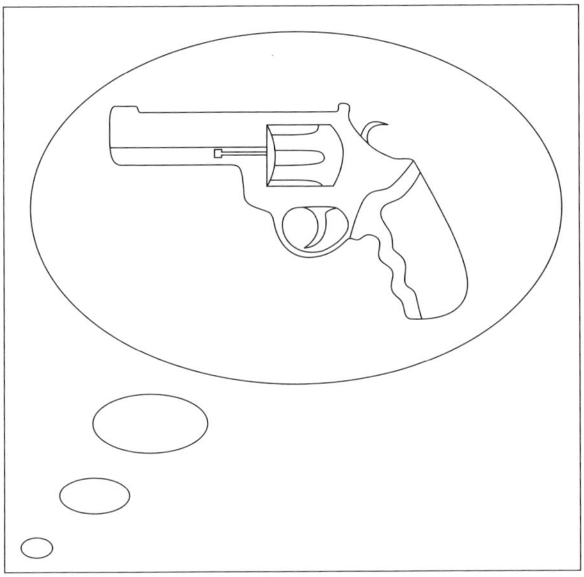

Abb. 9-8: Impuls, sich zu erschießen

Kein Erfolg

Nat-s.-Patienten leben in dem Glauben, dass nichts funktioniere: „Hat nie Erfolg". Sie können streitsüchtig sein (Träume vom Kämpfen) und tragen starke Gefühle von Verantwortung und Schuld mit sich herum.

Abgrenzung zu **Aurum metallicum**

SANKARAN stellte sich die Frage, warum **Aurum metallicum** dieses Symptom nicht hat (muss sich beherrschen, um sich nicht selber ein Leid zuzufügen), da es ansonsten dieselben Komponenten im selben Ausmaß hat. Zur Beantwortung dieser Frage müssen wir verstehen, was dieses Symptom wirklich bedeutet. *'Muss sich beherrschen'* vermittelt den Eindruck, dass man all seine Selbstkontrolle aufbringen muss. Dasselbe drückt sich in dem Symptom aus: *‚muss sich beherrschen, um sich nicht aus Lebensüberdruss zu erschießen.'*

Muss sich beherrschen.

Selbstmordgedanken, wenn allein gelassen.

Ein anderes Symptom ist: *‚Fürchtet, wenn allein gelassen, sich ein Leid anzutun'*. Der Mensch wird niedergeschlagen, hat das Gefühl, das Leben sei nicht lebenswert und hat Selbstmordimpulse. Was für ein Mensch wird vor einem solchen Impuls Angst haben? Es muss ein Mensch mit sehr schwachem Willen sein, der das Gefühl hat, dass er sich nicht selbst kontrollieren kann. Jemand, der all seine Willenskraft gebrauchen muss, um diesen Impuls zu beherrschen. Dies vermittelt uns den Eindruck eines schüchternen, unentschlossenen, ängstlichen und sehr, sehr willensschwachen Menschen. Wenn **Nat-s.** dieses Symptom hat, muss es sehr willensschwach sein.

Nat-s.-Patienten haben ein hohes Pflicht- und Verantwortungsgefühl, wie **Aurum**, aber **Aurum** ist **Natrium**

sulfuricum sehr entgegengesetzt in dem letztgenannten Merkmal, d. h., **Aurum** ist sehr willensstark, während **Nat-s.** sehr willensschwach ist. Der starke Wille von **Aurum** drückt sich durch das Symptom aus: *‚Wahnidee, er hat seine Pflicht versäumt und verdient daher Tadel'*.
SCHOLTEN beschreibt **Nat-s.** folgendermaßen:

Emotional verwahrlost,

der Familie entfremdet,
der Ehefrau entfremdet.

Aus der Gruppenanalyse von **Natrium** und **Sulfur** kommt als Thema für **Natrium sulfuricum** folgendes zum Vorschein: die Vorstellung, dass sie allein stehen in ihrer Liebe. Sie haben das Gefühl, keine Liebe zu kennen oder haben zu dürfen. Sie fühlen sich „emotional verwahrlost". Eine liebevolle Beziehung mit einem Partner scheint ihnen nicht beschieden zu sein. Im Repertorium finden wir als äquivalente Symptome: *„entfremdet ihrer Familie"* und *„entfremdet seiner Frau"*.

Eine Situation, in der **Natrium sulfuricum** wahrscheinlich oft notwendig ist, ist die von Ordensleuten in Klöstern, wenn das Gefühl entsteht, dass ihnen eine Beziehung verboten ist, dass sie sich in ihrer Liebe beschränken müssen.
Eine andere Variante dieses Themas ist das Gefühl, dem Partner verpflichtet zu sein. Manchmal kann sich das auch auf Kinder und Familie ausdehnen. Man fühlt sich für die Familie, für den Partner verantwortlich. Aber das schränkt einen zu sehr ein. Man kann das Gefühl bekommen, für sich selbst keine Zeit mehr haben, weil der Partner vorgeht. Aus diesem Grunde kann es auch sein, dass man Beziehungen aus dem Weg geht, weil „etwas Persönliches" erwartet wird.
Mit dem Mangel an Liebe kann auch eine Verminderung der Freude entstehen. **Nat-s.**-Patienten haben dann das Gefühl, keine Freude mehr zu haben oder haben zu dürfen. Sie werden sehr depressiv bis hin zu Selbstmordgedanken. Aber hierbei lassen sie sich auch von ihrer Familie und ihrem Partner zurückhalten. Sie haben das Gefühl, dass sie das ihrem Mann oder ihrer Frau nicht antun können. Es ist ihnen vom Gewissen her verboten, ihnen keine Liebe zu geben. Daher sagt VITHOULKAS (1991 b, Seite 141), dass sie zwar Selbstmord begehen wollen, sich aber von ihrem Partner und ihren Kindern zurückgehalten fühlen.

Gefühl, nackt zu sein.

Eine andere Variante zu diesem Thema ist das Gefühl, keine Kleidung anzuhaben. Wir können das auch so ausdrücken: *„Wahnidee, er sei nackt"*. Dieses letzte Symptom steht nicht in der Literatur, wurde aber durch VITHOULKAS (1991 b, Seite 142) in der Praxis bestätigt. In zwei Fällen, die er präsentierte, kam dieses Symptom zum Vorschein. Nach gründlichem Nachfragen, vor allem über psychische Probleme, sagt der Patient dann gereizt: „Doktor, Sie ziehen mich aus." Es ist, als ob er das Gefühl hat, sich niemandem bloßstellen zu können. Er schließt sich in seiner Kleidung ein.

Schwindel

Nach dem Essen wie betrunken, mit Besserung, wenn der Schweiß auf der Stirn zu perlen beginnt.

Schweiß bessert den Schwindel

Kopf

Die Überempfindlichkeit macht sich an der Kopfhaut bemerkbar. Die Haarwurzeln schmerzen beim Frisieren.
Heftige Kopfschmerzen besonders an der Gehirnbasis,

- als würde die Gehirnbasis von einem Schraubstock gequetscht,
- als würde eine Schraube hineingedreht,
- als wären die Knochen der Schädelbasis zerbrochen,
- als ob das Gehirn locker wäre und zur linken Schläfe fiele.

Schmerzen in Hinterkopf und Nacken, wie das Nagen eines Hundes.
Periodische Kopfschmerzen mit Erbrechen von Galle.
Schmerzen werden schlimmer, wenn er daran denkt.
Schmerzen nach Kopfverletzungen.
Spinale Meningitis: heftige quetschende quälende Schmerzen an der Hirnbasis. Kopf zurückgebogen. Opisthotonus.
Heißes Gefühl oben auf dem Kopf.
Stark nässende Ekzeme der Kopfhaut.

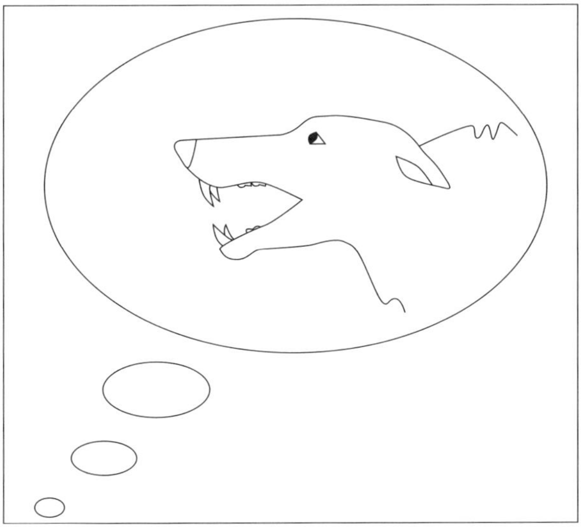

Abb. 9-9: Schmerzen wie das Nagen eines Hundes

Augen

Schweregefühl in den Lidern, die wie Blei herunterdrücken.
Jucken der Lidränder, besonders morgens.
Granulierte Lider.
Starke Lichtscheu. Kopfschmerzen, wenn er ins Licht schaut.
ALLEN: mit Ausnahme von **Graphit** hat kein Mittel eine so schreckliche Empfindlichkeit gegen Licht.

Ohren

Schmerzen, als ob sich etwas gewaltsam aus dem Ohr herausdränge,

- als würde das Trommelfell herausgedrückt,
- als würde sich etwas seinen Weg aus seinen Ohren heraus bahnen.

Blitzartig durch das Ohr fahrende Schmerzen bei feuchtem Wetter.
Stechende Schmerzen, die schlimmer werden, wenn der Patient aus der Kälte in einen warmen Raum kommt, oder bei feuchtem Wetter.
Stärkere Beschwerden auf der rechten Seite.
Mittelohrkatarrh, besonders rechts.
Abends Ohrensausen, ebenso bei Kälte und Fieber. Abends Hitze im rechten Ohr.
Als würden Glocken in den Ohren klingeln.

Nase

Hier macht sich besonders der chronische Katarrh der Schleimhäute bemerkbar: Grüngelber Schnupfen. Nachts kann die Nase mit Schleim verstopft sein. Der Schleim, der aus den hinteren Nasenöffnungen kommt, schmeckt salzig.
Niesen mit Fließschnupfen und Grippe. Epidemische Grippe. Fetzen trockenen Schleims kommen von oben aus dem Nasen-Rachen-Raum.
Nasenbluten vor und während der Regel, besonders nachmittags und abends.

Gesicht

Gedunsenes, blasses, manchmal gelbliches Gesicht mit kränklichem Ausdruck.
Die Lippen sind trocken und tragen oft Herpesbläschen.
Am Kinn finden sich kleine Pickel, die bei Berührung brennen.

Mund

Zäher, dicker, klebriger Schleim, der bitter schmecken kann. „Mein Mund ist immer voller Schleim". Immer wird Schleim ausgehustet, er kommt vom Magen hoch, aus der Speiseröhre, oder durch Aufstoßen. Der Schleim der aus der Luftröhre ausgehustet wird, ist immer übelriechend.
Die Zunge ist stark schmutzig-grünlichbraun belegt. Bläschen auf der Zunge.
Während der Menses Brennen am Gaumen. Der Mund ist trocken und brennt wie Pfeffer. Landkartenzunge. Dumpfes Gefühl im Mund.

Fallbeispiel:
Chronische Rhinosinusitis, posttraumatischer Kopfschmerz.

Dazu ein eigener Fall aus meiner Praxis:
1996 kam eine Mutter mit ihrem 11-jährigen Sohn in meine Praxis. Er sei immer verschleimt und könne überhaupt nicht durch die Nase atmen. Er versucht zu schnäuzen, es kommt aber nichts raus. Er hat immer das Gefühl, der ganze Körper ist voller Schleim. So hat er auch Bauchschmerzen. Er meint, beim Essen lässt der Schleim das Essen nicht rein. Angefangen hatte alles nach einer schweren Erkältung. Bei Erkältungen hat er auch immer einen Druck auf den Ohren. Die Bauchschmerzen sind morgens vor der Schule schlimmer. Er isst alles bis auf gekochtes Gemüse und auf keinen Fall Pilze. Vom Gemüt ist er eher ruhig, hat Angst vor Proben, hat einen hohen Anspruch und innere Unruhe vor Neuem. Hunde machen ihm Angst, und vor Gewitter hat er Angst. Er träumt oft in Fortsetzungen, zum Beispiel von einer Reise mit vielen Leuten, mit Freunden, im Bus, in einem Flugzeug, in einem Zug.
Ein anderes Problem sind Kopfschmerzen, die schlimmer sind bei Wetterwechsel und beim Lesen. Angefangen haben sie nach einem Sturz beim Snowboard Fahren. Er sei voll auf den Hinterkopf gefallen. Anschließend bekam er in der Woche darauf einen Fußball auf den Kopf.
Er bekam von mir **Nat-s.** Q1 wegen folgender Symptome:

- Allg. – Schleimabsonderung – vermehrt
- Ohren – Schmerz – drückend
- Abdomen – Schmerz – morgens
- Abdomen – Schmerz – morgens – beim Aufstehen
- Allg. – Speisen – Pilze – Abneigung
- Träume – in Fortsetzungen
- Träume – vom Fliegen
- Kopf – Schmerz – bei Wetterwechsel
- Kopf – Schmerz – Lesen verschlechtert
- Kopf – Schmerz – nach mechanischen Verletzungen

Zusätzlich überwies ich ihn in die Kinderklinik wegen des Verdachtes auf Mukoviszidose.
Nach 6 Wochen berichtet die Mutter, ein paar Tage nach Einnahme von **Nat-s.** lief die Nase, Eiter kam heraus, er habe nicht mehr so viel Schleim im Bauch. Er habe auch wieder Kopfschmerzen bekommen, allerdings nicht so stark wie sonst. Nach weiteren 6 Wochen war keine Verschleimung mehr da, nur ab und zu mal leichte Kopfschmerzen. Er könne sich in der Schule besser konzentrieren und es gehe ihm gut. So bekam er immer wieder bei Beschwerden **Nat-s.** in aufsteigenden Potenzen, zum Beispiel, wenn sich wieder Kopfschmerzen zeigten.

Zähne

Bei sykotischer Konstitution werden die Zähne locker und fallen aus. Das Zahnfleisch löst sich von den Zähnen. Rotes, geschwüriges, brennendes Zahnfleisch mit Bläschen. Schmerzen > durch kaltes Wasser und kalte Luft (vgl. **Coff.** und **Puls.**).

Innerer Hals

Chronische Halsentzündung mit reichlichem zähem weißen Schleim. Trockenes Gefühl im Hals. Halsschmerzen beim Schlucken von Speisen.
Beim Gehen Erstickungsgefühl im Hals.
Klumpen oder Ball im Hals.

Äußerer Hals

Das Mittel wird oft bei Kropf benötigt.

Magen

Gefühl eines Gewichtes im Magen. Gefühl, als sei der Magen durchbohrt.
Übelkeit nach stärkehaltigen Speisen abends. Beständige Nausea. Aufstoßen von klarem Wasser und bitterer Flüssigkeit. Nausea vor dem Frühstück.
Erbrechen von bitterem und saurem Schleim. Erbrechen von grüner Galle mit Koliken. Pulsieren des Magens nach dem Frühstück.
Empfindlichkeit gegen Kleiderdruck über den Hypochondrien.
Patient kann nur leichte Nahrung vertragen. Die Verdauung ist erheblich verzögert.

Verlangen

nach Eiswasser, Eis und Jogurt.

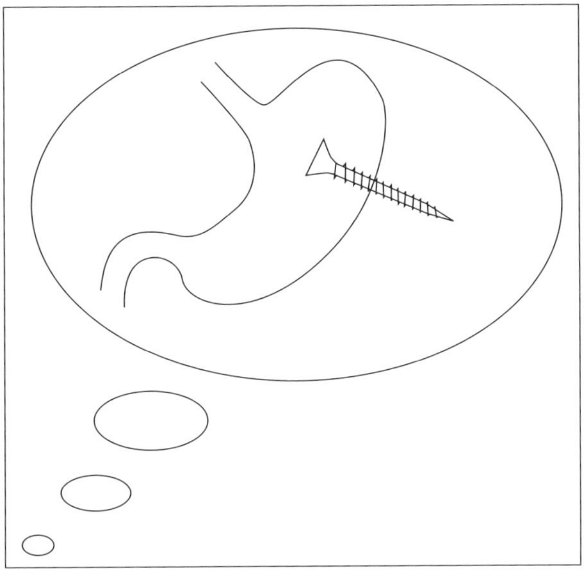

Abb. 9-10: Gefühl, als sei der Magen durchbohrt

Abneigung

gegen Fleisch und Brot, Jogurt, Pilze.

Unverträglichkeit

Stärkehaltige Speisen, besonders Mehlspeisen.

Abdomen

Ileozökalgegend

Schmerzen in der Ileozökalgegend, die für das Mittel ein Hauptangriffspunkt ist. Schmerzen und Empfindlichkeit im ganzen Leib. Gefühl von schmerzhafter Schwere im Leib mit Ausstrahlung zum Rücken. Leibschmerzen und Leeregefühl, gebessert durch Blähungsabgang und durch Aufstoßen. Schmerzhafte Krämpfe durch versetzte Winde. Schmerzen im Colon ascendens durch Blähungen. Schmerzen in der Zökumgegend. Das Mittel heilte viele Fälle, die dem Anfangsstadium von Appendizitis glichen. Schmerzen im ganzen Abdomen. Brennen im Bauch. Gefühl im Bauch, es sei eine Diarrhöe im Entstehen, gebessert durch Aufstoßen und abgehende Blähungen.
Krämpfe morgens vor dem Frühstück. Schmerzen von 16 bis 20 Uhr. Völlegefühl und gesteigerte Peristaltik mit Kollern und Glucksen mit oder ohne Diarrhöe. Viel Flatulenz. Kolikartiges Drängen zum Stuhl, es geht aber nur Wind ab. Unaufhörlicher Stuhldrang. Schmerzen

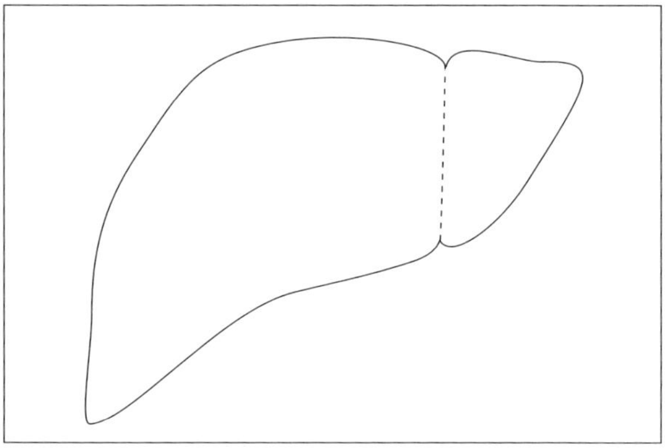

Abb. 9-11: Indikationsgebiet Leberleiden

wie gequetscht. Kann keine engen Kleider um die Taille ertragen.

Lebervergrößerung
Leberstau

Nat-s. hat viele Leberleiden geheilt. Leberstauung, Lebervergrößerung. Leberschmerzen durch Liegen auf der rechten Seite (BOERICKE: durch Liegen auf der linken Seite). Wundheitsgefühl und Stechen in der Leber beim Gehen.

Berührungsempfindliche Leber mit scharfen schießenden Schmerzen. Leberleiden infolge geistiger Anstrengung und Ärger. Die Leber scheint übermäßig viel Galle zu produzieren. Krankhaft veränderte dickflüssige Galle, die leicht Gallensteine bildet. KENT: **Nat-s.** veranlasst die Bildung gesunder Galle, da es das natürliche Auflösungsmittel für Gallensteine ist, wenn es im homöopathischen Dosen und in langen Abständen gegeben wird. Das Mittel hat oft Gallensteinkoliken geheilt und in vielen Fällen Gallensteine abgetrieben. Chronischer Durchfall nach Leberleiden. Gefühl eines Gewichtes im rechten Hypochondrium, in der Lebergegend.

Dazu drei Fälle von Kent:

Fallbericht: Gallensteinkoliken, menstruelle Kopfschmerzen, Suizidalität.

1. Fall: 37-jährige verheiratete Frau mit erwachsenen Kindern. Kopfschmerzen mit nachfolgendem Galleerbrechen seit mehreren Jahren. Dunkelrotes Gesicht. Hitze erleichtert die Schmerzen. Die Schmerzen beginnen im rechten Auge und dehnen sich auf die Stirn aus mit gleichzeitigem Zerrungsgefühl im Hinterkopf. Schmerzen im Sakrum, nach den Hüften ausstrahlend, schlimmer auf der rechten Seite. Nervös, leicht aufgebracht, ängstlich. Sehr schwer zufriedenzustellen. Hatte vor drei Monaten Gallensteinkoliken. Kalte Füße. Während der Menstruation Kopfschmerzen, 16 Jahre lang. Die Menstruation fließt dick, klumpig, dunkel und dauert einen Tag. Heller Stuhl während der Krank-

heitsattacken; dunkler Stuhl, wenn die Patientin sich besser fühlt.
Sie muss sich beherrschen, um nicht Selbstmord zu begehen. Zeitweise langsamer Puls. Immer müde. Rissige Zunge. Der Chirurg hatte wegen der Gallensteine eine Operation angeordnet. **Nat-s.** heilte, die Gallensteine gingen ab.

Fallbericht: Gallensteinkoliken, Harnwegsbeschwerden.

2. Fall: Beruflich angestrengt tätiger Mann. Gewicht 180 Pfund. Alter 40 Jahre. Dumpfe Schmerzen in der Gallenblasengegend. Gallensteinkoliken nach Verdauungsstörungen. Muss im Zimmer herumgehen, da Liegen keinerlei Erleichterung bringt. Nur einmal war der Stuhl hell gefärbt. Schmerzen in der Nierengegend, im Becken und in den Beinen. Wolkig getrübter Urin. Nachtröpfeln nach dem Wasserlassen. Dumpfe, heftige Schmerzen rechts hinter den unteren Rippen. Ständige Schmerzen, die rechts bis zum Nabel ausstrahlen; stechende Schmerzen in der Brust. Schmerzen im Duodenum, schlimmer nach dem Essen. **Nat-s.** heilte. Der Patient ist wieder ganz gesund.

Fallbericht: Gallensteinkoliken, Obstipation.

3. Fall: 64jährige Frau. Diarrhoe, Stuhl wässrig, manchmal kalkig, vergrößerte Leber, Umklammerungsgefühl in der Gallenblase, Gallensteinkoliken. Der Chirurg hatte zur Operation geraten. Schwächeanfälle nach dem Stuhlgang mit Kältegefühl. Schwindel beim Bücken, Liegen oder Gehen. Anfälle von starkem Herzklopfen, seelische Depression, durstlos, unternormale Temperatur, empfindlich gegen jede Erschütterung des Abdomens. Flatulenz und Kollern im Leib, Beine bis zu den Knien kalt, kalte Hände, viel Aufstoßen, schlimmer nach den Mahlzeiten, empfindlich gegen Wetterwechsel, nervös und schlaflos vor einem Sturm, wundes, ziehendes Gefühl in der Leber, Darmträgheit, verzögerte Verdauung, Schweregefühl in Armen und Beinen, Frösteln längs des Rückens, kann nicht auf der rechten Seite liegen, Urin reichlich. Patientin schläft spät ein. **Nat-s.** bewirkt einen radikalen Wechsel in ihrem Befinden, es sind keine Anzeichen für Gallensteine mehr vorhanden.

Rektum

Nash beschreibt **Nat-s.** als eines unserer Mittel gegen Diarrhoe: plötzlich, dringlich, schießend mit reichlich Blähungen. Beim morgendlichen Erheben, sobald man auf den Füßen steht, im Gegensatz zu **Sulfur**, das aus dem Bett getrieben wird.
Nach einer kurzen Zeit feuchten Wetters, Leben oder Arbeiten in Kellerwohnungen; nach stärkehaltigen Speisen, nach Gemüse, Obst, Gebäck, kalten Getränken und Eis. Diarrhoe wechselt mit Verstopfung ab. Zu

jeder Tages- und Nachtzeit, aber hauptsächlich morgens und abends.
KENT: **Nat-s.** hat viel Fälle von chronischer Diarrhoe geheilt mit unfreiwilligem Stuhlabgang.
Jucken und Kribbeln im Anus. Blutende Hämorrhoiden. Warzenartige Wucherungen. Schmerzen beim Stuhlgang.

Stuhl

Spritzend, grünlich, dünn, stinkend, blutig. Erhebliche Mengen. Vor und während der Entleerung schmerzhaftes Rumoren und Abgang von Winden.

Fallbericht:
Akute Enterokolitis

Dazu ein Fall aus meiner Praxis:
Ende 2000 ruft mich eine Mutter wegen ihrem Sohn (3 J.) an. Sie sind aus Indien wieder gekommen. Seit sie hier sind, hat er Durchfall. Der Stuhl geht ab wie ein Wasserfall, sieht gelbgrün aus und stinkt fürchterlich. Zusätzlich hat er eine Erkältung. Das rechte Ohr fing an zu jucken, und die Nase ist voller Schleim. Er spuckt auch dauernd Schleim aus dem Rachen. Er schwitzt unheimlich viel. Zusätzlich hat sich dann ein Husten eingestellt. Der schlimmste Durchfall war am Morgen, nachdem er aufgestanden war. Er ist schlecht drauf. Er weint herzzerreißend; wenn etwas nicht so läuft wie er will, bricht die Welt zusammen, so die Aussage der Mutter. Als die Mutter ihn fragt, ob ihm etwas weh tut, antwortet er zu meinem Erstaunen: „Mama ich erkläre dir jetzt etwas. Da ist ein Lastwagen mit zwei Anhängern, der fährt den Berg runter. Es ist viel Schnee, er rutscht runter, unten ist ein Wald, da rutscht er in den Wald, da ist ein Weg, da kann er weiter fahren."
Nach einer Untersuchung gab ich ihm **Nat-s.** C200, einmal 2 Globuli. Zuhause sollte er sich 5 Globuli auflösen und immer bei Bedarf 1 Teelöffel nehmen. Zusätzlich schickte ich wegen Verdacht auf pathogene Keime (Indienreise) Stuhl ins Labor. Am nächsten Tag rief die Mutter an. Er sei gestern noch Rad gefahren und es gehe ihm gut, es ist kein Durchfall mehr aufgetreten, und aus der Nase kam jede Menge gelbgrünes Sekret. Die Nacht hatte er gut geschlafen.

Niere

Parenchymatöse Nierenentzündung nach Scharlach oder Malaria.

Blase

Überreichliche Harnproduktion.

Urethra

Urethritis, Ausfluss grünlich, dick und schmerzlos.
Brennen vor und nach der Miktion.

Urin

Glukosurie und Polyurie

Phosphaturie

Hinterlässt im Gefäß einen weißen Rand oder Ziegelmehlsatz.
Glykosurie und Polyurie. Vermehrter Gallenfarbstoff im Urin.
Phosphaturie mit reichlichem geleeartigem Sediment im Uringefäß.
Der Patient muss nachts oft aufstehen zum Urinieren.
Brennen während und nach dem Urinieren.

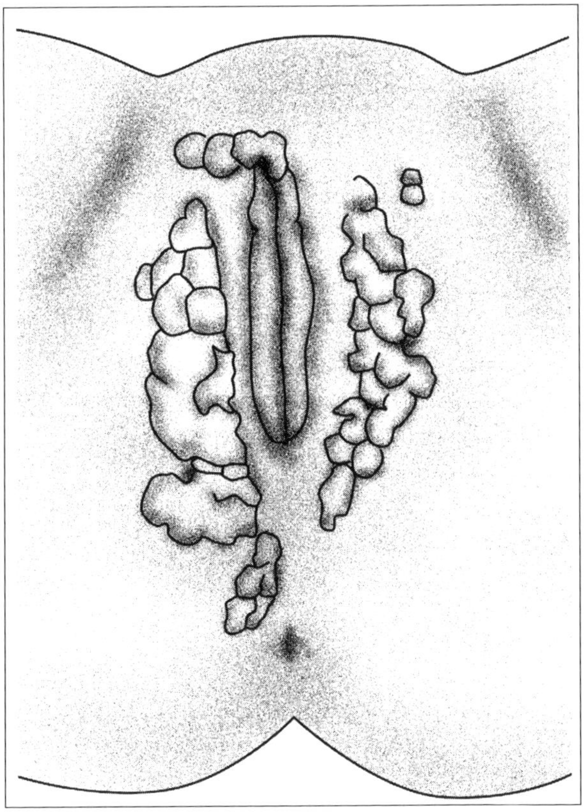

Abb. 9-12: Kondylome

Männliche Geschlechtsorgane

Kondylome

Gesteigerter Trieb mit schmerzhafter Erektion.
Dicker gelbgrüner Ausfluss aus der Urethra.
Weiche fleischige Kondylome.
Jucken an Penis und Skrotum mit Brennen nach Kratzen.
Ödeme des Skrotums und der Vorhaut.

Weibliche Geschlechtsorgane

Herpes vulvae
Chronische Gonorrhoe

Bei einem sykotischen Mittel findet man erwartungsgemäß Herpes vulvae und chronische Gonorrhoe mit gelblich-grünlichem Ausfluss. Typisch ist der Verlust der Sensibilität in diesem Körperteil.
Verzögerte Menses, das Blut ist klumpig, scharf, und reizt die Haut der Vulva und der Oberschenkel bis zum Wundwerden.
Leukorrhoe reichlich, grünlich scharf, brennend und die Innenfläche der Schenkel reizend, schlimmer durch Waschungen und Scheidenspülungen.
Leukorrhoe mit Heiserkeit. Begleiterkrankungen bei den Menses: Nasenbluten und Kopfschmerzen.

Larynx und Trachea

Viel dicker zäher Schleim.

Atmung

Kindliches Asthma

Atemnot bei feuchtem Wetter.
Kent schreibt: Wenn ein Kind an Asthma leidet, sollte man als erstes an **Nat-s.** denken.
Asthma ist, wenn es vererbt ist, eines der sykotischen Leiden nach Hahnemann. Wenn sich die Brust mit Schleim füllt, von Schleim rasselt, wenn große Mengen weißen Schleimes ausgeworfen werden, muss man an **Nat-s.** denken.
Asthma mit Anfällen um 4 oder 5 Uhr morgens.
Asthma durch ungewöhnliche Anstrengungen.
Jede neue Erkältung bringt einen Asthmaanfall.
Dauerndes Verlangen, tief und lange einzuatmen.

Husten

Heftige Hustenattacken durch Reiz im Kehlkopf, dabei reichlicher weißer, zäher Auswurf.
Bei jedem Hustenanfall hat er solche Brustschmerzen, dass er sich aufsetzen und die Brust mit den Händen halten muss.
Der Patient springt im Bett auf, weil ihn der Husten so schmerzt.

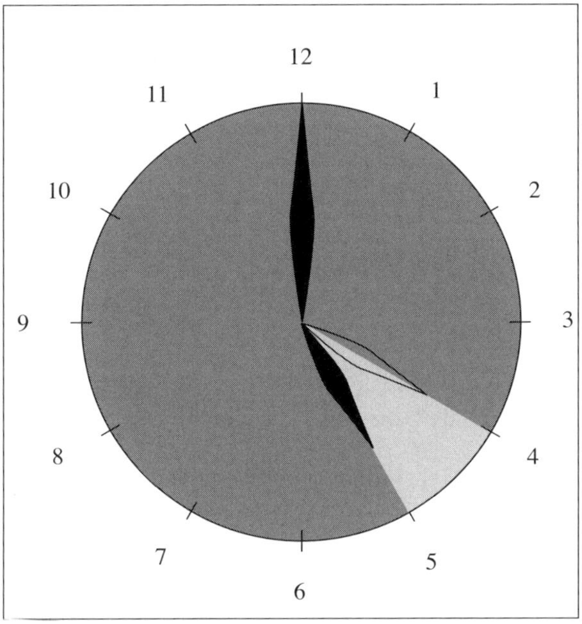

Abb. 9-13: 4–5 Uhr morgens

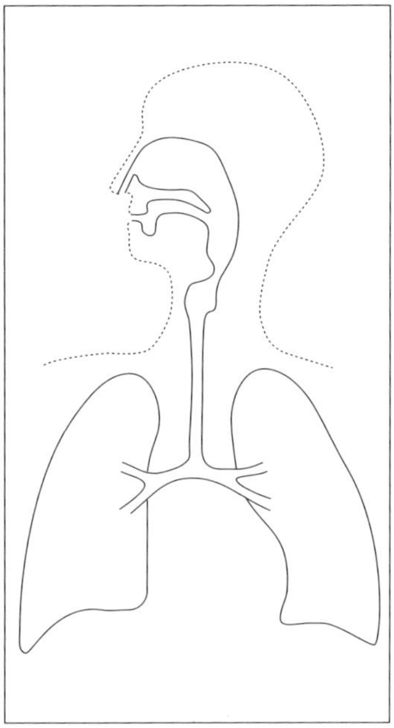

Abb. 9-14: Beschwerden der Atemwege

Typisch ist ein lockerer Husten mit Wundheit und Schmerzen durch die Basis der linken Lunge (wie bei **Bry.**, nur da ist er trocken).
Der Schmerz durch die untere Seite der linken Brust ist für **Nat-s.** ebenso charakteristisch wie für **Kali-c.** der Schmerz durch die rechte untere Brust.
Husten mit einem Leeregefühl in der Brust.

Lockerer Husten mit Wundheit und Lungenschmerzen unten links.

Auswurf

Der Auswurf kann blutig, grüngelb, eitrig, weiß, zäh sein.
Auswurf kann dick sein und trotzdem leicht kommen.

Dazu ein eigener Fall aus meiner Praxis.
1998 kommt eine Mutter mit ihrem 5-jährigen Sohn zu mir zur Erstanamnese. Er habe immer wieder abgehackten Husten. Erst kommt eine Erkältung, dann Halsschmerzen und dann dieser hackende Husten, den ganzen lieben langen Tag lang. Es macht die Mutter mürbe. Die Mutter meint, es habe nach einer Scharlachkrankheit angefangen. So alle 3 Wochen habe er wieder einen Infekt. Sie war mit ihm schon bei sehr vielen Ärzten, auch Homöopathen, und gab mir eine lange Liste von homöopathischen Mitteln, die er alle schon bekommen hatte.
Er habe auch immer wieder Bauchschmerzen, die besser sind nach dem Essen. Essensmodalitäten waren

Fallbeispiel:
Reizhusten, rezidivierende Kopfschmerzen.

etwas schwierig auszufragen, da er makrobiotisch ernährt wird. Er sei sehr dickschädelig, hatte sich immer an die Beine der Mutter geklammert und gespuckt, wenn sie weg gehen wollte. Er sei ein Kamikaze-Kind, sehr schmerzunempfindlich. Er ist sehr eifersüchtig auf seinen Bruder. Wenn er zornig ist, legt er sich auf den Boden, trampelt gegen die Wand oder hält die Luft an, wird puterrot. Hat eine Fäkalsprache, macht Witze, lacht sich kaputt. Kaut Fingernägel und beißt sich oft auf die Unterlippe. Er spielt auch oft mit den Genitalien.

Hat immer mal wieder Kopfschmerzen, bei denen er sehr lichtempfindlich ist. Die Nase ist ständig verstopft. Er konnte lange nicht die Nase putzen. An der Innenseite der Oberschenkel hatte er immer wieder Pickel.

Ein Dreivierteljahr gab ich ihm verschiedene homöopathische Medikamente (**Phos., Stram., Tarent.** usw.), mit zum Teil geringer Besserung, aber mit konstanter Regelmäßigkeit hatte er wieder einen Infekt und hustete wieder. Dann bekam ich endlich die rettende Idee. Er kam wieder in die Praxis mit Husten. Den Tag davor hatte er Fieber. Beim Husten tat ihm die Brust links unten weh. Ich hörte ihn ab und hörte am linken unteren Lungenrand ein Rasseln. So schaute ich ins Repertorium unter der Rubrik *„Brust, Entzündung, Lunge links unten"* und sah die Mittel **Chel.**, **Nat-s.** und **Sulf.** Mehr aus Verzweiflung gab ich ihm **Nat-s.** D6.

Zu meinem großen Erstaunen meldet die Mutter am nächsten Tag, ihm gehe es besser, er habe so toll gespielt, sonst streite er immer nur mit seinen Brüdern. Der Husten sei zwar noch da, aber nicht mehr schmerzhaft.

Nat-s.-Symptome: chronischer Katarrh, Periodizität, Brustschmerzen beim Husten links unten, Empfindlichkeit.

Im Laufe der Monate bekam er immer wieder **Nat-s.** in aufsteigenden Potenzen, und es geht ihm psychisch wie körperlich ausgezeichnet. Er bekommt zwar immer noch öfters eine Erkältung, aber er bekommt dann sofort **Nat-s.** und es entsteht keine Bronchitis mehr.

Später beschrieb mir die Mutter noch ein Symptom, das ich schon öfters gehört hatte, aber nie mit einem Medikament in Verbindung bringen konnte. Er mag sich auf keinen Fall die Nägel und die Haare schneiden lassen. Vielleicht ist dies typisch für **Nat-s.**? **Nat-s.** hat die Empfindlichkeit und den Bezug zu Fingern, Nägeln und Haaren.

Brust

KENT: Bronchitis und Pneumonie bei sykotischen Patienten sind ohne dieses Mittel manchmal schwer zu heilen.

Wundes Gefühl in der Brust beim Husten, besser, wenn die Brust mit den Händen gestützt wird.
Periodizität: Bei sykotischen Patienten jedes Frühjahr.
Hautausschläge auf der Brust.
Schwellung und Eiterung der Achseldrüsen.
Herzklopfen wie bei allen Natriumsalzen.
Gefühl, als fülle das Herz die ganze Brust aus.

Als fülle das Herz die ganze Brust aus.

Rücken

Schwäche, empfindliche Wirbelsäule.
Durchbohrender Schmerz zwischen den Schulterblättern.
Wunde Schmerzen in der Lenden- und Kreuzbeingegend.
Kreuzschmerzen nachts, so dass sich der Patient auf die rechte Seite legen muss, < morgens.
Schmerzen im Kreuz, wenn der Harndrang unterdrückt wird.
Beim Ausziehen Stechen im Rücken und Jucken.
Vor Schmerzen im Sakrum kann der Patient auf keiner Seite richtig liegen.
Laut KENT wurde **Nat-s.** als Epidemiemittel bei zerebrospinaler Meningitis angewandt, wenn die Schmerzen im Hinterkopf und Nacken wie das Nagen eines Hundes beschrieben wurden und der Kopf rückwärts gebogen war.

Extremitäten

Rheumatische Schmerzen bei feuchtem Wetter, schlimmer in der Ruhe.
VOISIN beschreibt die Anwendung von **Nat-s.** bei „Barometer-Rheumatismus".

Barometer-Rheumatismus

Typisch ist, dass **Nat-s.**-Patienten schon 1–3 Tage vor einem Wetterwechsel von trocken nach feucht, während der Nässeperiode und danach Beschwerden haben.
Chronische Schmerzen in den Gelenken, periartikulären Geweben und Muskeln.
Schmerzen im rechten Hüftgelenk bei Bewegung.
Hüftschmerzen beim Aufstehen vom Sitzen. Stechen in der linken Hüfte. Die Hüftschmerzen strahlen bis ins Knie aus. Knacken der Gelenke. Chronische Gicht.
Steife Knie. Schwäche in den Beinen. Reißende Schmerzen in den Waden und Achillessehnen.
Schmerzen in den Gliedern beim Ausruhen. Die Schmerzen zwingen zum häufigen Ändern der Stellung.
Charakteristisch sind die Nageleiterungen.

Nageleiterungen

Schwäche in den Händen. Schmerzen in den Beugemuskeln beim Greifen nach Gegenständen. Zittern in den Händen, morgens beim Aufwachen und beim Schreiben.

Schwellung der Finger und Füße bei feuchtem Wetter

Gewichtszunahme, Schwellung der Finger und Füße bei feuchtem Wetter.
Die Handteller schälen sich und schmerzen, sie sondern eine wässrige Flüssigkeit ab. Nässendes Ekzem.
Geschwüre an der Außenseite der Schenkel. Jucken zwischen den Zehen.
Schwellung der Achseldrüsen.
Wie bei **Sulfur** tritt nachts Brennen der Fußsohlen auf, das sich bis zu den Knien hinauf und von den Knien wieder abwärts zieht.
Zucken der Hände und Füße im Schlaf.

Schlaf

Fantastische Albträume, vom Kämpfen, von laufendem Wasser (BOERICKE), als mache sie eine ängstliche Fahrt auf dem Wasser, als flöge sie in der Luft und fürchte zu fallen, als werde sie in Raufereien verwickelt.

Frost

Fröstelt ständig, besonders von 18 bis 21 Uhr, wird selbst nachts im Bett nicht warm.

Hitze, Fieber

Fieber mit Galleerbrechen, remittierendes und intermittierendes Fieber.

Haut

Nässende Ekzeme

Feuchte, reichlich nässende Ekzeme, Pemphigus, Wasserblasen oder Bläschen, die eine gelbliche Flüssigkeit enthalten und sich mit einer gelben Kruste bedecken, wenn sie aufgeplatzt sind.

Bartflechte

KENT beschreibt das „Barbier-Ekzem“ als eine der typischsten sykotischen Erkrankungen (Sycosis menti), eine Erkrankung der Haarfollikel. Sie ist manchmal sogar ansteckend.

Venerische Warze

Die nächsttypische Form der Sykose ist die venerische Warze, bekannt als gonorrhoische Warze.
Hautausschläge, die jedes Frühjahr wiederkehren (vgl. **Psor.**).
Juckreiz beim Entkleiden, vor allem an den Zehen, wenn er sich am Abend die Socken auszieht.
Knotige Eruptionen auf dem Kopf oberhalb der Ohren, auf der Stirn und auf der linken Seite des Nackens sowie in der Mitte der Brust.
< Waschen und feuchtes Wetter im Frühjahr.

Allgemeines

Schwäche nachts und morgens (besser nach dem Frühstück) und nachmittags (besser nach Gehen). Thrombose mit Verschlimmerung bei Nässe.

Wichtige Als-ob-Symptome

Kopf:
- als ob das Gehirn nach einer Seite fallen würde,
- Schmerz in Hinterkopf und Nacken wie das Nagen eines Hundes.

Ohr:
- rechtes Ohr wie verstopft,
- schlaffes Gefühl,
- Schmerzen, als ob sich etwas einen Weg nach außen bahnen wolle.

Abdomen:
- Leber wie wund beim Gehen.

Atemwege:
- Gefühl der Hinfälligkeit in der Brust,
- Leeregefühl in der Brust beim Einatmen,
- Wundes Gefühl in der Brust beim Husten,
- Gefühl, als fülle das Herz die ganze Brust aus.

Natrium sulfuricum bei Kindern

Neugeborenen-Ikterus

Erprobt für die Behandlung von physiologischer oder hämolytischer Gelbsucht der Neugeborenen.
Die Kinderärztin Hedwig Imhäuser empfiehlt **Nat-s.** bei Schnupfen der Säuglinge mit gelbgrünem Sekret, bei Bronchitis mit lockerem aber trotzdem schmerzhaftem Husten, bei Asthma bronchiale, das sich bei Nebel und in feuchter Wohnung verschlimmert, und bei Diarrhöe, besonders morgens, nach den ersten Bewegungen oder nach dem Frühstück – die Stühle sind wässrig mit harten Kotknöllchen, spritzend unter Abgang von vielen Blähungen; Kollern im Bauch – und bei Hautausschlägen, die in jedem Frühjahr wiederkommen. Sie beschreibt die Kinder als überaus frostig, selbst im Bett.

Bei welchen Krankheiten wird es empfohlen?

Diabetes

Wenn ein Diabetes Folge von Störungen der Pankreasinkretion ist, kann **Nat-s.** das fehlende Gleichgewicht wieder herstellen.

Hämophilie
Leukämie

Mezger: **Nat-s.** wird oft als gerinnungsförderndes Mittel bei Hämophilie und ähnlichen Zuständen empfohlen. Leukämie.

Thromboserisiko

Thromboserisiko (vgl. die anfangs beschriebene Wirkung von Glaubersalz im Darm, die in der Folge zur Eindickung des Blutes führt).

Vergleichsmittel

Ähnlich in vielen Beziehungen: **Nat-m., Sulf., Thuja, Merc., Ars.**
Antidot bei Chinin-Missbrauch.

Vergleichsmittel

Tabelle 9-5

Allgemein	Carlsb., Nat-m., Sulf.
bei Sykose	Maland., Vacc., Vario., Thuj., Nit-ac., Sabin., Sil., Merc.
bei hydrogenoiden Zuständen	Aran.
< feuchtes Wetter	Dulc. (passt vor allem für Rheumatiker, die in einer feuchten Wohnung oder Gegend wohnen)
Unfähigkeit zu denken	Nat-c.
> Bewegung	Rhus-t. (deutlichere Verschlechterung in Ruhe und bei beginnender Bewegung, mit Steifigkeit, deutlichere Besserung durch fortgesetzte Bewegung)
Gelbsucht durch Ärger	Cham.
Sekrete dick und grünlich	Thuja Kali-i. (Sekrete sind reizender)
Augensymptome	Graph., Hep., Sulf.
Zahnschmerz > durch Kälte	Coff., Puls., Cham.
Granuläre Lider, wie kleine Bläschen	Thuj.
Husten und Diarrhoe	Bry.
Thoraxschmerzen > beim Halten mit beiden Händen	Nicc. (rechte Lunge: Bry.)
Hüfterkrankung, > durch Bewegung, < durch Feuchtigkeit,	Rhus-t.
chronische Gicht	Lyc.
Achillessehnenentzündung	Valer.
Kleiderdruck <	Lach., Lyc. (> Nat-m.)

Lernziele

- Sich eingehend mit dem Arzneimittelbild von **Natrium sulfuricum** beschäftigen,
- wichtige psychische und körperliche Arzneisymptome und die wesentlichen Modalitäten von **Natrium sulfuricum** kennen,
- **Natrium sulfuricum** gegen ähnliche Arzneimittel, z. B. **Thuja, Sulfur, Arsenicum album, Mercurius solubilis** und die anderen Natriumsalze abgrenzen können.

Literatur

Allen, T. F.: The Encyclopedia of Pure Materia Medica (s. Anhang)
Boericke, William: Homöopathische Mittel und ihre Wirkungen (s. Anhang)
Büdingen, Angela von: Gereimte Homöopathie
Clarke, J. H.: Praktische Materia Medica (s. Anhang)
GEO Explorer Nr. 4/ April 2000
Hackl, Monnica: Als-ob-Symptome in der Homöopathie. Sonntag Verlag, Stuttgart
Hering, C.: The Guiding Symptoms of Our Materia Medica (s. Anhang)
Homöoquest Lernkartei
Imhäuser, Hedwig: Homöopathie in der Kinderheilkunde. Haug Verlag, Heidelberg
Kent, J. T.: Homöopathische Arzneimittelbilder, 3 Bände. Haug Verlag, Heidelberg 2001
Kent, J. T.: Natrium sulphuricum und Sykosis
Lathoud, J. A.: Materia Medica, 3 Bände. O-Verlag 1996
Mezger, Julius: Gesichtete Homöopathische Arzneimittellehre (s. Anhang)
Moskowitz: Homöopathie für Schwangerschaft und Geburt.
Nash, E. B.: Leitsymptome in der Homöopathischen Therapie. Haug Verlag, Heidelberg
Sankaran, Rajan: Das geistige Prinzip der Homöopathie
Sankaran, Rajan: Die Seele der Heilmittel
Scholten, Jan: Homöopathie und Minerale
Stauffers Homöopathisches Taschenbuch.
Voisin, Henri: Materia medica des homöopathischen Praktikers. Haug Verlag, Heidelberg

10 Acidum nitricum

Saskia Heisig

Der Ausgangsstoff

Salpetersäure – HNO_3 – ist eine klare Flüssigkeit, die unter Lichteinwirkung Stickstoffdioxid abgibt und sich dabei rot-orange verfärbt. Neben Salz- und Schwefelsäure ist sie eine der stärksten Säuren und zersetzt sogar Edelmetalle wie Silber. Nur Gold und Platin sind beständig. Da man mit ihrer Hilfe Silber aus Gold herauslösen kann, wurde sie früher auch als Scheidewasser bezeichnet.

Salpetersäure, „Scheidewasser“; eine der stärksten Säuren; zersetzt alle Edelmetalle außer Gold und Platin

In der Natur kommt Salpetersäure nur selten vor. Salpetrige Säure (HNO_2) entsteht, wenn sich die aus Abgasen stammenden Stickoxide im Wasser der Wolken lösen. Dadurch werden der saure Regen und das Waldsterben verursacht.

Bestandteil des sauren Regens → Waldsterben

Für die chemische Industrie ist Salpetersäure eines der wichtigsten Zwischenprodukte zur Herstellung von Düngemitteln. Mithilfe von Nitriersäure, einem Gemisch von Salpeter- und Schwefelsäure können viele Sprengstoffe hergestellt werden. Nitriert man Glycerin, entsteht Nitroglycerin, eine hochexplosive Flüssigkeit, die schon bei geringen Erschütterungen explodiert. Auch Dynamit, TNT und Hexogen, einer der stärksten Sprengstoffe, werden unter Zusatz von Salpetersäure hergestellt. Kaliumnitrat, ein Salz der

Herstellung von Düngemitteln und Sprengstoffen

Abb. 10-1: Sprengstoff

Abb. 10-2: Ätzender Stoff

Salpetersäure, ist Bestandteil des Schwarzpulvers. Salpetersäure ist ein starkes Oxidationsmittel. Holz oder Stroh können sich bei Kontakt spontan entzünden.

Starkes Oxidationsmittel

Kommt die Haut mit Salpetersäure in Kontakt, verfärbt sie sich gelb und die obersten Hautschichten werden zerstört. Konzentrierte Salpetersäure kann schwere Verätzungen der Haut verursachen. Da sie jedoch das enthaltene Eiweiß koaguliert, schafft sich die Haut bis zu einem gewissen Grade selbst eine Barriere. Das Einatmen der Dämpfe führt zu massiver Schädigung der Atemwege, das Verschlucken zu Verätzungen im Magen-Darm-Trakt.

Verätzungen von Haut und Schleimhäuten

Toxikologie

Haut:
Verätzung, Gelbfärbung

Kontakt mit der Haut verursacht je nach Konzentration und Einwirkzeit Reizung, Verätzungen I.-III. Grades, oder eine persistierende Gelbfärbung.

Atemtrakt:
Lungenödem
Lungenfibrose

Im Atemtrakt bewirkt die Säure beim Einatmen der Dämpfe Schleimhautirritationen, Bronchospasmus, Lungenödem und chemische Pneumonitis. Das Auftreten einer Lungenfibrose nach verlängerter Exposition wird diskutiert.

Augen:
Konjunktivitis
Hornhautulzera

An den Augen entsteht eine Konjunktivitis sowohl durch direkten Kontakt, als auch nach Exposition im Rauch; Hornhautulzera und -nekrosen, Visusverlust bis hin zur Erblindung kann der Kontakt mit flüssiger Salpetersäure verursachen. Darüber hinaus kann Oxidation eine Trübung der Linse bewirken.

Abb. 10–3: Hautverätzungen

Orale Aufnahme hat Übelkeit, starkes retrosternales Brennen und blutiges Erbrechen zur Folge. Eine hämorrhagische Gastritis, Verätzungen I.-III. Grades, Nekrosebildung, Schock, Glottisödem mit Ateminsuffizienz, Perforation.

Verdauungstrakt: Hämorrhagische Gastritis

Methämoglobinämie, Hämolyse, und metabolische Azidose können weitere Vergiftungsfolgen sein.

Systemisch: Hämolyse, metabolische Azidose

Längere Exposition bei geringen Konzentrationen kann Gelbfärbung und Erosionen der Zähne verursachen.

Zähne: Gelbfärbung, Erosionen

Allopathische Verwendung

In früherer Zeit wurde Salpetersäure als Ätzmittel bei Warzen und warzenartigen Auswüchsen eingesetzt. Darüber hinaus kam sie äußerlich bei sich ausbreitenden Geschwüren, bei Schanker und bei Bissen mit Vergiftungsfolge zur Anwendung. Innerlich verabreichte man die verdünnte Säure bei Fieber, um Durst zu stillen sowie bei Bronchitis und Tuberkulose, um die übermäßigen Absonderungen zu verringern. In verdünnter Form wurde es zur Auflösung von Blasensteinen in die Blase injiziert.

Ätzmittel bei Warzen und Geschwüren

Durststillung bei Fieber

Auflösen von Blasensteinen

Homöopathische Mittelwirkung

Die Vergiftungserscheinungen sowie die Körperregionen und Erkrankungen, die den allopathischen Anwendungsbereichen von Salpetersäure zugeordnet waren, stehen in enger Beziehung zur Wirkung des homöopathischen Arzneimittels **Acidum nitricum** (**Nit-ac.**). Mehr oder weniger spezifisch finden sich die Erscheinungen im Arzneimittelbild wieder und die Wirkung von **Nit-ac.** auf den Organismus lässt sich gut nachvollziehen.

Übergänge von Schleimhaut zu Epidermis betroffen

Nit-ac. entfaltet seine Wirkung vor allem an den Körperöffnungen, wo Schleimhäute in Epidermis übergehen. An Augen, Nase, Mund, Zunge, äußeren Geschlechtsorganen und Anus entstehen Blasen, leicht blutende Geschwüre, Fissuren, Rhagaden, Warzen und Fisteln.

Blutungsneigung

Es verursacht eine starke Blutungsneigung mit hellrotem Blut wie Wasser.

Drüsengewebe und Knochen werden angegriffen

Drüsengewebe wie Lymphknoten, Pankreas, Leber und Schilddrüse sowie die Knochen werden in Mitleidenschaft gezogen. Hier kommt es zu Karies und Exostosen mit wunden Schmerzen, „als würde das Fleisch von den Knochen geschabt." Es besteht Tendenz zu maligner Entartung.

Sekrete blutig, scharf, ätzend, stinkend

Die Absonderungen sind dünn, oft blutig, scharf, ätzend und übelriechend.

Schwäche, Kälte, Zittern

Starke Schmerzempfindlichkeit

Überempfindlichkeit auf alle äußeren Eindrücke

Allgemein herrschen eine große Erschöpfung, Kälte, Zittern und extreme Schmerzempfindlichkeit vor. Große Erkältungsneigung. Eine Überempfindlichkeit zeigt sich nicht nur bei der Schmerzempfindung, auch Geräusche, Erschütterung, Kälte, alle äußeren Eindrücke – die geringfügigsten Ursachen – können den Zustand verschlechtern. Medikamente und vor allem Hochpotenzen werden aufgrund dieser enormen Empfindlichkeit schlecht vertragen.

Zentrale Idee des Mittels

Die zentrale Idee eines Mittels zu vermitteln, bedeutet den Versuch, das Gemeinsame, Verbindende, das hinter den Symptomen eines Mittels steht und in ihrer speziellen Ausformung zu ihnen führt, zu erfassen und zu beschreiben.

VITHOULKAS: Innere Unzufriedenheit steht im Zentrum

Nach VITHOULKAS steht im Zentrum des Mittelbildes die innere Unzufriedenheit des **Nit-ac.**-Patienten. Mit nichts auf der Welt ist er zufrieden zu stellen. Dadurch gehört er zu den unangenehmsten Mitmenschen, die man sich vorstellen kann. Egal ob als Chef, als Untergebener oder als Patient – das Zusammensein mit ihm ist unerfreulich und seine Anwesenheit wird als Plage empfunden.

Ablehnung führt zu Hass und Rachegefühlen - kann nicht verzeihen

Abgelehnt von den anderen entwickelt er einen beißenden Sarkasmus, Hass und Rachegefühle. Verzeihen wird für ihn unmöglich – Entschuldigungen lassen ihn ungerührt. In der Isolation entwickelt er sich zum ewigen Pessimisten und Nihilisten, der an gar nichts mehr

glaubt. Die körperliche Reizbarkeit und Überempfindlichkeit resultiert aus einem Zustand chronischer Unzufriedenheit und chronischen Unglücklichsein.
Nach SANKARAN steht hinter der **Nit-ac.**-Pathologie das Gefühl einer ständigen Bedrohung. Die Empfindung von plötzlich drohendem Tod und Gefahr – Thema der Nitrate – verbindet sich hier mit dem Thema der Säuren – Überanstrengung mit nachfolgender Erschöpfung. Überall, im Beruf, in seinen Beziehungen, in seiner Gesundheit fühlt sich **Nit-ac.** bedroht. In der kompensierten Phase begegnet er dieser Bedrohung mit ständigem Bekämpfen der vermeintlichen Gefahr. Diesen Kampf führt er unnachgiebig, hartherzig und boshaft mit kalter Wut – einen verzweifelten Kampf ums Überleben. Ungeheuer misstrauisch wittert er überall Gefahr und ist stets bereit zurückzuschlagen.
Seinen Feinden gegenüber ist er hart und verzeiht ihnen nicht. Mit den Menschen, die ihn unterstützen, ist er jedoch mitfühlend, da er ihre Hilfe in seinem ewigen Kampf braucht. Er sorgt sich um sie und ist bereit, sehr viel für sie zu tun. In der dekompensierten Phase kommt es dann zu Entmutigung, Verzweiflung und Unzufriedenheit mit sich selbst. Er hat keine Neigung mehr, sich zu engagieren.

chronisch unzufrieden und unglücklich

SANKARAN:
Gefühl ständiger Bedrohung führt zu Überanstrengung und Erschöpfung

Ständiger, verzweifelter Kampf ums Überleben

Unversöhnlich gegen Feinde, mitfühlend und freundlich gegen Helfer

Am Ende entmutigt und verzweifelt

Die Symptome im Einzelnen

Gemüt

Wie oben schon erwähnt, ist ein wesentlicher Zug des **Nit-ac.**-Gemütszustandes eine ständige innere Unzufriedenheit. Er ist unzufrieden mit sich, mit dem Leben und mit den anderen.
So ätzend wie die Absonderungen ist auch das Wesen des Patienten. Er ist reizbar, unzufrieden und überempfindlich, eine Plage für sich und die anderen. Eine Besserung seines Gesundheitszustandes kann er nur schwer zugeben, was ihn in Verbindung mit seiner Überempfindlichkeit auf Medikamente und seinem Misstrauen gegenüber Ärzten zu einem äußerst schwierigen Patienten macht.
Ständig ruft er sich unangenehme Erinnerungen ins Gedächtnis und nährt diese. Freuen kann er sich nur selten oder gar nicht.
Er ist extrem reizbar und leicht zu ärgern, vor allem morgens. Berührung, Ansprache, der geringste Lärm kann seinen Zorn erregen. Streitsüchtig, verächtlich und voller Hass auf Personen, die ihn beleidigt haben, findet er immer jemanden, der schuld ist an seiner Unzufriedenheit. Verzeihen kann er nicht, selbst wenn sich die entsprechende Person entschuldigt.

Ständige innere Unzufriedenheit

Reizbar, überempfindlich - „Plage für sich und die Anderen“

Misstrauisch; schwieriger Patient

Repertoriumsrubrik:
Gemüt – Froh – niemals (hep. nit-ac.)

Leicht zu erzürnen.
Streitsüchtig, verächtlich, Voller Hass,
Kann nicht verzeihen.

Fluchen, schimpfen, verletzen

Riesige Angst um die Gesundheit

Seinem Zorn und Hass verleiht er lautstark Ausdruck. Er kann fluchen, schimpfen und ohne Gewissensbisse verbal auch unter die Gürtellinie schlagen.
Es plagt ihn eine extreme Angst um seine Gesundheit, vor allem die Angst vor Krebs. Bei jeder Beschwerde glaubt er, eine unheilbare Krankheit zu haben und konsultiert diverse Ärzte, denen er nicht glauben will. Laufend fordert er neue Untersuchungen und gibt sich mit nichts zufrieden.
Überall wo er mit der Umwelt in Kontakt kommt, sich öffnen muss, treten Probleme auf. So wie auf der körperlichen Ebene die Haut-Schleimhaut-Übergänge besonders empfindlich und verletzlich sind, gestalten sich auf der seelischen Ebene die Kontakte zu anderen Menschen schwierig. Allerdings kann **Nit-ac.** auch sehr mitfühlend sein, wenn es doch einem Menschen gelingt, zu ihm eine Beziehung aufzubauen. Leichter fallen ihm jedoch sexuelle Kontakte, bei denen eine geistig-emotionale Verbindung keine Rolle spielt.

Kontakte zu Mitmenschen sehr schwierig

Häufig sexuelle Beziehungen ohne tiefere Verbindung

Allgemeine Charakteristika und Leitsymptome

- Sehr großer Mangel an Lebenswärme
- Schmerzen werden stark und übertrieben empfunden
- Splitterschmerz, ausgelöst durch Berührung oder Bewegung
- Wund machende Absonderungen, dünn und übelriechend
- Blutungsneigung, hellrotes Blut, „bluten und stinken"
- Widerlicher Geruch (Stuhl, Urin, Schweiß, Speichel)
- Schmerzen erscheinen und verschwinden plötzlich
- Besserung durch Fahren in einem Wagen oder Auto (z. B. Kopfschmerzen, Übelkeit, Diarrhoe, Herzklopfen)
- Verlangen nach Fett und Salz

Modalitäten

Verschlechterung durch äußere Reize, Kälte, Hitze, nachts, beim Erwachen

Besserung: Wagenfahren

< Berührung
< Geräusche
< Kälte
< Wetterwechsel zu feuchtem Wetter
< heißes Wetter
< beim Erwachen
< abends und nachts
> Fahren im Wagen

Körperliche Symptome

Kopf

Kopfschmerz durch Tragen eines Hutes
Pulsieren und Hitze bei Kopfschmerz
Bandgefühl um den Kopf
Kopfschmerzen gebessert durch Fahren in einem Wagen
Schmerzhafte Empfindlichkeit der Haare beim Kämmen

Augen

Warzen auf den Lidern
Brennender Tränenfluss
Schwierigkeiten, die Lider morgens zu öffnen

Ohren

Schwerhörigkeit, > durch Fahren im Wagen
Cholesteatom
Mastoiditis
Absonderungen ätzend, übelriechend, eitrig, serös
Extreme Geräuschempfindlichkeit

Repertorium: Ohren – Tumoren – zystisch

Nase

Nasenbluten bei und nach Weinen
Jeden Winter Schnupfen; Niesen bei jedem kalten Luftzug
Schorfe, Geschwüre, wund fressende Absonderungen
Splitterschmerz bei Berührung
Niesen im Schlaf

Gesicht

Leidendes Aussehen mit tiefen Furchen, tief liegenden Augen und rissigen Mundwinkeln
Geschwollene Lider morgens
Verzerrtes Gesicht beim Schlucken (bei Halsschmerzen)

Mund

Knacken der Kiefergelenke beim Kauen
Beißen in Wange und Zunge
Übelkeit erregender Mundgeruch
Zahnfleischschwellung während der Menses
Geschwüre am weichen Gaumen mit heftigem Splitterschmerz

Zähne

Furcht, die Zähne zusammenzubeißen, aus Angst, sie könnten ausfallen

Magen

Verlangen nach Fett, das oft nicht gut verdaut wird
Verlangen nach Hering, nach Salz und Pikantem
Verlangen nach unverdaulichen Dingen
Abneigung gegen Brot, Fleisch und v.a. Süßes
Übelkeit nach Milch

Abdomen

Gurgeln im Abdomen beim Essen
Furunkel in der Leistengegend

Rektum

Durchfall bei Wettersturz, durch kalte Getränke
Durchfall > durch Fahren im Wagen
Hämorrhoiden, so schmerzhaft, dass er schreien muss; bluten leicht
Verstopfung mit Fissuren im Rektum
Heftige, schneidende Schmerzen nach dem Stuhlgang, die stundenlang anhalten
Reichliche helle Darmblutungen; Analprolaps

Blase

Zystitis mit splitterartigen Schmerzen und starker, hellroter Blutung
Gefühl, als sei der Urin kalt
Bläulicher Urin; stark und durchdringend riechend, wie Pferdeharn

Genitalbereich

Geschwüre, Warzen, Kondylome, Exkoriationen
Haarausfall
Jucken nach Koitus
Tumoren mit stechenden, splitterartigen Schmerzen
Bei Frauen: Einseitige Schwellung der Genitalien
Fleischfarbener Fluor
Uterusblutung durch jede Anstrengung

Brust

Warzen auf dem Sternum

Rücken

Folgen eines Schlags auf die Wirbelsäule
Schmerzen der Wirbelsäule nach Koitus
Stechende Rückenschmerzen bei Kälte
Rückenschmerzen, die durch Liegen auf dem Bauch gebessert werden

Repertorium: Rücken – Verletzungen der Wirbelsäule

Extremitäten

Zittern bei Zorn, nach Widerspruch
Warzen, Uhrglasnägel, Nägel verfärbt, gelb, gekrümmt
Risse in den Fingern, die leicht bluten
Hitze der Oberschenkel, nachts
Exostosen am Schienenbein
Schwellung der Zehen nach Nasswerden der Füße
Fußschweiß mit widerlichem Geruch; wund machend

Schlaf

Zucken beim Einschlafen
Schlaflosigkeit durch kalte Füße
Schlaflosigkeit nach Mitternacht, nach 2 Uhr
Ängstlich, unruhig, schlimme Träume

Fieber

Durstlosigkeit und Schwäche

Schweiß

Geruch nach Urin, nach Pferdeharn
Periodisch, jede zweite Nacht

Haut

Ulzera, unregelmäßig gezackt, mit scharfen wund fressenden Absonderungen; bluten bei geringster Berührung oder Bewegung; verursachen stechende, brennende Schmerzen, die sich durch kaltes Wasser verschlimmern.
Kondylome, Warzen, groß und gezackt, bluten leicht, bluten beim Waschen
Narben, schmerzhaft bei Wetterwechsel

Single-Rubriken

Hier werden, nach Themen gegliedert, einige ausgewählte Rubriken des Repertoriums (Synthesis) aufgeführt, die als einziges Mittel Nit-ac. enthalten und charakteristisch für dieses Mittel sind; in der Klammer ist die Wertigkeit angegeben.

Repertoriumsrubriken mit **Nit-ac.** als einzigem Eintrag:

Veränderungen an Haut und Schleimhaut:
Geschwüre und Warzen an
Harnröhre
Haut

Harnröhre – Geschwüre – Meatus – Stechen, mit (3)
Männliche Genitalien – Geschwüre – Penis – ausgefranste, zackige Ränder (1)
Haut – Geschwüre – gezackten Rändern, mit – Zickzack (1)
Haut – Warzen – blutend – Waschen, durch (1)
Haut – Warzen – dünner Epidermis, mit (1)

Augen

Auge – Bluten aus den Augen – Schneuzen der Nase, beim (1)
Auge – Kondylom – Lider – rechtes Unterlid (1)
Auge – Kondylom – Lider – blutet bei Berührung (1)

Nase, Brust

Nase – Warzen – innen in der Nase (1)
Brust – Warzen – Brustbein, auf dem (1)

Veränderungen im Anogenitalbereich

Weibliche Genitalien – Tumoren – erektil – juckend (2)
Weibliche Genitalien – Tumoren – erektil – klebend (2)
Männliche Genitalien – Kondylome – Anus, an Genitalien und um den (1)
Rektum – Hämorrhoiden – gestielt (1)

Wund machende Absonderungen

Nase – Absonderung – wund fressend – nachts (3)
Gesicht – Geschwüre – Lippen – scharfer Speichel kommt heraus (1)

Blutungsneigung

Auge – Bluten aus den Augen – Schnäuzen der Nase, beim (1)
Nase – Nasenbluten – Weinen, bei (1)
Rektum – Blutung aus dem Anus – nachts (3)
Haut – Warzen – blutend – Waschen, durch (2)

Übler Geruch

Kopf – Hautausschläge – Schuppen – übelriechend (2)
Schweiß – Geruch – übelriechend – Anstrengung, bei (1)

Stechende Schmerzen
Splitterschmerz

Kopf – Hautausschläge – schmerzhaft – Splitter; Schmerzen wie durch (1)
Nase – Schmerz – Splitter, wie ein (2)
Nase – Schmerz – stechend – Husten, beim (1)
Nase – Schmerz – stechend – Niesen, beim (1)
Nase – Schmerz – stechend – Nasenwurzel – Niesen, beim (1)
Harnröhre – Schmerz – Splitter, wie ein (1)
Extremitäten – Schmerz – stechend – Beine – Splitter, wie durch (1)

Allgemeinsymptome:
Kälte

Harnröhre – Urin – kalt; als sei der Urin (1)
Extremitäten – Kälte – Füße – Fußsohle – eiskalt (1)

Fahren >

Gemüt – Fahren – amel. die Gemütssymptome (1)
Gemüt – Stumpfheit – Fahren im Wagen – amel. (1)
Kopf – Schmerz – Fahren – Straßenbahn, mit der – amel. (2)
Magen – Übelkeit – Fahren im Wagen oder mit der Straßenbahn, beim – amel. (2)
Rektum – Diarrhoe – Fahren – amel. (2)

Gemüt – Hass – Menschen, auf – ungerührt; Entschuldigungen lassen ihn (3)
Gemüt – Wahnideen – Prozeß beteiligt; er sei an einem (2)
Gemüt – Qualvolle Angst – Verlust seines Freundes, durch (1)
Gemüt – Angst – Herzgegend, Zusammenziehung der (1)
Gemüt – Angst – Zusammenschnürung, durch – Herzgegend, in der (1)
Gemüt – Fluchen – Mutlosigkeit, mit (1)
Gemüt – Verzweiflung – Raserei, grenzt an – Fluchen und Verwünschungen, mit (3)

Gemütssymptome:
Hass und Rachsucht

Angst

Fluchen und Schimpfen

Differenzierung zu anderen Arzneien

Mercurius solubilis

Nit-ac. hat viele Symptome mit **Merc.** gemein und ist eines seiner Hauptantidote. In Fällen von Syphilis, die mit **Merc.** überdosiert wurden, konnte **Nit-ac.** hervorragende Wirkung erzielen.

Beiden Mitteln gemeinsam sind sich ausbreitende Geschwüre, wobei **Mercurius**-Geschwüre oberflächlicher sind; bei **Nit-ac.** sind sie tiefer, granuliert und bluten leicht. Stinkende und wund fressende Absonderungen und Ausscheidungen, nächtliche Verschlimmerung der Schmerzen, Knochenschmerzen und -erkrankungen sind weitere Gemeinsamkeiten. Beide Mittel haben Tenesmen bei der Stuhlentleerung, wobei **Merc.** Schmerzen vor, während und nach dem Stuhlgang hat, während bei **Nit-ac.** die Schmerzen nach Durchtritt des Stuhls einsetzen und stundenlang anhalten. Beide Mittel reagieren empfindlich auf Kälte, **Merc.** wird aber auch durch Wärme verschlimmert.

Merc.:

ähnlich: phagedänische Geschwüre
stinkende, scharfe Absonderungen < nachts
Knochenerkrankungen

verschieden:
Schmerzen auch vor und während Stuhlgang
< Kälte und Wärme

Thuja

Mit **Thuja** hat **Nit-ac.** ebenfalls viele Symptome gemeinsam und folgt häufig gut auf **Thuja** bei sykotischen Fällen. Bei beiden Mitteln finden sich charakteristischerweise Kondylome und Warzen am ganzen Körper; vor allem im Genitalbereich treten Wucherungen, Exkoriationen, eitrige Absonderungen und grünlicher Fluor auf. Seelisch steht bei **Thuja** ein geringes Selbstwertgefühl im Vordergrund, wobei der Patient versucht, der Außenwelt ein perfektes Image zu präsentieren. Anders als **Nit-ac.** legt **Thuja** viel Wert auf Höflichkeit und hält seine negativen Gefühle verborgen.

Thuj.:
ähnlich:
Kondylome, Warzen
Urogenitalaffektionen

verschieden:
geringer Selbstwert
Höflichkeit

Hepar sulfuris

Hep.:
ähnlich:
Reizbarkeit, schlechte Laune, Überempfindlichkeit, splitterartige Schmerzen

verschieden:
starke Eiterungsneigung, dicke gelbe Absonderungen

Ähnelt **Nit-ac.** stark in seiner extremen Empfindlichkeit und Reizbarkeit. Das Mittel teilt die ungeheuer schlechte Laune (Rep.: Gemüt – Froh – niemals) und die Rachsucht (Rep.: Gemüt –Hass – Rachsucht, Hass und) mit **Nit-ac.** Beide sind sehr kälteempfindlich, erkälten sich leicht und leiden an splitterartigen Schmerzen. Beide neigen zur Geschwürbildung, zu Knochenaffektionen und haben übelriechenden Schweiß. Die Eiterungsneigung ist bei **Hep.** jedoch viel stärker ausgeprägt und die Absonderungen sind meist dick und gelb.

Arsenicum album

Ars.:
ähnlich:
große Angst um die Gesundheit; Geschwüre, Kälte; scharfe Sekrete

verschieden:
freundlich,
große Ruhelosigkeit

Hat eine vergleichbar große Angst um seine Gesundheit wie **Nit-ac.** Allerdings erzeugt ein **Ars.**-Patient keine Antipathie beim behandelnden Arzt. Er hat Angst, den Helfer zu verlieren und verhält sich deshalb freundlich. **Ars.** hat ebenfalls große Kälteempfindlichkeit, wund machende Absonderungen, ist schwach und ruhelos, weist aber nicht die starke Blutungsneigung und übelriechenden Absonderungen auf; die Ruhelosigkeit ist sehr viel stärker ausgeprägt.

Calcium carbonicum

Calc.:
ähnlich:
Angst um die Gesundheit;
verfroren, Erkältungsneigung;
Hornhautgeschwüre; < Milch

verschieden:
Neigung zur Korpulenz;
Gutmütigkeit;
Verlangen nach Süßem und Eiern

Ist ebenfalls sehr besorgt um seine Gesundheit sein, hat starke Erkältungsneigung und ist verfroren. Rasche Ermüdbarkeit und Kurzatmigkeit beim Treppensteigen findet sich bei beiden Mitteln. **Nit-ac.** folgt gut auf **Calc.** bei der Behandlung von Hornhautgeschwüren, die zur Perforation neigen. Beide Mittel vertragen schlecht Milch, **Calc.** verlangt aber stark nach Süßem und Eiern, **Nit-ac.** dagegen nach Salz und Fett. Während **Calc.** zur Korpulenz neigen kann, neigt **Nit-ac.** eher zur Abmagerung bis zur Kachexie. Psychisch ist **Calc.** gutmütig, langsam und seine Ängste und Phobien finden sich in allen Lebensbereichen wieder.

Kalium carbonicum

Kali-c.:
ähnlich:
Empfindlichkeit
< Kälte
Schwäche, Schwitzen

verschieden:
Pflichtbewusstsein
korrektes Verhalten

Hat mit **Nit-ac.** die Empfindlichkeit auf äußere Eindrücke und vor allem die große Kälteempfindlichkeit gemeinsam, wobei **Kali-c.** besonders auf Luftzug empfindlich reagiert. Schwäche und starkes Schwitzen finden sich auch bei **Kali-c.** im Arzneimittelbild ausgeprägt wieder. Stechende Rückenschmerzen sind ein gemeinsames Symptom. Auf seelischer Ebene dominiert bei **Kali-c.** jedoch ein starkes Pflichtbewusstsein und Festhalten an konservativen Werten, was ein ausfälliges und asoziales Verhalten nicht zulässt.

Lernziele

- Sich eingehend mit dem Arzneimittelbild **Acidum nitricum** beschäftigen,
- wichtige psychische und körperliche Arzneisymptome und die wesentlichen Modalitäten von **Acidum nitricum** kennen,
- **Acidum nitricum** gegen ähnliche Arzneimittel, z. B. **Mercurius solubilis, Thuja, Hepar sulfuris, Arsenicum album, Calcium carbonicum, Kalium carbonicum** abgrenzen können.

Literatur

Allen, H. C.: Leitsymptome wichtiger Mittel der homöopathischen Materia Medica (s. Anhang)
Allen, T. F.: Encyclopedia of Pure Materia Medica (s. Anhang)
Boericke, W.: Handbuch der homöopathischen Materia Medica (s. Anhang)
Hahnemann, S: Die chronischen Krankheiten Bd. IV (s. Anhang)
Hering, C.: Kurzgefaßte Arzneimittellehre, Berlin 1889, Nachdruck, Burgdorf Verlag, Göttingen 1979
Lathoud, J.-A.: Materia Medica, 2. Auflage, Barthel & Barthel Verlag, Berg 1994
Morrison, R.: Handbuch der homöopathischen Leitsymptome und Bestätigungssymptome (s. Anhang)
Nash, E. B.: Leitsymptome in der homöopathischen Therapie, 17. Auflage, Haug Verlag, Heidelberg 1993
Phatak, S. R.: Materia Medica of Homeopathic Medicines, Indian Books & Periodicals Syndicate, New Delhi 1977
Radar 7.3 für Windows, Archibel S. A. 1982–1999
Sankaran, R: The Substance of Homoeopathy, Homoepathic Medical Publishers 20, Bombay 1994
Sankaran, R.: The Soul of Remedies
Scholten, J.C.: Homöopathie und die Elemente, Stichting Alonnissos, Utrecht 1997
Scholten, J.C.: Homöopathie und Minerale, Stichting Alonnissos, Utrecht 1994
Schroyens, F.: Synthesis – Repertorium homoeopathicum syntheticum, Edition 7 (s. Anhang)
Vermeulen, F.: Synoptische Materia Medica, Band 1, 2. Auflage, Kai Kröger Verlag, Groß Wittensee 1998
Vint, P.: Der neue Clarke, Band 6 (s. Anhang)
Vithoulkas, G.: Essenzen homöopathischer Arzneimittel, Sylvia Faust Verlag, Höhr-Grenzhausen 1990

Internet:
www.seilnacht.tuttlingen.com/Lexikon/HNO3.hat
www.giftinfo.unimainz.de/Deutsch/Therapiemanagement/Substanz/Salpetersäure2.html

11 Mercurius solubilis

Gerhard Bleul

Der Ausgangsstoff und seine Herkunft

Quecksilber kommt auf der Erde meist als Quecksilbersulfid (Zinnober, HgS) vor. Hauptfundstätten sind Idria in Italien und Almadén in Spanien. Die Reinherstellung geschieht durch Oxidation; Quecksilbersulfid reagiert mit Sauerstoff, der sich mit dem Schwefel zu Schwefeldioxid verbindet. In einer Formel ausgedrückt: $HgS + O_2 \rightarrow Hg + SO_2$.
Quecksilber ist das einzige bei Zimmertemperatur flüssige Metall. Sein Schmelzpunkt liegt mit -38,8 °C sehr tief, sein Siedepunkt mit 357 °C ebenfalls. Zum Vergleich: Zinn schmilzt bei 231 °C, Eisen bei 1535 °C; die Siedepunkte liegen für Zinn bei 2270 °C, für Eisen bei 3200 °C.
Im Periodensystem der Elemente steht Quecksilber (Hg) in der 6. Periode zwischen Gold und Thallium, und in der zweiten Nebengruppe unter Zink und Cadmium.

Natürliches Vorkommen als Zinnober (HgS), v.a. in Italien und Spanien.

Einziges flüssiges Metall. Niedriger Schmelz- und Siedepunkt.

Schwermetall wie Gold und Thallium

Verwendung

Hg dient zur Anzeige in Thermometern und anderen Messgeräten (Blutdruckmessgerät, Barometer u.v.a.) und zur Herstellung von Metalllegierungen (z. B. Amalgam in der Zahntechnik). Weitere Anwendungsgebiete sind die Holzkonservierung (Kyanisierung), die Elektroindustrie (Gleichrichter, Unterbrecher), die chemische Industrie (Katalysatoren, z. B. bei der Chrom- und Azetaldehyd-Herstellung und bei der Papier- und Zellstoffgewinnung) und die Medizin (v.a. in Desinfektionsmitteln). Auch in Farben (Porzellanmalerei), in Kosmetika, als Leuchtstoff in Quarzlampen und als Beizmittel wird Hg verwendet. Organische Hg-Verbindungen finden in der Landwirtschaft (Saatbeizmittel, Fungizide), zur Herstellung von Zündhütchen und Sprengkapseln, früher auch als Antiklopfmittel in Motorbenzin Anwendung.

Technische Verwendung:
in Messgeräten,
Metalllegierungen,
zur Holzkonservierung,
in elektronischen Geräten,
als Katalysator,
zur Desinfektion,
in Kosmetika,
als Leuchtstoff
und Beizmittel,
in Feuerwerk und Sprengstoff.

Substanzbetrachtung

Das „quicke Silber“ oder Argentum vivum (französisch: vif-argent) ist, wörtlich übertragen, das schnelle oder lebendige Silber. Als reines Metall zerfließt es und

Das quicklebendige Metall, zerfließend und zusammenziehend,

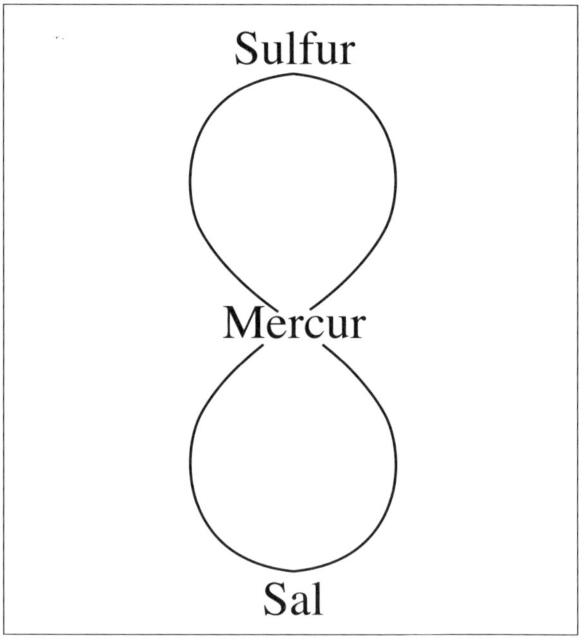

Abb. 11-1: Sulfur, Mercurius und Sal in der Alchemie

durchdringend, lösend und bindend

Mittleres alchemistisches Prinzip zwischen Sulfur und Sal

Fische reichern Quecksilber an

zieht sich zu Kugeln zusammen, es durchdringt viele Materialien (z. B. einen Lederbeutel), es löst andere Metalle aus ihren Erzen und geht mit ihnen Legierungen ein.

„Neben Wasser ist Quecksilber die einzige flüssige Substanz der unbelebten Natur." (SPIELBERGER 1982) Es ist etwa 14-mal schwerer als Wasser, verdampft aber schon bei Zimmertemperatur. Die Alchemisten sahen es als Repräsentanten des mittleren Prinzips zwischen Sulfur und Sal. In der Verbindung mit Schwefel erscheint es als rotes Erz, Zinnober, welches von SPIELBERGER (1992) als „mineralisches Feuer oder Feuererde" bezeichnet wurde.

Viele Fische haben eine besondere Affinität zum Quecksilber. Sie reichern es in ihrem Organismus, besonders in ihren Schuppen, an. Hg-Vergiftungen durch Fischmahlzeiten sind nach Umweltkatastrophen an Meeresküsten immer wieder vorgekommen.

Zur Etymologie

quick = keck, lebhaft

verquicken = legieren, vermengen

Quick bedeutet wie *keck* lebendig, lebhaft, munter, frisch, stark, mutig.

Verquicken hieß zunächst nur das Legieren von Metallen mit Quecksilber, bevor es allgemein als *Vermengen* gebraucht wurde.

Das lateinische Wort *merx* bedeutet Ware, *mercatus* Handel oder Markt. *Mercurius* ist der Gott des Handels, die *Mercuriales* waren die römischen Kaufleute.
Aus einem anderen, nicht mit *merx* zusammenhängenden Wortstamm sind *margo* (lat.), Mark (= Grenzland), Markstein, Marke und Mark (= Münzeinheit) abgeleitet.
Hydrargyrum, das griechische Wort für Quecksilber, bedeutet Wassersilber.
Amalgam kommt vom griechischen *málagma* (= weicher Körper).

merx = Ware
mercatus = Handel

Hydrargyrum = Wassersilber

Zur Mythologie

MERCUR ist der lateinische Name für den Götterboten HERMES, Sohn des ZEUS und der MAIA (einer Tochter des ATLAS). Der Mythos sagt, er sei bewundernswert schnell gewachsen; schnell machte er sich von seiner Mutter MAIA selbständig. Seine erste Tat war der Diebstahl von Rindern aus APOLLONS Herde. Als er ertappt wurde, gab er alles zu, bezahlte für das Diebesgut und opferte als „Strafe" zwei der Rinder den Göttern des Olymp. ZEUS verwarnte ihn, das Eigentum anderer zu respektieren, worauf HERMES ihm vorschlug, als Herold zu dienen und für das Eigentum der Götter verantwortlich zu sein. ZEUS nahm den Vorschlag an und gab ihm geflügelte Sandalen.

Hermes (Mercur) ist ein Sohn von Zeus und Maia, der früh eigene Wege ging.

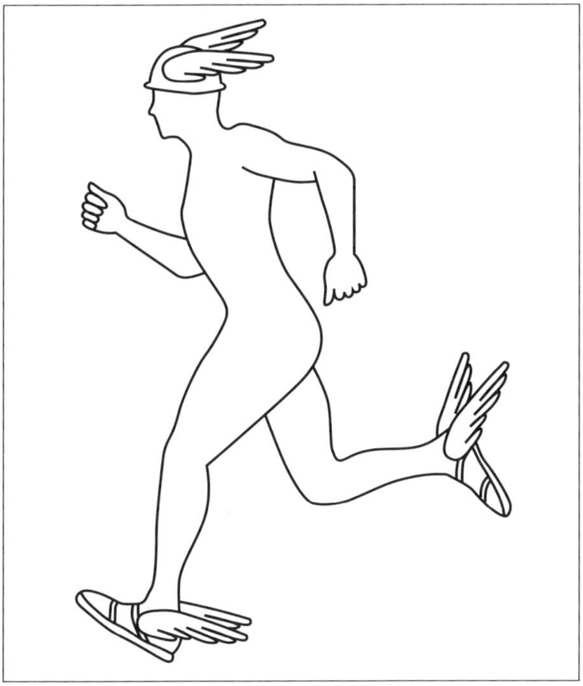

Abb. 11-2: Der Götterbote

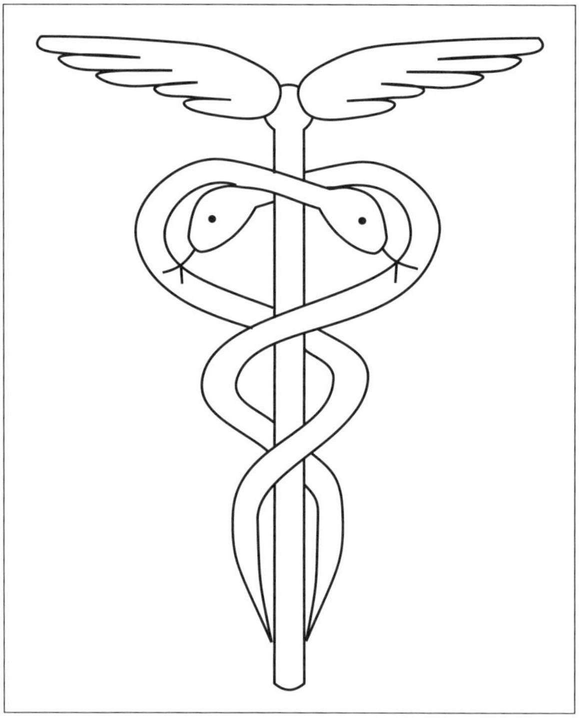

Abb. 11–3: Caduceus, Merkurstab

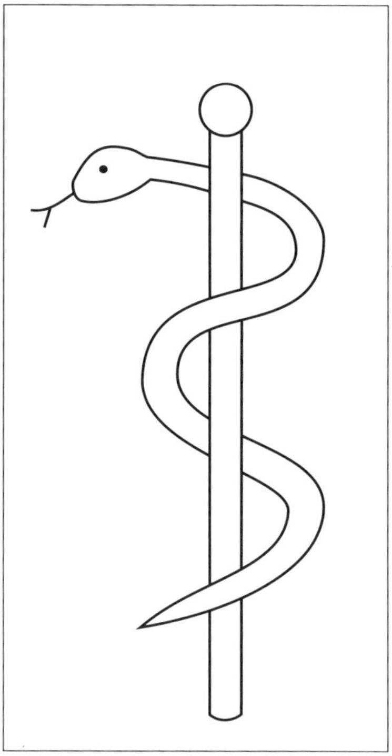

Abb. 11–4: Äskulapstab

Er betätigte sich als Götterbote.

Er war fortan der Bote und Helfer der Götter bei ihren ganz speziellen Interessen, gerühmt für seine Redegewandtheit und Sprachkünste.

Gott der Händler, Hehler und Heiler

HERMES war Gott des Handels, der Reisenden und des Verkehrs und Patron der Diebe, aber auch der Ärzte. Von APOLL (in manchen Versionen heißt es von ZEUS) bekam er einen Stab, mit dem er heilen konnte, den so genannten Merkurstab oder Caduceus, Heroldstab, der von zwei Schlangen umringt wird. Unter anderem rettete er damit den ungeborenen ASKLEPIOS aus dem Leib seiner toten Mutter KORONIS. Dessen Äskulapstab, nicht zu verwechseln mit dem Caduceus, umringt nur eine Schlange.

Caduceus, der Stab mit zwei Schlangen

Sohn von Hermes und Aphrodite: Hermaphrodit

Kinder des HERMES sind ECHION, AUTOLYKOS, DAPHNIS und MYRTILOS sowie, mit APHRODITE, HERMAPHRODITOS, das Geschöpf, das gleichzeitig Mann und Frau war. Auch als Vater des PAN (Mutter AMALTHEIA) wird HERMES angesehen.

Der Planet Merkur ist der kleinste und schnellste, den man am schlechtesten beobachten kann.

Der Planet Merkur ist der Sonne am nächsten, nur etwas größer als unser Mond und benötigt für eine Umlaufbahn gerade 88 Tage. Er dreht der Sonne immer dieselbe Seite zu, die ca. 500 °C warm ist, während die Nachtseite stets die absolute Tiefsttemperatur von –273 °C hat. Der Planet ist praktisch nicht zu beobach-

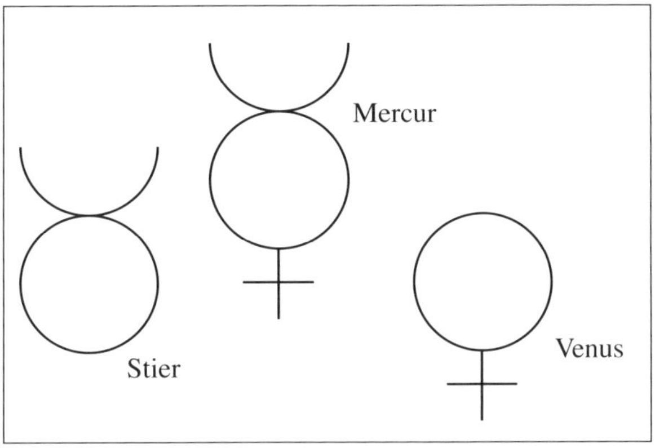

Abb. 11–5: Zeichen von Merkur, Venus und Stier

ten, denn wenn er zwischen der Sonne und der Erde steht, ist er unbeleuchtet, wenn er hinter der Sonne steht, ist er zu weit entfernt.

Alle diese Betrachtungen haben zunächst mit dem Element Quecksilber nichts zu tun. Man sieht aber im Arzneimittelbild von **Mercurius solubilis** viele Aspekte, die hier angesprochen sind, somit also gut erinnert werden können.

Den Schluss dieses Abschnitts bildet die Kurzfassung des GRIMM'schen Märchens *Der Geist im Glas*, welcher sich als der „großmächtige Merkurius" zu erkennen gibt:

Ein junger Student, Sohn eines armes Holzfällers, findet eine Glasflasche zwischen Eichenwurzeln, weil er daraus Hilferufe hört. Drinnen steckt ein springendes froschähnliches Wesen, das bittet, herausgelassen zu werden. Der Mann öffnet das Glas, und aus der Flasche strömt ein Geist, der sich riesenhaft ausdehnt und dem Befreier „zum Lohn" den Hals brechen will. Dieser überredet den Geist, noch einmal in die Flasche zu kriechen, denn „erst muss ich auch wissen, dass du wirklich in der kleinen Flasche gesessen hast und dass du der rechte Geist bist".

Der hochmütige Geist tut es und wird erst gegen das Versprechen eines Geschenks („so viel, dass du dein Lebtag genug hast") wieder freigelassen. Das Geschenk ist ein kleiner Lappen, groß wie ein Pflaster. „Wenn du mit dem einen Ende eine Wunde bestreichst, so heilt sie; und wenn du mit dem andern Ende Stahl und Eisen bestreichst, so wird es in Silber verwandelt." – Erste Tat des jungen Mannes: Er berührt die geliehene Axt damit und erhält eine weiche untaugliche Silberschneide, für die er allerdings von einem Goldschmied 400 Taler bekommt. Er kauft dem Nachbarn eine neue Axt, schenkt dem armen Vater 100 Taler als Rente für

Der Geist im Glas strömt aus und zieht sich wieder darin zurück. Der Wechsel von Ausbreitung und Verdichtung ist typisch für Quecksilber, kann aber auch als Metapher für den Potenziervorgang in der Homöopathie gesehen werden. (PAEDE 1989)

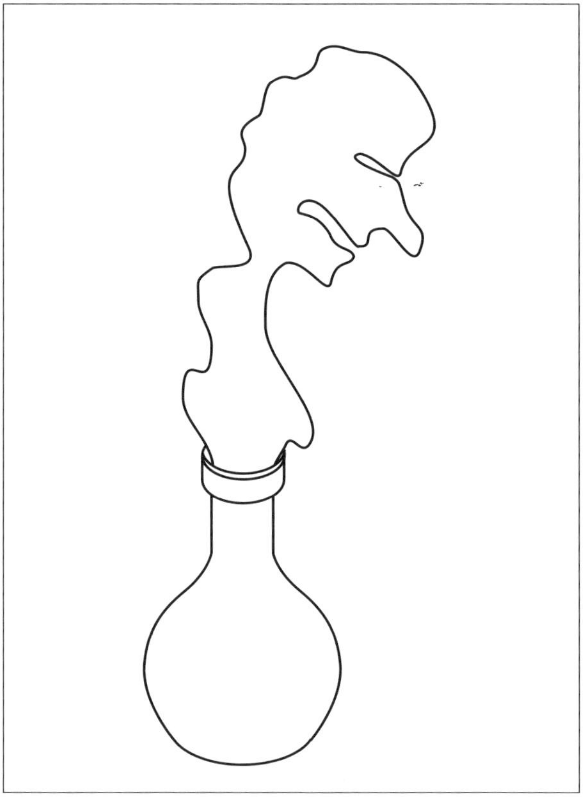

Abb. 11–6: Der Geist im Glas

ein Leben in Bequemlichkeit und „weil er mit seinem Pflaster alle Wunden heilen konnte, ward er der berühmteste Doktor".

Zur Toxikologie

Vergiftungsfolgen bei akuter Einwirkung:

Bei der akuten Hg-Vergiftung – sie ist selten und entsteht meist durch Einatmen der Dämpfe, aber auch durch orale Aufnahme großer Hg-Mengen – treten folgende Symptome auf:

Reizung der Haut und Schleimhäute bis zur Geschwürbildung, Nierenversagen.

- Reizung der Atemwege, Stomatitis, Erbrechen, Bauchkrämpfe, blutige Durchfälle, Nekrosen der Darmschleimhaut,
- Schädigungen des ZNS;
- anfänglich Polyurie und Albuminurie, später bzw. in schweren Fällen Anurie und Urämie.

Bei chronischer Vergiftung:

Die chronische Intoxikation zeigt anfangs nur uncharakteristische Symptome: Mattigkeit, Kopf- und Gliederschmerzen, Durchfallneigung, Haarausfall. Typisch für die Hg-Vergiftung sind

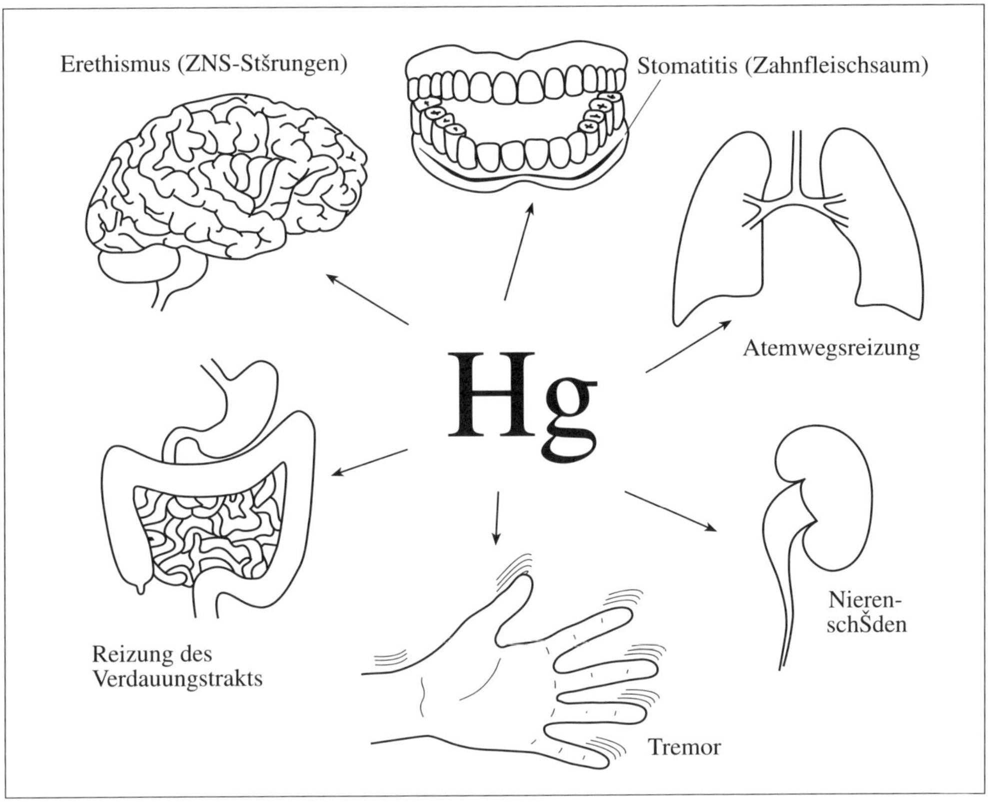

Abb. 11–7: Synopse der Hg-Vergiftungssymptome

- die lackfarbene Rachenrötung (Quecksilberrachen) und
- die Stomatitis mit blau-violettem Quecksilbersaum des Zahnfleischs sowie
- eine grau-schwarze Verfärbung der Nägel.
  Leber- und Nierenfunktion sind gestört (Proteinurie).

Quecksilberrachen,
Quecksilbersaum,

Proteinurie,

Bei Fortschreiten der Vergiftung treten schwerste Störungen des peripheren und zentralen Nervensystems auf:

- Sensibilitätsstörungen,
- Sprachstörungen (verwaschene Sprache, Stammeln),
- Nachlassen des Gedächtnisses,
- Tremor mercurialis (feinschlägiges Fingerzittern, das sich zu Schüttelbewegungen der Extremitäten und des Kopfes steigert),
- Erethismus mercurialis (= ruhelose Erregung: Ängstlichkeit, Menschenscheu, Schreckhaftigkeit, Stimmungslabilität, gesteigerte Erregbarkeit bis zur Tobsucht).

gestörte Sensibilität,
Stottern und Nuscheln,
gestörte Erinnerung,
Zittern,
Ruhelosigkeit und Erregung.

Quecksilber in der nicht-homöopathischen Medizin

Abgesehen von der Nutzung in Thermometern und Blutdruckmessgeräten wird Hg heute noch als Desinfiziens auch in Wundbehandlungsmitteln verwendet.

Das Allheilmittel des 18. Jahrhunderts

Im 18. und 19. Jahrhundert gehörte Quecksilber zu den meistgebrauchten Arzneimitteln überhaupt. Als Bestandteil von Salben wurde es zur örtlichen Behandlung des Syphilis-Primärstadiums benutzt, innerlich wurde es bei den unterschiedlichsten Krankheiten – praktisch als Universalheilmittel, als Panazee – verwendet.

HAHNEMANN (im Vorwort zum Kapitel in der *RA*, Bd. 1): „Doch, nur gar zu oft ward das Quecksilber in Krankheiten aller Art in der allöopathischen Praxis gemissbraucht, wo man entweder überhaupt mit keinem gelindern Mittel helfen zu können glaubte, oder, wo man Verhärtungen und Verstopfungen voraussetzte und mit diesem, Alles auflösen sollendem Metalle aufzulösen trachtete, oder wo man in lästigen Uebeln wie sogar oft, ohne Grund, ein verstecktes, venerisches Miasm zum Grunde zu liegen wähnte. Wenn nun da bei den täglichen Gaben nach und nach Verschlimmerung der Zufälle erfolgte, so schob der Allöopathiker dieselben nicht auf die Unangemessenheit der Arznei für diese Krankheit, sondern gewöhnlich darauf, dass für die grosse Krankheit die Gabe des Mittels noch zu klein sei, und stürmte dann mit verstärktern und öfter wiederholten Gaben angreifender Quecksilber-Präparate (wenn er's recht mit Gewalt erzwingen wollte, mit dem Sublimate) auf die Krankheit los, rieb wohl auch noch eine Menge Quecksilber-Salbe in die Haut und zernichtete so das Leben in unzähligen Fällen, wenigstens die Gesundheit unwiederbringlich."

Noch heute wird Quecksilber innerlich angewendet, wobei aber eine innere Wirkung negiert wird: im Amalgam, welches die Zahnlöcher der gesetzlich Versicherten füllen soll. Die gesundheitlichen Folgen sind sehr unterschiedlich und reichen von scheinbarer Nebenwirkungsfreiheit bis zu extremen Formen der multiplen chemischen Sensitivität (MCS). Sie unterstreichen die Erkenntnis der Homöopathie, dass jeder Mensch eine ganz eigene Affinität zu bestimmten Stoffen hat, die ihm entweder gut tun, ihn unberührt lassen oder die er meiden muss.

Die chronische Hg-Intoxikation bei Amalgamträgern ist weder die Regel noch die Ausnahme. In jedem einzelnen Verdachtsfall muss sorgfältig untersucht werden.

Bei Symptomen aus dem **Mercurius**-Arzneimittelbild ist auch nach sichtbaren und versteckten Amalgam-Füllungen zu suchen, ohne deren Entfernung meist jeder Heilungsversuch erfolglos bleibt. Das steht nicht im Widerspruch zur Beobachtung, dass viele Men-

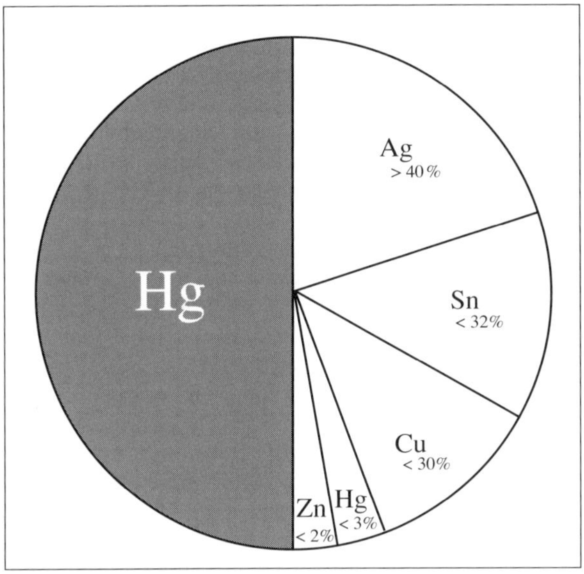

Abb. 11–8: Zusammensetzung des Amalgam

schen Amalgam-Füllungen tragen, ohne daran zu kranken. Deshalb ist die Entscheidung zur Entfernung des Amalgams individuell aufgrund von Vergiftungssymptomen zu treffen. „Tiefenpsychologische Aspekte" sollten dabei keine Rolle spielen, die VON HEYDWOLFF (1995) so bezeichnet:

„Die Idee ‚Amalgam raus – Gold rein' ist eine bildhafte Selbstdarstellung einer sich wandeln wollenden Psyche und damit ein (zeitgemäß konkretistisch-materiell, nämlich (zahn-)medizinisch mißverstandenes Analogon zum alchemistischen Opus der Herstellung von lebendigem Gold, von Aurum non vulgi."

Nur fünf Jahre später ist statt Gold eher das weiße Gold, die Keramikfüllung gefragt.

Herstellung des homöopathischen Arzneimittels

HAHNEMANN experimentierte bereits 1787 mit Quecksilber, um ein *„von fremden Säuren freies Halb-Oxyd"* herzustellen und es für die Bereitung einer Arznei-Dilution löslich zu machen. Das erreichte er *„durch Niederschlag seiner* [des Quecksilbers] *im Kalten bereiteten Auflösung in Salpetersäure mittels ätzendem Ammonium"*. Das Präparat bezeichnete er als **Mercurius oxydatus niger** (schwarzes Quecksilber-Oxydul oder Hydrargyrum oxydulatum nigrum) bzw. **Mercurius solubilis Hahnemanni**.

Die komplizierte Herstellung von löslichem Quecksilber zur weiteren Verdünnung (und späteren Potenzierung) war HAHNEMANNS Entwicklung: **Mercurius solubilis Hahnemanni**.

Die Weiterentwicklung war das reine Quecksilber-Oxydul.

Noch nicht ganz zufrieden mit der Reinheit des Produkts entwickelte er den *„ganz reinen Quecksilber-Niederschlag aus völlig von überschüssiger Säure freiem Quecksilber-Salpeter durch Aetz-Ammonicum, welcher nur dunkelgrau an Farbe ist – ein völlig reines Quecksilber-Oxydul, wie das durch langwieriges Schütteln des laufenden Quecksilbers entstehende Pulver,* **Aethiops perse** *genannt."* (RA 1, S. 351)

Später verrieb Hahnemann das Quecksilber in reiner Form in Milchzucker, um die so hergestellte C3 anschließend in Lösung weiter zu potenzieren.

Zuletzt, aus Gründen der Vereinfachung, verrieb HAHNEMANN *„ein Gran ganz reines laufendes Quecksilber mit drei Mal 100 Gran Milchzucker zur millionfachen Pulver-Verdünnung binnen 3 Stunden"* (CK 1, S. 112), wovon er ein Gran auflöste und flüssig bis zur C30 weiter potenzierte. Dieses Verfahren schlug er später für alle homöopathischen Arzneien vor.

Die Prüfsymptome sind **Mercurius-solubilis**-Symptome.

Somit ist **Mercurius solubilis Hahnemanni** eine Hg-Verbindung mit Ammoniak und Nitrat, $NH_2Hg_2NO_3$, **Mercurius vivus** dagegen das reine Quecksilber, Hg. HAHNEMANN hielt die Wirkung des **Mercurius solubilis** für identisch mit der reinen Quecksilber-Wirkung, gibt aber genau an, dass er das erstgenannte Präparat für seine Prüfung verwendete.

Prüfung von Mercurius solubilis durch HAHNEMANN

Die Prüfberichte HAHNEMANNS (wie die meisten Prüfprotokolle) sind lesenswert. Sie geben als Primärliteratur den ursprünglichsten Eindruck der Mittelwirkung.

Die Prüfung (RA 1, S. 357-422) wurde an 9 Probanden durchgeführt und erbrachte 1264 Symptome. Die Charakteristika des Arzneimittelbilds wurden später durch weitere Prüfungen, toxikologische und vor allem therapeutische Erfahrungen bestätigt. Einige Zitate aus dem Prüfbericht belegen die akribische Beobachtung und Wiedergabe der Symptome, wie sie für HAHNEMANNS Arbeit bekannt ist.

Gehirnfunktion

- *(35) Bewusstlosigkeit und Sprachlosigkeit; sie schien zu schlafen, war aber pulslos, bei gehörig warmem Körper und von völligem Leichen-Ansehen; nach einer Stunde kam der Verstand wieder und einiger Ton der Stimme; sie wollte sprechen und konnte nicht; erst nach 12 Stunden kehrte die Sprache zurück.*

Augen

- *(120) Die Augen können den Feuer-Schein und das Tageslicht nicht vertragen.*

Ohren

- *(158) Er kann fast gar nichts hören und doch schallt alles sehr im Ohre.*

Gesicht

- *(215) Schmerz bei Berührung der Lippen mit den Fingern, als wenn sie feuerten und brennten, wie von Brennnesseln.*

Mund

- *(245) Im Zahnfleische reisst es an verschiednen Stellen; es ist wund und geschwollen.*
  (293) Zunge stark geschwollen, weiss belegt.

- *(323) Erst Brennen im Schlunde herab, dann im Unterleibe.*

Innerer Hals

- *(331) Hals immer trocken, er that weh, als wenn er hinten enger wäre, es drückte darin, wenn er schluckte, und doch musste er immer schlingen, weil er immer den Mund voll Wasser hatte.*

Magen

- *(417) Empfindung, als wenn er eine Süssigkeit gegessen hätte, die ihm Ekel erregte und davon Uebelkeit.*
- *(427) Nachts (1 Uhr) läuft ihr viel Wasser im Munde zusammen, dabei Uebelkeit, dass sie darüber aufwacht und sich erbrechen muss; es kömmt sehr Bitteres heraus.*

Abdomen

- *(473) Empfindung in den Därmen, als wären sie zu locker und zu schlaff; beim Gehen schütterten die Därme, als hätten sie keine Festigkeit.*
- *(523) Geschwulst der Leisten-Drüse, die Haut darum herum roth, für sich ohne grosse Schmerzen, aber beim Druck und anhaltendem Gehen schmerzhaft.*

Rektum

- *(553) Mehrere den After angreifende, brennend beissende Stuhlgänge den Tag über, ohne doch etwas bedeutendes auszuleeren.*

Blase
Genitalien

- *(611) Er lässt weit mehr Harn, als er getrunken hat.*
- *(648) Geschwulst des vordern Theils der Harnröhre mit Eiterung zwischen der Eichel und Vorhaut; sie ist roth und heiss anzufühlen, und beim Berühren, so wie während dem Gehen, sehr schmerzhaft;…*
- *(674) Nächtliche Samenergießung mit Blut gemischt.*

Husten
Brust
Rücken

- *(720) Beim Husten Brecherlichkeit.*
- *(755) Fippern in den rechten Brustmuskeln.*
- *(801) Schmerzhafte Steifigkeit des Halses, dass sie den Kopf nicht umdrehen kann, mit Schwerheits-Gefühl darin.*

Extremitäten

- *(860) Früh Einschlafen der Finger, dann Sumsen darin, dann Reissen bis in den halben Vorderarm.*
- *(895) Stechen und Jücken in der Haut der Oberschenkel, was ihn nach Mitternacht um 3 Uhr aufweckt.*
- *(935) Ein bohrender Schmerz im Schienbeine.*
- *(972) Angefressene Nägel der Finger und Zehen mit Jücken.*
- *(1005) Safrangelb wird die Wäsche durch die unmerkliche Ausdünstung gefärbt, eine Gilbe, die das Waschen nicht wieder hinwegnimmt.*

Schweiß

- *(1026) Schweiß bei jeder Bewegung.*

Schlaf

- *(1066) Nächtlicher Schlaf mit offenem Munde, ohne Schnarchen, aber öfterm Hin- und Herwerfen im Bette, als wenn er keine Ruhe finden könnte.*
- *(1101) Beim Einschlafen fährt sie von einem heftigen Schrecke zusammen, wovon es ihr in die Zähne fuhr und ein derber Stich durch's Knie mit Schauder.*
- *(1111) Unruhige Nacht voll Hitze; er glaubt, halbwachend, Diebe einbrechen zu hören.*

Frost

- *(1144) Im Freien friert sie mehr als im Zimmer, ob es gleich derselbe Wärmegrad war.*

Allgemeines
Hitze, Fieber

- *(1180) Doppelt geschwinderer Puls.*
- *(1187) Abwechselnde Empfindung von Hitze und Frost; durch äussere Berührung nicht fühlbar.*

Schweiß

- *(1198) Tag und Nacht sehr zum Schweisse geneigt, die Nacht noch mehr.*
- *(1206) Ungemein starker Schweiss, der sauer und widerlich riecht und die Finger gleichsam aufweicht und schwammicht und runzlicht macht, wie bei Waschweibern.*

Gemüt

- *(1220) Unruhe, auf keiner Stelle hat er Ruhe; er kann weder stehen noch liegen, und ist wie wahnsinnig, oder als ob er ein grosses Verbrechen begangen hätte.*
- *(1256) Sehnsüchtiges Heimweh.*
- *(1257) Ein fast unwiderstehlicher Trieb, in die Entfernung zu reisen.*
- *(1263) Beim Spazierengehen hatte er grosse Neigung, die ihn begegnenden, fremden Leute, mit zwei Fingern bei der Nase zu fassen.*

Die Gemütssymptomatik von Mercurius solubilis

Erethismus mercurialis und seine Widerspiegelung im Repertorium.

Die geistig-seelische Symptomatik lässt sich gut anhand des Vergiftungsbildes herleiten. Typisch ist neben den Sprach- und Gedächtnisstörungen der Erethismus mercurialis, die „ruhelose Erregung“. Im Folgenden sind die einzelnen Repertoriumseinträge den jeweiligen Stichworten zugeordnet (in Klammern Angaben zur Wertigkeit und Rubrikengröße: +++ = dreiwertig, die Zahl benennt die Anzahl der eingetragenen Mittel im *Synthesis*-Repertorium)

Angst

- Ängstlichkeit
  Angst nach Schreck (+, 12), mit Suizidneigung (++, 10)

Abneigung gegen Gesellschaft

- Menschenscheu
  Abneigung gegen Familienmitglieder (+++, 19), gegen alle Menschen (++, 8); erträgt nicht angesehen zu werden (+, 23)

Empfindlichkeit

- Schreckhaftigkeit
  Auffahren durch Geräusche (++, 60), durch Schreck (++, 68); Empfindlichkeit gegen die unterschiedlichsten Reize *(vergleiche die entsprechenden Unterrubriken)*; Schreien bei Berührung (++, 9)

Launenhaftigkeit

- Stimmungslabilität
  Lachen abwechselnd mit Weinen (+++, 43), verschwenderisch abwechselnd mit Geiz (+, 4), Spaßen (+, 52) und Abneigung gegen Spaßen (++, 22)
- gesteigerte Erregbarkeit

Gedanken drängen auf ihn ein (++, 18); Hast in den Bewegungen (+, 23); Ruhelosigkeit: abends (++, 51), um 20h (+++, 2), bei Schläfrigkeit (++, 12), treibt umher (+, 41); Wahnidee: jeder sei ein Feind oder Verbrecher (++, 3), Vertrautes erscheint fremd (+, 38); widerspenstig (+++, 66), Neigung zum Widerspruch (++, 38)

Erregbarkeit

Verkennungen

- Tobsucht
  muss alles berühren (++, 6); Impuls gewalttätig zu werden (+, 1); Manie mit Raserei (++, 27); spuckt Menschen ins Gesicht (+, 14); Verlangen zu töten (++, 32), besonders beim Anblick eines Messers (++, 4)

Aggressivität

Charakteristische Symptome im körperlichen Bereich

Die Hauptmerkmale lassen sich vier Stichworten zuordnen.

- **Empfindlichkeit**: geringe Toleranzbreite, verträgt weder heiß noch kalt und keine anderen Extreme (KENT nennt den **Merc**.-Patienten ein „lebendiges Thermometer"), Verlangen nach lauwarmen Getränken
- **Zittern**: muskuläre Erregung, Tremor vor allem von Händen, Kopf und Zunge, verwaschene Sprache, Stammeln und Stottern
- **verstärkte übelriechende Ausscheidungen**: Schwitzen (übelriechende Schweiße, die die Wäsche gelb färben), Speichelfluss, süßlicher Mundgeruch, grünlich-schleimige Durchfälle (die auch blutig sein können)
- **Eiterung, Abszesse und Geschwürsbildung** auf Haut und Schleimhäuten, Zerstörung von Gewebe (Stichwort: „Grenzüberschreitung"); die Basis der Ulzera ist typischerweise aschgrau, speckig oder käsig.

Das lebende Thermometer

Tremor mercurialis

Absonderungen sind vermehrt und stinken.

Haut und Schleimhäute eitern und schwären.

Weitere Leitsymptome sind:

- Rechtsseitigkeit,
- Schwellung der Zunge mit Zahneindrücken,
- großer Durst, besonders auf lauwarme (oder kühle) Getränke,
- ständiges Verlangen zu schlucken, auch bei stark schmerzender Halsentzündung,
- nächtliche Verschlimmerung,
- Schmerzcharakter brennend und stechend.

Prototyp des syphilinischen Miasmas

Das **Merc.**-AMB ist syphilinisch.

Das gesamte Arzneimittelbild von Mercurius solubilis entspricht der Symptomatik der Syphilis einschließlich ihrer chronischen Verlaufsform. Es wird somit als das typischste Mittel des syphilinischen Miasmas angesehen.

Merc. und seine Verbindungen waren für HAHNEMANN die besten Syphilis-Mittel.

„Solange der Schanker (oder die Schossbeule) noch nicht örtlich vertrieben ist,... bedarf es... nur einer einzigen, kleinen Gabe des besten Merkurialmittels, um binnen 14 Tagen die ganze Syphilis sammt dem Schanker gründlich und auf immer zu heilen."

(HAHNEMANN, CK Bd. 1, S. 111–112)

Folgestadien der Syphilis oder „mit anderen Miasmen komplizierte Erkrankungen" müssen oft mit anderen oder auch mehreren Mitteln in Folge behandelt werden.

Als sehr viel schwieriger beschrieb HAHNEMANN die Behandlung der fortgeschrittenen Syphilis (im 2. oder 3. Stadium), besonders wenn sie anfangs unterdrückend behandelt wurde (vgl. Kapitel 6) und wenn sie einen schon bei Ansteckung chronisch Kranken betraf, also *„mit der entwickelten Psora komplicirt"* war.

Ähnliche Arzneimittel: Nit-ac., Aur., Fl-ac., Phyt., Syph.

Komplementär: **Bell.**

Vergleichsmittel für ausgeprägte Formen des syphilinischen Miasmas sind vor allem **Acidum nitricum** (Kapitel 10), **Aurum metallicum** (vgl. Kurs F), **Acidum fluoricum**, **Phytolacca** und **Syphilinum** (= Luesinum, ausführlich im Kurs F behandelt). **Belladonna** wird als „enges Analogon" und Komplementärmittel bezeichnet (CLARKE), kann aber die **Mercurius**-Wirkung auch aufheben (antagonisieren).

Fall 1: Bluthochdruck, Ängstlichkeit, Stottern

Arterieller Hypertonus

Wilhelm B., geboren 1921, war schon bei meiner Praxisvorgängerin in hausärztlicher Behandlung und kam häufig, um sich seinen Blutdruck messen zu lassen. Die Werte lagen in der Praxis immer um 180/100 oder höher. Zuhause messe er immer höchstens 140/80, versicherte er mir, deshalb nahm er die Antihypertonika seit 20 Jahren nur sehr unregelmäßig oder gar nicht. Die internistischen Untersuchungen ergaben nie sonstige krankhafte Befunde. Die Extrasystolie beunruhigte ihn am meisten, dafür aber half ihm die tägliche Magnesium-Tablette.

Extrasystolie

Tremor

Herr B. war pensioniert und hatte endlich Zeit gefunden für die Ölmalerei, was ihn sehr beruhigte und worin er ein unentdeckter Meister war. Mit zunehmendem Alter aber gelang das Malen immer schlechter, er konnte seine zitternden Hände kaum noch ruhig halten. Spaziergänge und Wanderungen machte er jeden Tag, zusammen mit seiner Frau.

Repertorisation Fall 1 (MacRepertory, Version 5.5)

Tabelle 11-1

Rubrikgröße	Symptome \ Arzneimittel	Merc.	Cocc.	Lyc.	Acon.	Calc.	Phos.
93	Sprechen – Stottern	3	1	1	2	-	2
29	Sprechen – undeutlich	1	2	2	-	1	1
8	Extr. – Zittern – Hand – beim Halten von Gegenständen	3	1	-	-	-	-
19	Rücken – Zittern	1	2	-	-	-	1
21	Brust – Herzklopfen – unregelmäßig	1	2	2	1	-	-
86	Mund – offen	1	1	3	1	3	2
7	Innerer Hals – Schlucken – unwillkürlich	1	-	-	-	1	-
122	Gemüt – Ruhelosigkeit – ängstlich	2	-	3	4	2	2
137	Ohr – Hitze	2	1	2	3	3	2

Ruhelosigkeit

Im Oktober 1998 beklagt er sich etwas ausgiebiger über seine innere Unruhe. Selbst im Rücken verspürt er häufig ein Zittern. Er könne nicht still sitzen, macht sich Gedanken über seine Gesundheit, regt sich wegen Kleinigkeiten auf, wobei er ein Hitzegefühl in den Ohren bekommt und die Ohrmuscheln rot werden. Das häufige Aussetzen des Herzschlags beunruhigt ihn besonders. Wie schon seit Jahren spricht er aufgeregt, etwas zittrig-stammelnd, teilweise mit verwaschener Aussprache. Die Zungen- und Lippenbewegungen sind verstärkt, der Mund offen. Er muss öfters den Speichel von den Lippen sammeln und schlucken.

Empfindlichkeit

Hitzegefühl

Sprachstörungen

Speichelfluss

In dieser Sprechstunde fällt mir ganz besonders auf, dass er – seit ich ihn kenne – in fast jeden zweiten Satz die Floskel „hin und her" einbaut, wie andere „gell", „nichtwahr" oder „irgendwie" sagen. Wörtlich: „Immer diese Unruhe, hin und her, das macht mich nervös, hin und her".

„Hin und her"

Behandlungsverlauf

Die Repertorisation (Tabelle 11-1) ergibt eindeutige Hinweise auf **Mercurius solubilis**. Er bekommt es einmalig in der C30. Nach 14 Tagen erscheint er wieder in der Sprechstunde; seinen Blutdruck messe ich mit nur 140/90, die Extrasystolen kommen wie gehabt jeden 3. bis 7. Pulsschlag. Die Dosis des Calcium-Antagonisten Amlodipin wird halbiert. 14 Tage später ist der Blutdruck wieder deutlich höher, **Merc.** C30 wird zum zweiten Mal gegeben. Nach weiteren 8 Tagen sagt mir Herr B., dass er beim HNO-Arzt war, blutiger Schnupfen

weil er blutigen Schnupfen hatte; von ihm bekam er Doxycyclin. Also warte ich ab, bis er sich nach weiteren 3 Wochen meldet. Er habe wieder mehr Aufregung gehabt wegen seinem Auto und wegen dem Schnee; der Blutdruck sei wieder gestiegen. Dritte Gabe von **Merc.** C30.

rektale Blutung aus einem Schleimhautpolypen

Nach 6 Wochen, Ende Januar 1999, bittet er telefonisch um eine Überweisung zur Rektoskopie, weil er bei jetzt aufgetretenem hartem Stuhl Blutauflagerungen gesehen hatte. Mir fällt ein, dass Herr B. vor einigen Jahren ebenso beunruhigt war, weil er im Ejakulat Blut festgestellt hatte. Die damalige urologische Untersuchung blieb ohne Befund. Der Internist stellt einen Rektumpolyp fest, eine Operation wird vereinbart.

Erbrechen und Schwindel

Nach weiteren 3 Wochen muss ich Herrn B. zuhause besuchen, weil er am frühen Morgen plötzlich erbrechen musste und im Stehen unsicher ist. Außer einer Halswirbelblockierung, die chirotherapeutisch behoben wird, ist keine Veränderung zu erkennen. Ein Anruf 5 Stunden später klärt, das Erbrechen hat aufgehört, im Gehen und beim Blicken in die Ferne tritt der Schwindel noch auf. Vierte Gabe von **Merc.** C30.

Frühere Symptome treten kurz und abgeschwächt wieder auf, werden aber immer seltener.

Diesmal ist Herr B. schon 14 Tage später wieder bei mir. Er ist aufgeregt, weil in drei Tagen die Polypen-Entfernung ansteht. Eine Gabe **Merc.** C200. Seit diesem Zeitpunkt sehe ich Herrn B. seltener; er kommt etwa alle drei Monate in die Praxis. Der entfernte Polyp war gutartig, weitere Blutungen traten nicht auf. Der Blutdruck liegt auch in der Praxis meist bei 150/80, die Extrasystolen sind häufig nicht festzustellen. Wiederholt wurde die **Merc.**-C200-Gabe bis Anfang 2001 fünfmal: im Mai 1999 bei einer erneuten Schwindelattacke, im November 1999 bei plötzlich aufgetretenen Oberbauchschmerzen (die Sonografie war o.B.), im März 2000 wegen einer Wadenmyalgie und noch zweimal, als Herr B. in die Praxis kam und von wieder zunehmender Unruhe berichtete. Die Blutdruckmedikation wird mit halber Dosis fortgeführt. Die früher häufigen Bronchitiden sind in den letzen zwei Jahren nicht mehr aufgetreten. Herr B. spricht deutlicher und ruhiger. Auf sein „hin und her" warte ich immer gespannt, aber manchmal vergeblich.

Andere Quecksilber-Verbindungen in der Homöopathie

HgJ_2 = Merc-i-r.
Hg_2J_2 = Merc-i-f.
$HgCl_2$ = Merc-c.
Hg_2Cl_2 = Merc-d.
HgS = Cinnb.
$HgSO_4$ = Merc-sul.
$Hg(CN)_2$ = Merc-cy.

Quecksilber ist reaktionsfreudig. Es gibt erstaunlich viele Hg-Verbindungen mit Schwefel, Jod, Chlor und Zyanat, die als homöopathische Arzneimittel geprüft sind und in der Therapie differenziert verwendet wer-

Mercurius und seine Verbindungen

Tabelle 11-2

Arznei	Formel	Name	Unterschiede zu Merc.	Charakteristisches	Körperregionen
Merc.	Hg_2 $NH_2Hg_2NO_3$	**M. vivus** **M. solubilis**	–	ängstlich, menschenscheu, labil, schreckhaft, empfindlich, erregbar (Erethismus); verstärkte stinkende Ausscheidungen, Eiterungen, Geschwüre	Schleimhäute, Nerven
+ Chlor: **Merc-d.**	Hg_2Cl_2	**M. dulcis** **Kalomel**	blass „Kindermittel“	Ohrenschmerz (Tubenkatarrh, Otitis), Schwerhörigkeit, Otorrhoe; grünliche Diarrhoe bei Kindern	Ohr, Kolon
+ Chlor: **Merc-c.**	$HgCl_2$	**M. sublimatus corrosivus** **Sublimat**	noch heftiger	Tenesmen, heißer Stuhl, bei Diarrhoe Gefühl nicht fertig zu werden; Pupillen zusammengezogen und entrundet	**Kolon, Rektum; Blase, Harnröhre;** Iris, Rachen
+ Jod: **Merc-i-f.**	Hg_2J_2	**M. jodatus flavus** **M. protojodatus**	energiegeladen	gelbe Zungenbasis, dauernde Schluckneigung, Hals oder Mandeln „wie durchbohrt“, Zähne festgedrückt	Rachen, Tonsillen, Struma
+ Jod: **Merc-i-r.**	HgJ_2	**M. jodatus ruber** **M. bijodatus**	fröhlich und melancholisch im Wechsel, Linksseitigkeit	steife Nacken- und Schlundmuskulatur, Leer- und Speisenschlucken <	Rachen, Tonsillen
+ Schwefel: **Cinnb.**	HgS	**Cinnabaris** **Zinnober, Korallenerz**	Mundtrockenheit, zusammenziehender Schmerz	geistige Erschöpfung vor den Menses, Essen < (z. B. Traurigkeit); Kondylome	Nasenwurzel, Jochbein; innere Augenwinkel, Lider; Harnröhre, Vorhaut
+ Schwefel: **Merc-sul.**	$HgSO_4$/ $HgSO_4^-$ $2HgO$	**M. sulfuricus** **weißes Sulfat (gelbes Präzipitat)**		(keine ausführliche Prüfung bekannt)	
+ Cyanat: **Merc-cy.**	$Hg(CN)_2$	**M. cyanatus** **Knallquecksilber**	kälter, „dunkler“, „schlimmer“	Kälte, Zittern; Zyanose, Nekrosen (Diphtherie), dunkle Blutungen	Mund, Gaumen, Rachen, Kehlkopf, (Magen, Rektum)
+ Cyanat: **Merc-s-cy.**	$Hg(SCN)_2$	**M. sultocyanatus** **Schlangen des Pharao**		(keine ausführliche Prüfung bekannt)	

Mercurialis perennis und Phytolacca decandra

Tabelle 11-3

Arznei	Formel	Name	Unterschiede zu Merc.	Charakteristisches	Körperregionen
Merl.		**Mercurialis perennis Bingelkraut**	keine Schleimhautsymptome	Gefühl die Nase sei doppelt, Schwindel (Fallen nach links), treppab <, kann die Augen beim Erwachen nicht öffnen	Labyrinth, Sehen, Milz, Hoden
Phyt.		**Phytolacca Kermesbeere**	„Rheuma" (nach Tonsillitis), Gleichgültigkeit	schwere harte geschwollene Mamma; Zusammenpressen der Zähne	Mamma, Muskeln, Zähne, Rachen, Tonsillen

den. Je nach Reaktionspartner haben die Verbindungen besondere Wirkrichtungen und charakteristische Symptome, die in Tabelle 11-2 zusammengefasst sind.

Phyt. (Kermesbeere)

Merl. (Bingelkraut)

Zu erwähnen bleiben zwei pflanzliche Arzneimittel. **Phytolacca decandra**, die Kermesbeere, wird als das „vegetabile Quecksilber" bezeichnet, weil sein Arzneimittelbild viele dem Mercurius ähnliche Symptome zeigt. **Mercurialis perennis**, das Bingelkraut, trägt das Quecksilber im Namen. Es wird selten verwendet; sein Arzneimittelbild ist wenig umfangreich. Diese beiden Mittel sind in Tabelle 11-3 kurz dargestellt.

Diese Kurzbeschreibungen der erwähnten Mittel genügen nicht, um sie zuverlässig zu verordnen. Sie wurden hier nur als Anregung aufgenommen, sich anhand der eigenen Arzneimittellehren ausgiebiger damit zu befassen.

Fall 2: Fluor bei einem vierjährigen Mädchen

Analfissuren
Pruritus genitalis

Angina tonsillaris

Fluor
Nabelekzem

Verena R., geb. am 12. 11. 1994, wird mir am 20. Januar 1999 erstmals vorgestellt. Sie hat seit Anfang Dezember Risse am After, die beim Stuhlgang schmerzen, und Juckreiz an Scheide und After. Nach Beginn der Beschwerden am After war auch ein Fieber mit Halsrötung und Mundgeruch aufgetreten. Mitte Dezember verordnete der konsultierte Arzt Penicillin. Vor zwei Wochen waren die Beschwerden besonders stark mit starker Rötung und weißem Ausfluss sowie Rötung und Nässen am Nabel. Der Vaginalabstrich ergab β-hämolysierende Streptokokken der Gruppe A und E. coli. Das wiederum verordnete Penicillin wollten die Eltern nicht geben.

Repertorisation Fall 2 (RADAR Version 6.2.51)

Tabelle 11-4

Rubrikgröße	Symptome / Arzneimittel	Merc.	Sep.	Calc.	Nux-v.	Phos.	Sulf.
18	Weibl. Genitalien – Fluor – bei kleinen Mädchen	3	3	2	-	-	-
29	Weibl. Genitalien – Jucken – Vagina	2	3	2	-	-	2
49	Rektum – Fissur	2	3	1	2	2	2
105	Rektum – Schmerz – während Stuhlgang	2	2	3	1	1	3
19	Abdomen – Hautausschläge	2	-	1	-	1	2
1	Abdomen – Hautausschläge – feucht	1	-	-	-	-	-
6	Gemüt – Berühren, muss alles	2	-	-	-	-	1
17	Gemüt – Sprache – Schwatzen	-	-	-	1	-	-
83	Gemüt – Gesellschaft – Verlangen nach	1	2	2	2	4	1

Mit 6 Monaten begannen Ekzeme aufzutreten, zunächst in der Ellenbeuge. Nach längerer homöopathischer Behandlung bei anderen Ärzten ist die Haut abgeheilt. Mit eineinhalb Jahren hatte das Mädchen einen Mittelohrkatarrh mit Schwerhörigkeit, welche nach Penicillin-Behandlung verschwand. Vor einem Dreivierteljahr traten häufiger Augenentzündungen auf und das Ohrenschmalz verkrustete.

Vorgeschichte: atopisches Ekzem

Serotympanon
Hörminderung
Konjunktivitis

Verena ist kontaktfreudig. Während der Anamnese wird sie fast aufdringlich, sie nimmt Körperkontakt auf und schiebt sich zwischen mich und den Schreibtisch, um zu sehen, was ich aufs Blatt gebracht habe. Am liebsten würde sie mit dem ergriffenen Stift loslegen.

schnelle Kontaktaufnahme

Die Mutter schildert sie als leicht erschöpfbar, allerdings will sie tagsüber nicht mehr schlafen. Sie ist oft leicht überdreht, redet viel und fragt viel. Der Schlaf ist gut, ohne Auffälligkeiten. Verena isst gut, mag vor allem Brötchen, Eier (die wegen einer vermuteten Allergie vermieden werden), Süßes, Apfel, Zitrone, Apfelsine, Fischstäbchen und Nudeln. Eine auffällige Abneigung hat sie gegen Fleisch (außer Hackfleisch), außerdem gegen Zucchini, gekochte Paprika (die sie roh gern isst) und Bananen. Mehr ist nicht zu erfahren.

schnell verausgabt
geschwätzig und interessiert

mag kein Fleisch

Bei der Fallanalyse wurden die aktuell aufgetretenen Symptome berücksichtigt. Die Analfissuren traten zusammen mit einer Streptokokken-Angina auf, das Rezidiv nach Penicillin-Behandlung wurde von einem Fluor begleitet. Die Repertorisation (Tabelle 11-4)

Fallanalyse

Behandlungsverlauf

Alte Symptome treten wieder auf.

Geringe Besserung im psychischen Bereich.

Die letzten Symptome heilen aus, die alten Symptome persistieren.

Wechsel auf eine Quecksilber-Verbindung mit besonderem Organbezug.

zeigt, dass es die meisten Hinweise auf **Mercurius solubilis** gibt.

Am 20. 1. 1999 erfolgte eine Gabe **Merc.** C30. Zwei Wochen später rief die Mutter an: Die Scheidenentzündung sei ganz toll weggegangen, aber sie hat wieder einen dicken Schnupfen und einen Tubenkatarrh mit Hörminderung. Vor einer Woche hatte sie nachts Ohrenschmerzen, die nach **Belladonna** D200, welche die Mutter zuhause hatte, sofort verschwanden. Vor drei Tagen war etwas Blut im Stuhl zu sehen. Verena sei deutlich ruhiger im Verhalten, aber noch oft blass und müde, anhänglich und eben „kompliziert". Zweite Gabe **Merc.** C30 und die Bitte, kein anderes Mittel, schon gar keine Hochpotenz, dazwischen zu geben.

Anruf am 19. 2. 1999: Haut und Scheidenschleimhaut sind völlig in Ordnung, aber das Ohr ist anhaltend verstopft und Verena hört schlecht. Die Analyse ergibt einen Heilungsverlauf nach der HERING'schen Regel, von aktuellen zu früheren Symptomen. Auch die auffällige Unruhe ist besser geworden. Aber die Ohrsymptomatik blieb von **Merc.** unbeeinflusst. Eine Gabe **Mercurius dulcis** (**Merc-d.**) C30.

Am 15. 12. 1999 rufe ich die Mutter aus Interesse an. Sie hatte nach der letzten Medikamentengabe **Merc-d.** C30 gekauft, denn „das war das beste Mittel", was Verena bisher bekommen hatte. Die Mutter hatte es ihr noch zwei- oder dreimal gegeben, jedesmal wenn es ihr schlechter ging. Seit Sommer ist sie gesund. Die Ohrenschmerzen, die erst vor kurzem in einer Nacht auftraten, gingen wieder mit **Belladonna** D200 schnell weg.

Im Februar 2000 rief ich wieder an, weil mich der weitere Verlauf interessierte. Sie war vollkommen beschwerdefrei geblieben.

Lernziele

- Grundzüge des Arzneimittelbildes **Mercurius solubilis** kennen: Empfindlichkeit, Unruhe, verstärke übelriechende Ausscheidungen, Eiterungen, Geschwüre,
- charakteristische und wahlanzeigende Symptome für **Merc.** benennen und im Krankheitsfall wiedererkennen können,
- Hauptanwendungsgebiete für **Merc.** in der klinischen Praxis kennen: Tremor, Unruhe, Manie, Ulzera, Angina tonsillaris,
- gebräuchliche Hg-Verbindungen kennen und differenziert einsetzen können: **Merc-d., Merc-c., Merc-i-f., Merc-i-r., Cinnb., Merc-cy.**

Literatur

Biedermann, Hans: Knaurs Lexikon der Symbole, 3. Auflage. Droemer Knaur Verlag, München 1998

Bleul, Gerhard: Arbeitsmedizin, Kurzlehrbuch, 3. Auflage. Jungjohann Verlagsgesellschaft, Neckarsulm 1990

Bleul, Gerhard: Anleitungen zur Ausleitung oder Sinn und Unsinn von „Drainagemitteln“, potenzierten Giften und standardisierter Begleittherapie am Beispiel Amalgam. AHZ 1996; 241: 188–197

Daunderer, Max: Amalgam, 3. Auflage. ecomed, Landsberg 1993

Drosdowski, Günther: Duden Etymologie, 2. Auflage. Dudenverlag Mannheim 1989

Flaum, Eric und Pandy. David: Enzyklopädie der Mythologie. Athenaion Verlag, Essen o.J.

Hahnemann, Samuel: Quecksilber; in: Reine Arzneimittellehre, Band 1 (s. Anhang)

Heydwolff, Andreas von: Tiefenpsychologische Aspekte vergessen. Leserbrief in Dt.Ärztebl. 1995; 92: A-531

Paede, Paul: Der Geist im Glas. Eine Märchenanalyse zum tieferen Verständnis der Homöopathie. Dt. Ärztebl. 1989; 86: A-3424–3427

Richter, H.J. und Böhm, M. (Hrsg.): Pharmazeutisch-Medizinisches Lexikon, Verlag Volk und Gesundheit, Berlin 1989

Schwab, Gustav: Die schönsten Sagen des klassischen Altertums. Stuttgart 1837

Spielberger, Fritz: Sulfur, Mercurius und Argentum im Hals-Nasen-Ohrenbereich. Weleda Korrespondenzblätter für Ärzte 1992; 131: 8-20

Spielberger, Fritz: Substanzprozesse von Quecksilber und Zinn. Weleda Korrespondenzblätter für Ärzte 1982; 104: 10–19

12 Ignatia amara – Paradoxie, schneller Wechsel und übersteigerte Sensibilität

Michael M. Hadulla, Olaf Richter
(gekürzter Auszug aus: Die homöopathischen Arzneien, Band I)

Etymologie

Der Strauch „**Strychnos ignatii Berg**" erhielt seinen Namen nach IGNATIUS VON LOYOLA, dem Patron und Begründer der Jesuiten. Wie wir nachfolgend sehen werden, war dies sicherlich kein Zufall, denn dessen Leben war geprägt von den Widersprüchlichkeiten, die für das Arzneimittelbild so typisch sind. Im Lexikon (MEYER) finden wir folgendes über IGNATIUS:

IGNATIUS VON LOYOLA (1491–1556) Gründer des Jesuitenordens

„Er wurde 1491 als Sohn spanischer Adliger auf Schloß Loyola bei Azpeitia geboren, gestorben ist er am 31. Juli 1556 in Rom. Er war zunächst in höfischem und militärischem Dienst. Nach einer schweren Verwundung im Jahre 1521 bei der Verteidigung der Stadt Pamplona wandte er sich religiöser Literatur zu und wurde durch mystische Erlebnisse bekehrt. Nach einer Palästinawallfahrt 1523/24 studierte er in Barcelona, Alcala, Paris und Venedig Philosophie und Theologie."

Der Altmeister der deutschen Homöopathie WILLIBALD GAWLIK ergänzt hierzu noch Folgendes:

„Ignatius war ein großer, heldenhafter Mann, der irdischen Freuden mit aller sinnlichen Kraft zugeneigt war und sich kurzerhand ein Knochenstück bei lebendigem Leibe absägen ließ, das nach der Fraktur aus dem Knie herausstockte, weil es ihn beim Reiten und Tanzen behinderte."

Wegen seelsorgerischer Tätigkeiten als Laie stand er mehrfach vor dem Inquisitionsgericht. Sein ursprünglicher Plan, mit seinen Gefährten in Palästina missionarisch zu wirken, scheiterte. Deshalb stellte er sich in Rom dem Papst zur Verfügung. Er gründete den „Jesuitenorden" und war entscheidend an dessen Aufbau beteiligt. Durch seine Schriften sowie seinem pastoralen Einsatz war seine Arbeit von großer Bedeutung für die Kirche des 16. Jahrhunderts.
IGNATIUS' Widersprüchlichkeit können wir sehr schön daran erkennen, dass er auf der einen Seite ein tapferer Offizier und schöner Mann war, der irdischen Freuden zugeneigt war, auf der anderen Seite der strenge

Ordensgründer, der die Gelübde Armut, Keuschheit und absoluten Gehorsam für sich und andere verlangte.

Botanik

Der Ignatiusbaum (Strychnos ignatii) wächst in Südostasien und gehört wie **Nux-v., Gels.** und **Cur.** zu den Loganiaceae.

Strychnos ignatii Berg (Ignatia amara L.), der Ignazbohnenbaum, ist auf den Philippinen und in Kotschinchina, dem heutigen südlichen Teil von Vietnam, heimisch und gehört wie der Brechnussbaum (**Strychnos nux vomica**), der gelbe Jasmin (**Gelsemium sempervirens**) und die Calebassen-Curare (**Strychnos toxifera**) zur Familie der Brechnussgewächse (Loganiaceae). Bei O. LEESER finden wir folgendes über die Botanik der Pflanze:

Ignatia ist ein Kletterstrauch,

hat kleine grüne Blüten

und trägt große, hartschalige Früchte, die bitter schmecken („amara").

„Der dornenlose, immergrüne, meterhohe Strauch hat einen armdicken Stamm, der mit hakenförmigen, seitlich zusammengedrückten holzigen Ranken klettert. Die Zweige sind gelbbraun und filzig behaart, die dekussierten Blätter sind kurz gestielt, groß, ungeteilt, eiförmig-zugespitzt. Die unscheinbaren, grünen Blüten stehen in Trauben. Die Kronblätter sind fleischig, Kronzipfel oberseits mit langen, weißen Haaren bedeckt. Die Frucht ist eine 10–13 cm dicke, orangegelbe, hartschalige, vielsamige Beere, deren grauschwarze Samen 2–3 cm dick, unregelmäßig, teils stumpfkantig und vielflächig, teils abgerundet, sehr hart sind und sehr bitter schmecken. In der Homöopathie werden die getrockneten Samen verwendet."

Äußerlich und bezüglich der enthaltenen Alkaloide besteht große Ähnlichkeit zu Nux vomica.

Schon die äußere Erscheinung der Früchte, mit der nussartigen Schale und dem inliegenden Samen, ähnelt entfernt dem „großen Bruder" **Nux vomica**, der aber eine andere toxikologische Beschaffenheit hat: **Ignatia** enthält die Alkaloide Strychnin und Brucin im Verhältnis 2/3 zu 1/3, während ihr Verhältnis bei **Nux vomica** gleich ist. Darüber hinaus enthält **Ignatia** Kaffeesäure, welche bei **Nux vomica** fehlt. CLARKE fügt hinzu:

„Die Unterschiedlichkeit ihrer charakteristischen Merkmale ist ein Beweis für die Weisheit, daß man Mittel jenseits ihrer sogenannten „aktiven Prinzipien" (also ihrer Inhaltsstoffe und Alkaloide) in Betracht ziehen sollte. Es gibt neben den Alkaloiden, die sie enthalten mögen, viele Wirkkräfte in Pflanzen, und diese sind oft die entscheidenden Faktoren der spezifischen Mittelwirkung."

Im Wesen des Arzneimittelbildes bestehen erhebliche Unterschiede.

Die Gesamtidee von **Nux vomica** ist die heftige, permanente körperliche und seelische Anspannung mit Spasmen und einem „Zusammenziehen", während bei

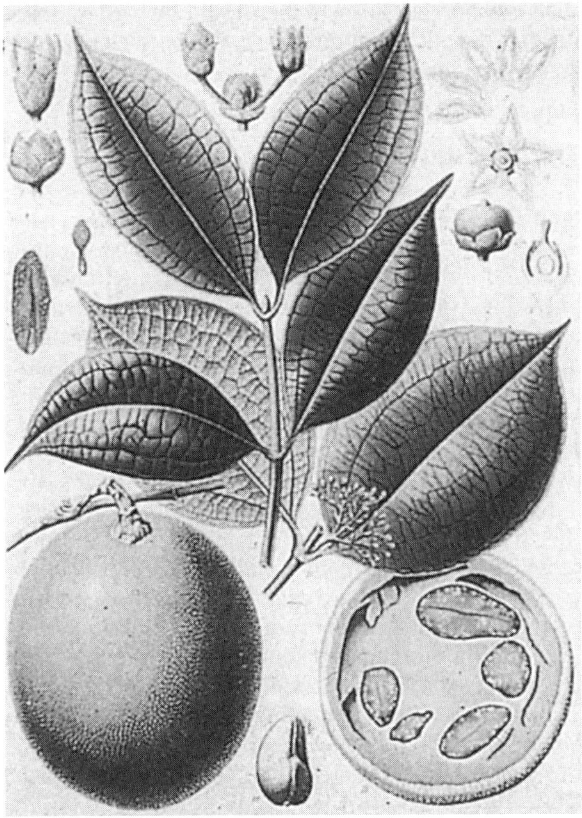

Abb. 12-1: Ignatia amara L = Strychnos ignatii Berg [aus: Hadulla/Richter: Die homöopathischen Arzneien. Bd. I]

Ignatia die **schnell wechselnde körperliche und seelische Anspannung, übersteigerte Sensibilität und Impressionabilität, Hyperästhesien, paradoxe Reaktionen und Angst** im Vordergrund stehen. SAMUEL HAHNEMANN berichtet in der *Reinen Arzneimittellehre* zu diesen Unterschieden:

„So viel Aehnlichkeit man aber auch in ihren positiven Wirkungen mit denen des Krähenaug-Samens [Nux vomica, d.V.] wahrnimmt (was allerdings auf eine botanische Verwandtschaft beider Gewächse hindeutet), so findet doch beim Gebrauche beider eine grosse Verschiedenheit statt, da schon der Gemüthszustand der Kranken, wo Ignazsamen dienlich ist, sehr von demjenigen abweicht, wo Krähenaugsamen passt. Nicht bei Personen oder Krankheiten, bei denen Zorn, Eifer, Heftigkeit herrscht, sondern wo eine schnelle Abwechslung von Lustigkeit und Weinerlichkeit, oder die anderen Gemüthszustände statt finden, die vom Ignazsamen zu Ende [des Prüfberichts, d.V.] verzeichnet sind, kann Ignazsamen passen, vorausgesetzt, dass

Der **Nux-v.**-Typ ist verspannt und leicht aufbrausend. Bei **Ign.** herrschen Übererregbarkeit, Stimmungslabilität und übersteigerte Reaktionen vor.

auch die übrigen körperlichen Krankheits-Symptome denen ähnlich vorhanden sind, welche dieser Samen erzeugen kann."

Toxikologie

Erstwirkung von Ignatia:
Erregung und Krämpfe.

Nachwirkung:
Erschlaffung und Erschöpfung.

Charakteristika:
Überempfindliche Sinne, gesteigerte Reflexe.

Ignatia wirkt als Krampfgift auf das Gehirn und Rückenmark zunächst erregend, so dass jeder physische und psychische „äußere" Reiz Spasmen und heftige Konvulsionen auslöst, denen nach der Erregungsphase eine Phase der Paralyse (Erschöpfungs-Lähmungsphase) mit Muskelerschlaffung folgt. **Ignatia** wirkt auf das periphere Nervensystem und hier besonders auf das Rückenmark, indem es die **Impressionabilität** des sensiblen Nervensystems steigert; daher werden Schmerzen und andere krankhafte Empfindungen nahezu überall gespürt: ausgeprägte **Hyperästhesie** und gesteigerte emotionale **Sensibilität**. Durch gesteigerte Eigen-, Fremd- und kuti-viszerale Reflexwirkung treten heftige, plötzliche Zuckungen, Kontraktionen und Spasmen auf. In den Gehirnzentren wird die Empfindlichkeit der Sinne bis ins Schmerzhafte gesteigert, besonders das Sehen und Hören. Im Sympathikusbereich entstehen Krämpfe der glatten Muskulatur.
Diese primären Wirkungen des Mittels dauern nicht lange. Bald treten eine Reihe entgegengesetzter Symptome auf, wie Taubheitsgefühl, Empfindungslosigkeit und Niedergeschlagenheit. Bei starker Vergiftung tritt der Tod durch Atemlähmung ein.

Arzneimittelbild

Charakteristisches

Ignatia-Typ:
feminin
schnelle Auffassung
stimmungslabil
hohe Ansprüche
feinfühlig
romantisch
launisch
widersprüchlich

Ignatia passt besonders gut zu Frauen und Männern von femininem Typ. Immer handelt sich um Personen mit schneller Auffassungsgabe und rascher Ausführung und äußerst wechselhaften Stimmungen. Sie sind ehrgeizig, gewissenhaft, genau, sehr ordentlich und stellen hohe Ansprüche an sich selbst und andere. Sie sind kultiviert, feinfühlig und nervös, stehen im Spannungsfeld zwischen der äußeren gesellschaftlichen Realität auf der einen Seite und dem inneren, romantischen, gefühlsbetonten Aspekt auf der anderen Seite.
Die Konflikte, die hierdurch entstehen, zeigen sich in **Paradoxie**, schnellem Wechsel und übersteigerter Sensibilität.
Der **Ignatia**-Typus ist in allem, was er tut und denkt, romantisch und idealistisch. Diese charakteristischen

Eigenschaften, in Verbindung mit der emotionalen Überempfindlichkeit, prädestinieren die **Ignatia**-Patienten geradezu für **Enttäuschungen**, Kummer und Leid. Im Repertorium finden wir hierzu:

Beschwerden durch Enttäuschung:
alum. **Aur.** cocc. **IGN.** kali-c. *Lach. Lyc.* **Merc. Nat-m.** *Nux-v. Op.* **Ph-ac.** plat. **Puls.** sep. **STAPH.** verat.
– *durch alte Enttäuschung:* **NAT-M.**
– *durch neue Enttäuschung:* **IGN.**

Causa:
Enttäuschungen, die nicht lange zurückliegen

Diese Enttäuschungen führen oft zu Verbitterung und Verhärtung, sekundär zu neu inszeniertem Kummer und immer neuer Verbitterung. Das Innere eines **Ignatia**-Patienten ist sehr leicht zu verletzen. Dennoch fällt es den Patienten extrem schwer, ihren Emotionen freien Lauf zu lassen. Die Gefühle werden krampfhaft festgehalten und führen zu einem äußerst defensiven Verhalten. Der Kummer im Herzen kann enorm sein.

Leicht verletzt und außer Fassung, reagiert verkrampft und defensiv.

Da Kummer, Leid und Enttäuschung verschieden ausgestaltet werden und sich auch im organischen Bereich vielfältig manifestieren können, findet sich die Heilwirkung von **Ignatia** bei einer großen Anzahl seelischer und körperlicher Beschwerden, angefangen von geistiger und körperlicher Erschöpfung durch alltägliche Probleme bis zu den Folgen traumatischer Ereignisse, wie z. B. dem **Tod** eines geliebten Menschen, Verletzung durch zurückgewiesene oder **enttäuschte Liebe** oder dem **Verlust** des Arbeitsplatzes. Im Repertorium finden wir hierzu folgende Rubriken:

Folgen von Erschöpfung und seelischen Verletzungen: Zurückweisung, unglückliche Liebe, Tod nahestehender Menschen.

Repertoriumseinträge „Beschwerden durch ..."

Tabelle 12-1

Beschwerden durch enttäuschte Liebe	ant-c. **Aur.** *Bell. Bufo* cact. *Calc-p. caust. Cimic. Coff.* com. *Con.* dig. *Hell.* **Hyos. IGN.** iod. kali-c. *Lach.* **Nat-m.** nux-m. nux-v. **Ph-ac.** phos. psor. sep. **Staph.** stram. sulf. tarent. til. tub. verat.
Beschwerden durch den Tod von geliebten Personen	*Ambr.* plat.
– *den Tod der Eltern oder Freunde*	ars. calc. **Caust. IGN.** kali-br. nat-m. nux-v. plat. staph.
– *den Tod eines Kindes*	calc. caust. *Gels.* **Ign.** *Kali-br.* lach. nux-v. ph-ac. plat. staph. sulf.
Beschwerden durch Tadel	agar. calc-sil. carc. coloc. gels. *Ign.* med. nit-ac. **OP.** ph-ac. sep. *Staph. Stram.* tarent.
Beschwerden durch Verlust der Stellung (des Jobs)	*Ign.* pers. *Plat.* staph.

Ignatia-Typen sind offen, aber sie meinen, sich verstellen zu müssen, fühlen sich dadurch, auch körperlich, eingeengt.

Angst und Furcht zieht sich durch das gesamte Mittelbild. **Ignatia** wirkt bei emotionaler Belastung als Folge von Ärger, Verdruss, Kränkung, bei nervlichem Zusammenbruch nach lang andauerndem Stress, bei Angstzuständen infolge belastender Situationen, wie sie z. B. bei Scheidungskindern vorkommen können. Weiterhin ist **Ignatia** für Menschen geeignet, die von Natur aus offen sind, jedoch unter der Belastung leben, sich ständig verstellen zu müssen, um zu überleben. Hier drückt sich der emotionale Zustand in dem Gefühl aus, sehr eingeengt zu sein.

Romantische Ideale, deren Ent-täuschung zum Problem wird.

Ignatia hat romantische Ideale und glaubt, Liebe kann Menschen verändern, ist dann aber enttäuscht, wenn der andere in alte Verhaltensweisen zurückfällt. Es hilft desillusionierten Menschen, die in einer Sackgasse von Emotionen gefangen sind und die mit den Erfordernissen der Realität in Konflikt stehen.

Wichtige Symptome

Bei Karl Stauffer finden wir u. a. folgende Leitsymptome:

Überempfindlichkeit, Schwäche in der Magengrube, Hysterie und Krampfbereitschaft, Stimmungslabilität, Widersprüchlichkeit, Folgen von Kummer, Furcht, Enttäuschung.

- Konstitution: neuropathisch, Überempfindlichkeit und ausgesprochene Schwäche in der Magengrube (Plexus solaris) mit Flatulenz
- Frauen und Kinder, nervös, hysterisch, stets krampfbereit
- Wechselnde Stimmung, im allgemeinen voller Widersprüche
- Folgen von Kummer und Sorgen, von Furcht und Schreck, unglücklicher Liebe, Enttäuschung und Eifersucht.

Blättern wir im Repertorium, finden wir folgende Symptome (mit Wertigkeiten):

wechselhafte und widersprüchliche Symptome

- Schmerzen wechseln von Ort zu Ort (1)
- Stimmungen und Launen wechselhaft, launisch (2)
- widersprüchliche, paradoxe Symptome (2)
- Übelkeit besser durch Essen (3)
- im Fieberstadium der Hitze durstlos (2)
- Zahnschmerz besser durch Kauen (1)
- Kopfschmerz besser beim Bücken (1)
- Liegen auf der schmerzhaften Seite bessert (1)

Eine Krampfneigung und eine wechselnde körperliche und seelische Anspannung ist auf allen drei Ebenen – geistig, seelisch und körperlich – vorhanden.

Typische Symptome: auf der geistigen Ebene

- Vergesslichkeit, will etwas nicht zur Kenntnis nehmen (1)
- kann keine ganzen Sätze sprechen (2)

- Seufzen, tief, hörbar, unwillkürlich (3)
- Gähnen (3)
- Traurig, kann aber nicht weinen (3)
- Trost verschlechtert (3)
- Trauer bei Kindern nach Bestrafung (1)

auf der seelischen Ebene

Die drei Stadien der pathologischen Entwicklung sind: 1. Bruch, Ent-täuschung, 2. Introversion, 3. Hysterie, Krämpfe.

auf der körperlichen Ebene

Kopf: Kopfschmerz, wie von einem eingeschlagenen Nagel (2), periodisch wiederkehrend, > durch Liegen auf der schmerzhaften Seite (1).

periodischer Nagelkopfschmerz

Neurologisch: Zucken der Gesichtsmuskulatur oder des ganzen Körpers (3), tonische Krämpfe einzelner Partien (2), nervöses Schaudern, mit Schmerzen (1), Konvulsionen, Chorea nach Schreck (2).

Muskelzucken, Muskelkrämpfe

Rachen: Globus hystericus (3).

Halsglobus

Brust: trockener, krampfartiger Husten (3), Gefühl, als würde eine Feder im Hals kitzeln (1).

Kitzelhusten

Abdomen: Essstörungen (Anorexie, Bulimie) (1), Leere- und Schwächegefühl im Magen (3), Magenkrämpfe, Schluckauf (3), zahlreiche Rektumsymptome.

Essstörungen, Magenkrämpfe

Extremitäten: Krämpfe der Rückenmuskulatur, insbesondere nach Kummer.
Schlaf: Schlaflosigkeit (2).
Allgemeines: Ohnmachtsneigung (3).

psychogene Ohnmacht

Folgende charakteristische Symptome im Allgemeinen und in Bezug auf den Appetit fallen bei **Ignatia** auf und sollten deshalb herausgestellt werden:

- Die Schmerzen sind auf sehr kleine Bezirke lokalisiert, z. B. Nagelkopfschmerz (1),
- regelmäßig, zur gleichen Stunde oder am gleichen Tag immer wiederkehrende Symptome (2),

Schmerz an kleinen Stellen regelmäßig wiederkehrend

- Abneigung gegen warme Speisen (2), Obst (1), Fleisch (2), Alkohol (1), Tabak (3),

∅ → Tabak, Fleisch, warme Speisen

- unbestimmtes Verlangen nach Speisen, weiß nicht worauf (3),
- launenhafter Appetit (hat Hunger, weiß jedoch nicht worauf oder weist Angebotenes zurück) (2).

launenhafter Appetit

Ein wichtiges Charakteristikum ist die Abneigung gegen Tabak, der alle **Ignatia**-Leiden verschlimmert. Zusammenfassend können wir Folgendes sagen:

Ignatia *ruft eine ausgeprägte* **Hyperästhesie** *aller Sinne und eine Neigung zu* **Verkrampfungen** *oder Spasmen hervor. Periphere und zentralnervöse Störungen sind durch schnelle Veränderlichkeit, sehr sprunghafte Unbeständigkeit und durch paradoxe, widersprüchliche Symptome gekennzeichnet.*

Folgende **Modalitäten** sind für **Ignatia** charakteristisch:

< durch:
Erregung, morgens, Kälte, Sinneseindrücke, Kaffee, Zigaretten

Verschlimmerung:
- durch Kummer und Erregung
- morgens
- im Freien, durch Kälte
- durch starke Gerüche
- nach dem Essen, durch Kaffee, durch Tabak
- durch Berührung

> durch:
Wärme, Bewegung, Druck

Besserung:
- durch Wärme
- beim Gehen
- durch Lagewechsel
- durch festen Druck

Differenzialdiagnose

Verwandte Arzneimittel:

Acon.
Cham.
Coff.
Nux-v.

Ignatia ist wie **Aconitum, Chamomilla** und **Coffea** übertrieben schmerzempfindlich, wie **Nux vomica** äußerst reizbar, überempfindlich und gerät leicht in Zorn. **Nux vomica** hat ebenfalls Spasmen, Krämpfe und Tics, ist empfindlich gegen Kritik, eifersüchtig und hat eine Fülle von rektalen Erkrankungen.

Nat-m.
Opium
Verat.

Als Mittel gegen Folgen von Erregung, Kummer, Sorge und Angst ist **Ignatia** u. a. von Aconitum, **Natrium muriaticum, Opium, Veratrum album** abzugrenzen. Schlagen Sie dazu am besten die folgenden Repertoriums-Rubriken auf:

- *Empfindlichkeit gegen Schmerz*
- *Beschwerden durch Zorn, – mit Angst, – mit Schreck, – mit stillem Kummer, durch unterdrückten Zorn*

Ignatia fühlt sich müde, leer, niedergeschlagen. Ihre **Schwäche** wird gewöhnlich **in der Magengrube** lokalisiert. Die Repertoriums-Rubrik heißt: *Magen – Leeregefühl (= Schwächegefühl; Ohnmachtsgefühl; vergehendes Gefühl; Hungergefühl; flaues Gefühl).* Zu vergleichen sind hier:

Sepia

- **Sepia**, das auch dieses Leere- und Schwächegefühl im Zusammenhang mit Ptose der inneren Organe und allgemeine Erschöpfung hat.

Phos.

- **Phosphorus** hat dieses Gefühl hauptsächlich nachts. Er muss aufstehen und etwas essen.

Der Gemütszustand von **Ignatia** ist traurig, melancholisch, weinerlich, verschlossen als Folge von Kummer, Erregung und seelischer Erschütterung.

Puls.

- **Pulsatilla** hat auch diese traurige, melancholische sorgenvolle Stimmung, ist aber nicht so verschlossen wie Ignatia, vielmehr schüchtern, sucht Sympathie und erzählt ihren Kummer jedem, um sich bedauern zu lassen.

- **Natrium muriaticum** hat auch einen melancholischen, zu Traurigkeit neigenden Charakter und weint leicht, wie **Ignatia** und **Pulsatilla**, aber – und das ist typisch – Trost verschlechtert und der Kummer ist permanent und noch tiefer (im Sinne von „verhärtet).
- **Causticum** ist voller melancholischer Traurigkeit, weint leicht und sieht alles schwarz. Er hat großes Mitgefühl mit anderen und ist insbesondere um andere besorgt, die negative Stimmung ist aber permanent im Sinne von „ausgelaugt".

Nat-m.

Caust.

Bei *Folgen einer seelischen Erschütterung* steht **Ignatia** neben

- **Nat-m., Ph-ac., Aur., Caust., Lach., Phos., Staph.** u. a., wenn **Kummer** der Auslöser ist,
- **Acon., Calc., Gels., Puls., Cham., Nux-v., Staph.** u. a., wenn es sich um **schlechte Nachrichten, große Enttäuschungen** oder **heftigen Zorn** handelt.
- **Acon., Lyc., Nat-m., Op., Phos-ac., Phos., Puls., Sil.** u. a., wenn **Angst und Schrecken** die Ursache ist.

und andere Arzneimittel, die bei Folgen starker seelischer Belastungen angezeigt sind.

Wenn **Eifersucht** die Ursache ist, müssen wir folgende Rubriken im Repertorium vergleichen: *Kummer, seelischer Schock, Schreck, Eifersucht.*

Bei **hysterischen Zuständen** stimmt Ignatia überein mit:

- **Platinum**, das zu hysterischen oder hochmütigen, arroganten Menschen passt,
- **Hyoscyamus** bei extremer Eifersucht und Argwohn mit z. T. psychotischer Ausgestaltung.
- **Asa foetida** hat den Globus hystericus wie **Ignatia**. Sein Abdomen ist voller Gase, was die Lungen zusammendrückt und Dyspnoe verursacht. Das Hauptcharakteristikum ist die umgekehrte Peristaltik. Es wird außerdem als ein Mittel für hochgradig hysterische Menschen betrachtet.

Abgrenzung anderer Mittel bei Neigung zu Hysterie:
Plat.
Hyos.
Asaf.

Bei **Selbstmordneigung** müssen wir differenzialdiagnostisch an die großen Suizidmittel wie **Ars., Aur., Nat-s., Nux-v., Psor.** und **Phos.** denken.

Paradoxie, schneller Wechsel und übersteigerte Sensibilität sind die Kernbegriffe – die Essenz – von **Ignatia**. *Dabei müssen die Symptome offen an der Oberfläche liegen und die Pathologie darf sich noch nicht verhärtet oder ins Unbewusste abgesetzt haben.*

Bei kontinuierlicher seelischer Belastung hilft Ignatia beim Aus-einander-setzen, An-nehmen und Aus-söhnen.

Die Kontinuität der emotionalen Belastung ist ununterbrochen. Die Heilwirkung von **Ignatia** besteht in einem mit sich selbst auszumachenden Auseinandersetzen, einem verständnisvollen An-nehmen und liebevollem Aus-söhnen.

Nicht selten braucht es ein Folgemittel für die weitergehende Behandlung.

Es kann durchaus sein, dass nach der **Ignatia**-Gabe weitere Konstitutionsmittel angezeigt sind, wie das schon erwähnte **Natrium muriaticum, Phosphor, Acidum phosphoricum** oder **Tuberculinum**, um nur einige zu nennen, jeweils nach der Modalität und den zugrunde liegenden vollständigen Symptomen.

Ignatia in Kunst und Literatur

Beispiele zur Illustration des Arzneimittelbildes: Romeo und Julia, Anne Frank.

Die Ausgestaltungen der **Ignatia**-Pathologie in der Weltliteratur können das Arzneimittelbild mit Leben erfüllen. Zwei Werke werden hier beschrieben, um wesentliche Charakteristika von **Ignatia** zu illustrieren.

Romeo und Julia von Shakespeare

Romeo und Julia ist SHAKESPEARES erste bedeutende Tragödie. Sie entstand wahrscheinlich 1595/96 mit dem Originaltitel „*The Tragedy of Romeo und Juliet*" und geht auf ARTHUR BROOKES zurück. *Romeo und Julia* ist die erste englische Tragödie, in der die Liebe das zentrale Thema ist.

Romeo ist in Rosalinde verliebt.

Romeo, ein Jüngling aus dem Hause der Montagues, von blendender Schönheit und edler Sitte, verehrt Rosalinde, eine schöne, doch seine Neigung kalt zurückweisende Jungfrau. Tiefer Gram erfüllt Romeos Innerstes. Dieser Schmerz beherrscht ihn so maßlos und ausschließlich, dass alles andere rings um ihn vollständig versinkt und nicht mehr für ihn da ist. Er ist verschlossen und in tiefe Melancholie versunken. Sein Vater, Graf Montague, spricht:

Allein sobald im fernsten Ost die Sonne,
die all'erfreu'nde, den Schattenvorhang wegzuziehn beginnt,
stiehlt vor dem Licht mein finstrer Sohn sich heim
und sperrt sich einsam in sein Kämmerlein,
verschließt dem schönen Tageslicht die Fenster
und schaffet künstlich Nacht um sich herum.

In HAHNEMANNS *Reiner Arzneimittellehre* (die Symptomnummern in Klammern) steht hierzu:

Licht ist unerträglich, Ein- und Durchschlafstörungen morgens depressiv

- Kann den Schein des Lichtes nicht ertragen. (101)
- Schlaflosigkeit, kann nicht einschlafen, und erwacht (nachts) ohne bemerkbare Ursache (649)
- Früh, im Augenblick des Erwachens fühlt er eine Schwere, eine Anhäufung, Stockung und Wallung des Geblüts im Körper, mit Schwermuth (668)

frühes Erwachen durch Albträume

- Erwacht früh über grausame Träume (673)
- Vermeidet den Mund aufzuthun und zu reden, maulfaul (783)

- Sitzt, dem Ansehen nach, in tiefen Gedanken, und sieht starr vor sich hin, ist aber völlig gedankenlos dabei (789)

starrt gedankenlos vor sich hin.

Diese hoffnungslose Leidenschaft bringt Romeo fast zur Verzweiflung.

Ach, ich verlor mich selbst; ich bin nicht Romeo.
...
Sie schwor zu lieben ab, und dies Gelübd'
ist Tod für den, der lebt, nur weil er liebt.
...
Ich sinke unter schwerer Liebeslast.

Die Prüfsymptome HAHNEMANNS:

- Verlust der gewöhnlichen Heiterkeit (781)
- Eine Art von Apathie im ganzen Körper (785)
- Gleichgültigkeit gegen Alles (786)
- Stille ernsthafte Melancholie, zu keiner Unterredung oder Aufheiterung zu bewegen.

Heiterkeit verloren
Apathie, auch körperlich

still, ernsthaft, schweigsam.

Von Freunden wird Romeo daraufhin überredet, am Weihnachtsball der verfeindeten Familie Capulet teilzunehmen. Dort begegnet er Julia, in die er sich sofort verliebt. Als sie aber ihre Namen erfahren und feststellen müssen, dass sie die Kinder unversöhnlicher Feinde sind, versinken beide in Trübsal. Jedoch hegen sie auch die Hoffnung, dass ihre Liebe ein Mittel zur Versöhnung ihrer Familien werden kann. Sie wollen so schnell wie möglich heiraten. Julia will ihre Eltern und ihr Elternhaus verlassen, um sich Romeo „zu Eigen zu geben".
Romeo, der sich das Gleiche wünscht, organisiert gleich am nächsten Morgen mit Pater Lorenzo die Hochzeit. Nach der Trauung beginnt für die Liebenden eine kurze Zeit, die erfüllt ist von dem Vollgenuss ihres heimlichen Glücks und der Bangigkeit, mit der sie der Zukunft entgegen sehen. Da bricht ganz plötzlich der Hass der beiden Familien zu einem neuen blutigen Streit aus. Auch Romeo erscheint auf dem Kampfplatz, aber nur um zu schlichten und den Angreifer zu beruhigen. Es kommt zum Kampf, und Romeos bester Freund Mercutio wird von Tybalt getötet. Da kann Romeo sich nicht mehr halten und tötet in wilder Wut den Angreifer und Cousin seiner Geliebten. Wie betäubt blickt er auf den Getöteten, erkennt mit Schaudern das Entsetzliche seiner Lage und stürzt davon.

Um meinetwillen wurde dieser Ritter, mein eigner Freund,
verwundet auf den Tod; mein Ruf befleckt.
O süße Julia! Deine Schönheit hat so weibisch mich gemacht,
sie hat den Stahl der Tapferkeit in meiner Brust erweicht.
...
Am Leben! Siegreich! Und mein Freund erschlagen!
Nun flieh gen Himmel, schonungsreiche Milde!
Entflammte Wut, sei meine Führerin!

S. HAHNEMANN schreibt hierzu in seiner *Reinen Arzneimittellehre*:

Feinfühliges Gemüth, zarte Gewissenhaftigkeit.
Ist äußerst mürrisch, tadelt und macht Vorwürfe (770)
Unbeständigkeit, Ungeduld, Unentschlossenheit, Zank (771)
Dusterheit und Eingenommenheit des Kopfes (12)

Gewissenhaft, feinfühlig,

unbeständig, unentschlossen.

Romeo wird zur Strafe aus seiner Heimatstadt verbannt. Dies ist für ihn so furchtbar, dass er in grenzenloser Verzweiflung seine Kleider zerreißt, sich zu Boden wirft und Geburt, Erde und Himmel verflucht.
Auch Julias Schmerz und Verzweiflung sind groß. Sie bricht zunächst in bittere Vorwürfe gegen Romeo aus, wendet sich dann aber gegen sich selbst und bricht völlig zusammen. Julias Amme und Pater Lorenzo verhelfen den Verzweifelten, die letzte Nacht zusammen zu verbringen. Doch verleben sie diese letzte Nacht nicht in Freude und Lust, sondern in Trübsal und Klage. Am Trennungsmorgen will Julia ihren Romeo zurückhalten, als sie aber die Gefahr erkennt, drängt sie ihn zu gehen.
Julias Schmerz veranlasst ihre besorgten Eltern, sie zur Hochzeit mit dem Grafen Paris zu zwingen. Julias Ablehnung bleibt unerhört. In ihrer Bedrängnis wendet sie sich an Pater Lorenzo, der ihr einen Schlaftrunk empfiehlt, um sich in einen todähnlichen Zustand zu versetzen. Das soll zur Beisetzung in der Gruft ihrer Väter führen, wo sie Romeo erwarten soll, wenn sie wieder erwacht. Der Bote, der Romeo informieren soll, wird durch eine Seuche daran gehindert, Pater Lorenzos Brief zu überbringen. Stattdessen erhält Romeo die Nachricht vom plötzlichen Tod seiner geliebten Julia. Das Schicksal seiner Gattin zu teilen, ist sofort sein einziger Gedanke.

Ich biet euch Trotz, ihr Sterne.
...
Ich komme gleich zu Haus.
Wohl, Julia! Heute nacht ruh ich bei dir.

Er besorgt sich bei einem Apotheker das stärkste Gift und dringt heimlich in die Gruft seines Feindes ein. Beim Anblick Julias bricht er in heftige Klagen aus und leert unter Liebesbeschwörungen das Fläschchen Gift.

Komm, bittrer Führer! Widriger Gefährt'! Verzweifelter Pilot!
Nun treib auf einmal sturmerkranktes Schiff in Felsenbrandung!
Dies auf dein Wohl, wo du auch stranden magst!
Dies meiner Lieben! Und so im Kusse sterb ich.

Romeo stirbt in dem Moment, als Julia erwacht und zärtlich nach ihm ruft. Sie findet ihn tot neben sich und erkennt die Situation. Kein Wort der Klage, nur der Liebe und Hingabe. Sie fasst den Dolch ihres Gatten und ersticht sich.

Anhand der Geschichte von Romeo und Julia können wir die für **Ignatia** typischen **„unglaublichen Veränderlichkeiten des Gemüths“** (S. Hahnemann) erkennen. Die Hauptdarsteller erleben extreme Stimmungswechsel, schwanken ständig zwischen „himmelhoch jauchzend“ und „zu Tode betrübt“. Nash meint hierzu, kein Mittel kommt **Ignatia** bei Stimmungswechseln gleich. Diese übersteigerte Verzweiflung führt schlussendlich zu dem von Shakespeare sehr feinfühlig beschriebenen, übereilten Selbstmord von Romeo und Julia. Auch hier finden wir das Paradoxe, den schnellen Wechsel und die Hypersensibilität unseres Arzneimittels.

Das Tagebuch der Anne Frank

Das Tagebuch der Anne Frank ist nicht nur ein Zeitdokument, sondern auch eine präzise Darstellung der körperlichen, seelischen und geistigen Entwicklung eines jungen Mädchens zur Frau, unter ganz besonderen äußeren und inneren Bedingungen, unter extremen Einschränkungen und Abhängigkeiten. Annes Lebensgeschichte muss man im Zusammenhang mit der Geschichte ihrer Zeit sehen, einer Zeit, die es den Menschen nicht leicht machte, etwas anderes zu sein als Opfer oder Täter. Anne Frank hat noch nicht einmal 16 Jahre gelebt. Vieles von dem, was ihr Leben ausmachte, geschah zwangsläufig. Sie hatte wenig Raum für Entscheidungen.

Anne Frank wurde am 12. Juni 1929 als Tochter großbürgerlicher Eltern geboren. Und sie war Jüdin. Zu ihrem 13. Geburtstag bekam Anne ihr erstes Tagebuch geschenkt, dem sie alles anvertraute und von dem sie hoffte, dass es eine große Stütze für sie sei. Sie personifizierte es, indem sie es als „Freundin" ansah und ihm den Namen Kitty gab.

Das Tagebuch war Annes Freundin, es bekam den Namen „Kitty".

Anne war im Februar 1933 nach Amsterdam gekommen. Sie besuchte den Montessori-Kindergarten und absolvierte die ersten Schuljahre in der Montessori-Schule, musste dann jedoch in eine jüdische Schule wechseln. Sie stand oft im Mittelpunkt, war gesellig, neugierig und gesprächig. Das Lernen fiel ihr leicht.

Als Kind war Anne gesellig und neugierig, voller Lebensfreude.

Kurz nach dem Tod ihrer geliebten Großmutter musste Anne mit ihren Eltern und ihrer Schwester untertauchen. Sie war darüber sehr betrübt, musste jedoch das Unvermeidliche akzeptieren. Im „Hinterhaus" lebte die gesamte Familie Frank, zusammen mit einem gewissen Herrn Pfeffer und der Familie van Pels mit Sohn Peter. Acht nach Alter, Herkunft und Charakter sehr verschiedene Menschen mussten nun auf etwa 50 qm über zwei Jahre zusammenleben, eine Umstellung, die für alle Betroffenen sehr einschneidend war.

Zur Großmutter hatte sie ein inniges Verhältnis.
Nach ihrem Tod musste sie wegen der Verfolgung durch die Nazis untertauchen.
Über zwei Jahre lebte sie mit sieben anderen auf 50 qm.

Hier erlebten drei Jugendliche – Anne, ihre Schwester und Peter – einen Alltag ohne Abwechslung, ohne körperliche Bewegung, ohne tägliche Pflichten, über Wochen und Monate, ohne dass ein Ende abzusehen war. Zunächst empfand Anne das Untertauchen als Abenteuer. Sie wollte sich nicht unterkriegen lassen. Traurigkeit, Ärger und Angst wechselten sich ab mit Fröhlichkeit. Am 20. Nov. 1942 schreibt sie in ihr Tagebuch:

„Wir hören Berichte über die traurigen Schicksale von Bekannten. Es ist grauenhaft und barbarisch. Es herrscht im Hinterhaus eine Niedergeschlagenheit, die das Hinterhaus in ein Trauerhaus verwandelt. Manchmal glaube ich, ich kann es kaum noch ertragen."

„traurige Schicksale von Bekannten"

„Trauerhaus"

Annes Angst, von den Nazis entdeckt zu werden, wurde dadurch noch verstärkt, dass ihre Eltern sie häufig ermahnten, sich ruhig und unauffällig zu verhalten. Eine zweite konkrete Angst war die vor Flugzeugen und Schießereien. Sie fühlt sich der Bedrohung von außen hilflos ausgeliefert. Zweifel machten sich breit: „Wird alles gut gehen?" Tagebucheintrag 30. Januar 1943:

Angst, entdeckt zu werden

Angst vor Schüssen und Bomben

„Liebe Kitty – ich bin außer mir vor Wut, aber ich darf es nicht zeigen. Ich möchte mit den Füßen stampfen, schreien. Ich möchte ihnen entgegenschreien: „Laßt mich doch, gönnt mir doch Ruhe." Muß ich jeden Abend meine Kissen naßweinen und mit brennenden Augen und zentnerschwerem Kopf einschlafen? Laßt mich, ich möchte fort von allem, am liebsten hinaus in die Welt. Aber es nützt nichts. Sie haben ja keine Ahnung von meiner Verzweiflung. Sie wissen nichts von den Wunden die sie mir schlagen."

„Wut, aber ich darf es nicht zeigen"

Verzweiflung

Anne sah den Weg vor sich in einem dunklen Licht. Auch Todesangst musste sie durchleben. Am 16. Sept. 1943 schreibt sie:

„Ich schlucke jeden Tag Baldriantabletten gegen Angst und Depressionen, aber das verhütet doch nicht, daß meine Stimmung am Tag darauf noch miserabler ist."

Sie fragt sich nach dem Sinn des Lebens. Das Eingesperrtsein macht sie hoffnungslos. 29. Oktober 1943:

„Ich lege mich hin und schlafe, um die Stille und auch die schreckliche Angst abzukürzen, denn abzutöten ist sie nicht."

Das Vertrauen in Gott half ihr, ihre Lebensangst zu vermindern. Nach außen war sie fröhlich, lachte, gab freche Antworten – innen sah es jedoch ganz anders aus, da war sie die stille, verzweifelte, hoffnungslose Anne. 8. Nov. 1943, Brief an Kitty:

große Stimmungsschwankungen

„Wenn Du meine Briefe einmal hintereinander durchlesen würdest, würdest Du merken, in welch verschiedenen Stimmungen sie geschrieben sind. Es ist dumm, daß ich hier im Hinterhaus so abhängig bin von Stimmungen. Aber ich bin es nicht allein, wir sind es alle.... Du merkst sicher, daß ich wieder in einer ganz niedergeschlagenen Stimmung bin und es liegt kein Grund vor."

„himmelhoch jauchzend, zu Tode betrübt"

24. Dez. 1943:
„Ich habe schon öfter davon gesprochen, daß wir hier alle sehr unter Stimmungen leiden. Bei mir wird das in letzter Zeit immer stärker: „Himmelhochjauchzend, zu Tode betrübt". „Himmelhochjauchzend" bin ich, wenn ich daran denke, wie gut wir es hier haben, besonders im Vergleich zu anderen jüdischen Menschen. „Zu Tode betrübt", ja es überfällt mich, wenn ich höre, wie das Leben draußen weitergeht."

zwei Seelen in der Brust

romantische Schwärmerei für den Nachbarsjungen

Ihre ganze Entwicklung stand im Zeichen dieses Kampfes mit der eigenen Widersprüchlichkeit, mit den zwei widerstreitenden Seiten ihrer Persönlichkeit. Einerseits war sie hoch sensibel und dünnhäutig, andererseits spöttisch und frech. Sie hatte einen scharfen Verstand, andererseits verspürte sie eine tiefe romantische Sehnsucht. Ihre romantische Seite erlebte Anne mit Peter, einem ruhigen, zurückhaltenden Jungen, der ihr die ideale Voraussetzung für Schwärmerei bot. Anne, die ihre körperliche Entwicklung zur Frau im „Hinterhaus" erfuhr, wollte unbedingt eine Liebesgeschichte erleben. Ihr Interesse an Peter wurde durch einen Traum schlagartig ausgelöst, wodurch sie sich ihrer eigenen Sehnsüchte bewusst wurde. Sie träumte von Zärtlichkeit und körperlicher Nähe. Doch im „Hinterhaus" gab es nur diesen einen Jungen, mit dem sie ihre so plötzlich und vehement erwachten emotionalen und sexuellen Bedürfnisse ausleben konnte. Sie musste ihn hochstilisieren, um sich in ihn zu verlieben. Eine Liebesgeschichte mit Höhen und Tiefen, mit Gefühlstumulten und Momenten überschwappenden Glücks. Am 13. Juni 1944 löste sie sich jedoch von Peter, der zwar lieb und gut war, und sie doch immer wieder enttäuschte. Sie erkannte, dass sie sich ein Traumbild von ihm geschaffen hatte.

Entdeckung und Abtransport ins Konzentrationslager Auschwitz

Nach ihrer Entdeckung am 4. August 1944 wurden die Untergetauchten nach Auschwitz gebracht. Für Anne fing nun ein Leben voller Grausamkeit und Leiden an. Sie musste erleben, dass ein Mensch nichts galt. Nach kurzer Zeit in Auschwitz wurden sie und ihre Schwester Margot nach Bergen-Belsen überstellt und somit von ihren Eltern getrennt. Dort waren sie in überfüllten Baracken untergebracht, bei Kälte und ohne Essen. Es fehlten alle hygienischen Einrichtungen. Krankheiten brachen aus, und da es fast keine Medikamente gab, konnte auch eine Typhusepidemie nicht eingedämmt werden. Beide Mädchen starben daran. Von den acht ehemaligen Bewohnern des „Hinterhauses" überlebte nur Annes Vater diese Hölle.

Tod durch Typhus

In der Lebensgeschichte von Anne Frank können wir aufgrund ihrer Tagebucheintragungen einige typische **Ignatia**-Beschwerden erkennen (Repertoriums-Rubriken, Wertigkeit in Klammern):

- Angst (2)
- Beschwerden durch seelischen Schock (2)
- Beschwerden durch Schreck (3)
- Beschwerden durch Tadel (2)
- Beschwerden durch schlechte Nachrichten (2)
- Beschwerden durch Zorn (3)
- Beschwerden durch unterdrückten Zorn (2)
- Furcht (3)
- stiller Kummer (3)
- sentimental (3)
- veränderliche, wechselhafte Stimmung (3)
- Traurigkeit (3)
- Weinen (3)
- Zorn abwechselnd mit Fröhlichkeit (2)

Die Scheinwelt, die innere Traumwelt von Anne Frank stimmt mit der äußeren, wirklichen Welt (Realität) nicht überein. Hier das feine, sensible und innere Erleben, dort die graue, brutale, tödliche Normalität. An dem äußeren – faschistischen – Zwang geht sie zugrunde.

Kasuistik: Neurodermitis

Fall 1: Atopisches Ekzem

Ein 8-jähriger Junge kommt zur Vorstellung wegen einer zunehmend stärker werdenden Neurodermitis mit starkem Juckreiz (endogenes oder atopisches Ekzem), das sich durch Schwitzen, Süßigkeiten und „Stress" verschlechtert. Besserung hingegen durch Sonne am Meer und durch Zusammensein mit seinem Vater. Auf Befragung war zu erfahren, dass der Vater als Schulungsleiter für Autoverkäufer unter der Woche weg war. Von der Mutter wurde ihm ein Verhältnis mit einer seiner zahlreichen Sekretärinnen unterstellt, was sich später auch bestätigt hat. Als größten Wunsch gab der kleine Patient an, dass der Vater wieder hier arbeiten sollte.

Beschwerden durch Trennung vom Vater

Die Mutter des Jungen klagte parallel hierzu über Globusgefühl, Herzrasen und meint: „Ich kann nicht mehr." Beide, Mutter und Sohn, erhielten **Ignatia** in einer C200 und berichteten nach zwei Wochen, dass ihnen das Mittel gut getan hätte, wobei die Mutter zu einem bewährten Psychotherapeuten überwiesen wurde und später noch **Natrium muriaticum** erhielt. Sie konnte ihrem Mann den Seitensprung vergeben. Sie zogen zusammen in eine kleine Schwarzwaldgemeinde und leben seitdem zufrieden.

Seine Mutter: Halsglobus und Herzrasen, Eifersucht

Kasuistik: Bauchkrämpfe und Verhaltensveränderungen durch Kummer

Fall 2: Psychosomatische Oberbauchbeschwerden nach dem Tod von drei nahen Verwandten

Sensibel, extrovertiert, leicht überreizt und erschöpft.

Angst im Dunkeln und wenn allein.

Hitzegefühle behindern den Schlaf.
○ → Eis und kalte Getränke

Häufig blaue Flecken. Kitzelhusten, Urinabgang beim Lachen.

Depressive Verstimmung nach dem Tod von Tante,Oma und Opa.

Phos. ohne Effekt

Bauchkrämpfe, Weinen, Leistungsabfall, Appetitlosigkeit.

Schlankes, hochgewachsenes, schlaksiges 16-jähriges Mädchen mit langen Extremitäten, blasser Haut, klarem offenen Gesicht, lebhafter Mimik, dünnem Haar. Das Kind ist sehr sensibel, leicht überreizt durch Erlebnisse und Sinneseindrücke. Euphorisch, ausgelassen bis niedergeschlagen, gedrückt. Großes Harmoniebedürfnis. Sie sucht Gesellschaft, ist beim Alleinsein eher bedrückt und gelangweilt. Sie ist sehr beliebt, freundlich im Umgang, belebend in der Gruppe, am Abend aber dann oft überreizt, unausgeglichen. Sie richtet sich oft nach anderen, bei Zurücksetzung eigener Bedürfnisse. Erschöpfbar, Konzentrationsprobleme. Ängstlich in Dunkelheit, beim Alleinsein. Benötigt Licht beim Einschlafen, abends unruhig, schläft unruhig, Träume von „schlimmen Dingen", Nachtschweiße, vor allem am Kopf, Hitzeempfindungen im Bett, die am Schlafen hindern. Liebt über alles Eis und kalte Getränke. Mag kaum Süßigkeiten, eher herzhafte Speisen. Häufige Bauchschmerzen, Foetor ex ore. Keine auffällige Blutungsneigung, aber rezidivierende Hämatome an Schienbeinen und Armen. Bei Erkältungen zeigt sich vorwiegend eine Tracheitis, oft „Kitzelhusten". Ab und zu unwillkürlicher Harnabgang bei Aufregung, Lachen. Verschlechterung bei Kälte, abends, beim Alleinsein. Verbesserung nach Ruhe und Schlaf. Ihre gesamte Konstitution lässt an den **Phosphorus**-Typ denken.
Das junge Mädchen verlor durch Tod innerhalb von sechs Wochen Tante und Großmutter mütterlicherseits und den Großvater väterlicherseits. Sie reagierte darauf mit Depressionen, angstvollem Verkriechen, Kontaktverweigerung, die Eltern sollten die gemeinsame Wohnung nicht mehr verlassen. Psychologische Interventionen, lange familiäre Gespräche und ein gemeinsamer einwöchiger Urlaub brachten keine wesentliche ohne Effekt. Besserung. Verabreichung von **Phosphor** C200 und C1000 (Fa. Schmidt-Nagel) je 2–3 Globuli ohne wesentlichen Effekt.
Die Verhaltensauffälligkeiten wechselten zwar, blieben aber insgesamt über 3–4 Wochen bestehen. Die Patientin weinte täglich, hatte Bauchkrämpfe, wurde phasenweise apathisch, inaktiv. Sie wurde mehrfach von der Schule nach Hause gebracht, die schulischen Leistungen sanken ab. Sie wollte nicht mehr sprechen, nichts essen. Nach Nichtansprechen des „eigentlichen" Konstitutionsmittels (s. o.) verordneten wir **Ignatia** C30 (Fa. Gudjons) 1 x 3 Globuli an zwei aufeinander folgenden Tagen.

Repertorisation Fall 2

Tabelle 12-2

Symptome \ Wertigkeiten der Arzneimittel	Ign.	Nat-m.	Staph.	Caust.	Nux m.
Beschwerden durch Tod von Eltern, Verwandten oder Freunden	4	1	1	3	-
Kummer nach Verlust von Dingen	3	-	-	-	-
Erschöpfung durch lang andauernden Kummer	3	-	-	-	1
Schlaflosigkeit durch Kummer	2	3	-	-	-
Bauchschmerzen nach innerer Erregung	3	-	2	-	-
Stimmung veränderlich, unbeständig	3	1	2	1	3

Im Verlauf der nächsten drei Tage wurde das Kind deutlich aktiver und lebhafter, sie sprach über ihren Kummer und äußerte, dass es der „Liebe Gott" doch wohl übertrieben habe. Sie begann zu essen und besser zu schlafen. Nach einer Woche: **Ignatia** C200. Nach weiteren zwei Wochen berichteten die Eltern, dass ihre Tochter wieder mit Freundinnen spiele, viel weniger ängstlich sei und die Eltern das Haus ohne Sorgen verlassen könnten. In den nächsten Wochen hielt die Besserung weiter an.

Beurteilung: Ein interessanter Fall, in dem durch eine starke Kummersymptomatik das „eigentliche", tiefere Konstitutionsmittel nicht greifen konnte. Durch **Ignatia** trat dann die lang ersehnte „Befreiung" ein.

Ignatia C30 besserte das Befinden sofort, Appetit und Schlaf normalisierten sich.
Die C200 vervollständigte die Heilung.

Kasuistik: Enteritis

Fall 3: Psychosomatische abdominelle Beschwerden

Kind Natalie, 3 Jahre, wohnhaft mit seinen Eltern am Luganer See, kommt seit 10 Monaten mit der Mutter zu Besuch zu den Großeltern. Kind in zweiter Ehe der Mutter (47-jährige Apothekerin), Vater (60-jährig, Pensionär). Beide Eltern arbeiten nicht mehr, wollen sich ausschließlich auf sich selbst und auf das gemeinsame Kind konzentrieren. Besonders intensiv sei die Beziehung zwischen Vater und Kind. Das gemeinsame Leben der letzten Jahre sei ausgesprochen harmonisch gewesen, besonders seit Natalie auf der Welt ist. Das Kind war nie krank bis auf einzelne leichte grippale Infekte. Vorsorgeuntersuchungen und Entwicklung unauffällig.

Bauchschmerz, Erbrechen, ungewohnte Teilnahmslosigkeit

Spontanbericht: Natalie wird vorgestellt wegen Bauchschmerzen, Erbrechen, dabei sehr still bis teilnahmslos, sei sonst sehr lebhaft, jetzt beherrschte Ängstlichkeit. Verhalten zur Mutter teils anhänglich, teils ablehnend. Klinisch-internistische Untersuchung: Zierlich, asthenisches Kind, große dunkle Augen, braune Haare, Zei-

Repertorisation Fall 3

Tabelle 12-3

Symptome / Wertigkeiten der Arzneimittel	Ign.	Bell.	Lyc.	Puls.
Gemüt – Kummer –still	3	1	1	2
Gemüt – Kummer – Verlust von Gegenständen	3	-	-	-
Gemüt – Stimmung – wechselhaft	3	3	3	2
Gemüt – Stimmung – veränderlich	3	2	3	3
Gemüt – Erschöpfung, geistige – Kummer, durch	3	-	-	-
Abdomen – Schmerz – anfallsweise	2	2	1	1
Abdomen – Schmerz – Erregung, nach	3	-	-	-

chen einer leichten Enteritis bei mäßigem Infekt der oberen Atemwege. Sonografie des Abdomens, serologische Untersuchung, Urin- und Stuhluntersuchung ohne pathologischen Befund.

Nur geringe körperliche Veränderungen.

Verordnung: Diät, Flüssigkeit, Ruhe, Zuwendung, Bauchwickel. Am nächsten Tag Zunahme der Symptomatik mit gehäuften Bauchkrämpfen, heftige Phasen, mit Anhänglichkeit und mit Ablehnung der Mutter. Stille bis Apathie, Phasen von „nichts essen wollen" und dann Äußerung von Hunger, wechselnd. Nach Essen besser, heftige Krämpfe im Magen-Darm-Bereich nach 2–3 Stunden. Mutter ist zutiefst beunruhigt. Lokalbefund unverändert, eher besser.

Erste Therapie: Leichte Kost und Zuwendung

Daraufhin ausführliche homöopathische Anamnese: Zierliches, sensibles Kind, lebhaft, freudig, aufgeweckt. Oft schreckhaft bis ängstlich, verletzbar, möchte viel Zuwendung. Bei Enttäuschung heftiges Weinen oder Zurückziehen, „sich in die Ecke verkriechen". Schlaf gut, nur nach aufregenden Tagen unruhig mit Träumen. Abneigung gegen Fleisch und Wurst. Habe häufiger Beschwerden nach dem Essen. Weitere Anamnese zu den Modalitäten (warm, kalt, Tag, Nacht, Meer, Berge usw.) unergiebig. Bisher keine besonderen Erkrankungen gehabt.

Die folgende ausführliche Befragung ergibt:

Stimmungslabilität,
Neigung zum Rückzug bei Enttäuschungen.

Therapie und Verlauf: Nach einer Gabe **Ignatia** D30 schläft das Mädchen sehr unruhig, wälzt sich hin und her, spricht, schreit auf, schwitzt. Am nächsten Morgen wie umgewandelt, hat keine Beschwerden mehr, erzählt munter und fragt, wann endlich der Papa kommt. Gegen Nachmittag, 16 Uhr, erneut Bauchkrämpfe, nachdem das Kind sehr aktiv war, keine Apathie, etwas Ängstlichkeit. Auf Anruf der Mutter die Empfehlung, drei Globuli **Ignatia** D30 in 1 Glas Wasser aufzulösen und 1 Teelöffel zu verabreichen. Am nächsten Morgen war das Kind nach ruhiger Nacht völlig unauffällig. Die Besserung hielt an. Mutter teilte mir

Nach **Ign.** D30:
Erstreaktion mit unruhigem Schlaf und schweren Träumen.

Gabenwiederholung (in Wasser aufgelöst) nach erneuter Verschlimmerung.

zwei Tage später mit, Kind sei gesund und freue sich auf den Vater, der am nächsten Tag kommen sollte.
Beurteilung: Abdominale Symptomatik mit widersprüchlicher Ausprägung, angstvolle Überlagerung in fremder Umgebung bei erstmaliger Trennung vom Vater, Sorge, Kummer.

Im Heilungsverlauf wird der Auslöser der Beschwerden deutlich: die ungewohnte Trennung vom Vater.

Kasuistik: Eifersucht

Fall 4: Kindliche Eifersucht

8-jähriger Lukas, ältester von drei Kindern, wird zunehmend unausgeglichener, reizbarer und wie die Mutter sagt, sehr eifersüchtig auf die jüngeren Zwillinge.
Die Mutter berichtet im **Spontanbericht** wörtlich: „Er war der Kronprinz – und dann kamen gleich zwei." Sie bringt uns auch ein kleines Protokoll mit, das wir im Sinne eines Spontanberichtes wörtlich zitieren: „Die Fotos der Zwillinge hängen bei den Großeltern an der Wand im Bilderrahmen und sie sind per Foto auf einer Kerze „verewigt". Kommentar von Lukas: „Jetzt hängen die zwei schon im goldenen Rahmen und jetzt sind sie auch noch auf der Kerze verewigt."
Noch in der Untersuchungssituation malte uns das Kind Lukas folgende Tierfamilie.

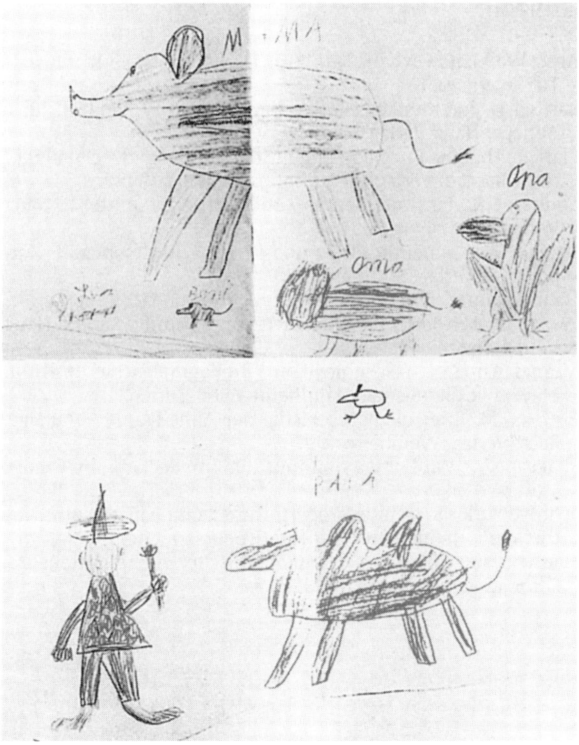

Abb. 12-2: Tierfamilie (Fall 4) [aus: Hadulla/Richter]

Er ist das erste Kind in unserer Praxis, das die Tierfamilie auf zwei getrennte Blätter malt. Auf dem ersten Blatt Mama als Elefant, die Zwillinge als Larve und Maus, Oma als Löwe, Opa als Ente. Auf dem zweiten Blatt malt er zunächst den Papa als Kamel und den Doktor als Zauberer. Das Kind Lukas ist gar nicht da. Auf meine Frage: „Wo bist denn Du?“, antwortet er erstaunt: „Muss ich mich auch malen?“. Er malt sich dann als kleiner schwarzer Rabe über den Zauberer und den Papa.

Therapie und Verlauf: Eine Gabe **Ignatia** XM (3 Kügelchen, Fa. Staufen) genügte, dass die Eltern sagen konnten: „Er ist wie ausgewechselt.“

Lernziele

- Sich eingehend mit dem Arzneimittelbild von **Ignatia** beschäftigen,
- wichtige psychische und körperliche Arzneisymptome und die wesentlichen Modalitäten von **Ignatia** kennen,
- Ignatia gegen ähnliche Arzneimittel, z. B. **Natrium muriaticum, Nux vomica, Sepia, Chamomilla, Coffea, Opium, Veratrum album, Phosphorus, Pulsatilla, Causticum** abgrenzen können.

Literatur

Arpe, W.: Knaurs Schauspielführer. Droemersche Verlagsanstalt Th. Knaur, 1968

Barthel, H. und Klunker, W.: Synthetic Repertory, Band I, II, III, 3. Auflage. Haug Verlag, Heidelberg 1987

Clarke, J.H.: Eine Enzyklopädie für den homöopathischen Praktiker, Band 4. Verlag für Literatur, Bielefeld 1992

Coulter, C.R.: Portraits homöopathischer Arzneimittel II. Haug Verlag, Heidelberg 1995

Gawlik, W.: Arzneimittelbild und Persönlichkeitsportrait. Hippokrates Verlag, Stuttgart 1990

Hahnemann, S.: Reine Arzneimittellehre, Band 2 (s. Anhang)

Leeser, O.: Lehrbuch für Pflanzliche Arzneistoffe, Band I. Haug Verlag, Heidelberg 1973

Meyers Großes Taschenlexikon. Bibliographisches Institut, Meyers Lexikonverlag Mannheim-Wien-Zürich

Pressler, M.: Die Lebensgeschichte der Anne Frank, 5. Auflage. Beltz Verlag, Weinheim 1997

Shakespeare, W.: Romeo und Julia. Philipp Reclam jun. GmbH, Stuttgart 1990

Schroyens, F.: Synthesis, Repertorium homoeopathicum syntheticum. Hahnemann Institut, Greifenberg 1995

Stauffer, K.: Klinische Homöopathische Arzneimittellehre. Sonntag Verlag, Stuttgart 1993

13 Natrium muriaticum - Zwischen Gelassen/Gelöst und Verbittert/Verhärtet

Michael M. Hadulla, Olaf Richter
(gekürzter Auszug aus: Die homöopathischen Arzneien, Band I)

Ein Nahrungsbestandteil wird zum Heilmittel

„Natrium muriaticum, Natrium chloratum, Sal culinare, Kochsalz“ so lautet die Kapitelüberschrift zu SAMUEL HAHNEMANNS Einleitung in den *„Chronischen Krankheiten“*, die uns seit 1838 vorliegen. Er spricht hierbei von einer *„heroischen und gewaltigen Arznei“* sowie eine *„der kräftigsten antipsorischen Arzneien“* und geht in diesem Zusammenhang gleich auf die Argumentation der Gegenseite ein, der ja völlig unbegreiflich erscheint, wie ein zum täglichen Gebrauch benutztes, sozusagen krudes Nahrungsmittel, ein Heilmittel werden kann. Die Gegner der Homöopathie argumentieren seit nunmehr $1^1/_2$ Jahrhunderten fast ausnahmslos mit dieser scheinbaren Unsinnigkeit, hohe **Natrium-muriaticum**-Potenzen zu verordnen, obwohl bekanntlich massive Dosen davon täglich mit unserer Nahrung verzehrt werden.

Erste Prüfung und Beschreibung von **Nat-m.** von HAHNEMANN (CK Bd. 4).

Sie können nicht verstehen, wie aus einer rohen Substanz, in einem nicht aufgeschlossenen Zustand sich über dem Wege der Potenzierung (Dynamisierung), eine *„tatsächliche Umwandlung“* vollziehen kann. Es handelt sich eben nicht um eine bloße Verdünnung, sondern um einen Schüttelungsvorgang, bei dem etwas neu geschaffen wird, **ent-materialisiert** wird. Nennen wir es ruhig ohne Scheu eine geistartige Substanz.

Aus dem täglich überall gebrauchten Nahrungsbestandteil wird durch Potenzierung ein individuelles Heilmittel.

Chemie

Vorkommen

Das **Natriumchlorid** oder Kochsalz findet sich bis zu 3% im Meerwasser, in größerer Konzentration in den Salzsolen und fest als Steinsalz, z. B. in Staßfurt, Berchtesgaden, Gorleben, Bad Reichenhall.

Meerwasser enthält bis zu 3% NaCl. Seine Ablagerungen aus erdgeschichtlichen Vorzeiten finden sich in Steinsalzvorkommen. Es wird bergmännisch abgebaut oder durch Eindampfen aus Salzsolen oder Meerwasser gewonnen.

Gewinnung

Aus den Steinsalzlagern wird es bergmännisch gewonnen. Aus dem Meerwasser erhält man es durch Ver-

dunsten oder Ausfrieren des Wassers in so genannten Salzgärten, einem System flacher, durch Gräben miteinander verbundener Ausschachtungen, die an der Meeresküste, besonders in Spanien und Portugal angelegt werden.
Aus den Salzsolen wird es gewonnen, indem man dieselben zunächst durch Verdunstung konzentriert. Dies geschieht durch Herablaufenlassen in so genannten Gradierhäusern über hohe Dornreisigwände. Dabei scheidet sich der größte Teil schwerer löslicher Beimengungen (besonders Kalzium- und Magnesiumsalze) als „Dornstein" auf dem Reisig ab. Die auf diese Weise gereinigte und konzentrierte Salzsole wird dann in großen Pfannen weiter eingedampft und gereinigt.

Eigenschaften

NaCl-Kristalle sind kubisch. Sie enthalten eingeschlossene Mutterlauge.

Das **Natriumchlorid** kristallisiert in regulären Würfeln ohne Kristallwasser, die sich in etwa 3 Teilen Wasser lösen. Da sie in Hohlräumen meist noch Mutterlauge eingeschlossen enthalten, dekrepitieren sie beim Erhitzen, d. h. die Kristallrinde zerspringt. Die häufigste Verunreinigung des Kochsalzes ist das hygroskopische Magnesiumchlorid, weshalb es an der Luft leicht feucht wird, und Magnesiumsulfat.

Physiologische Kochsalzlösung ist mit 0,9 % NaCl-Gehalt isotonisch, d. h. sie entspricht osmotisch dem Blutserum.

Es wird von diesen Salzen befreit durch Versetzung seiner Lösung mit Bariumchlorid, wodurch die Lösung sulfatfrei wird, und nachhaltigen Zusatz von Natriumkarbonat zur Entfernung des Überschusses an Bariumchlorid und des Magnesiumchlorids. Beim Eindampfen des klaren Filtrats enthält man dann das reine **Natriumchlorid** als kristallinisches Pulver. Es bildet den Hauptbestandteil der offiziellen Solutio natrii chlorati physiologica und der in der Anlage 4 des DAB 6 aufgeführten physiologischen Lösung nach Ringer.

Arzneimittelbild

Stichwortartige Zitate aus HAHNEMANNS Prüfung (CK Bd. 4): Gemütssymptome: Traurigkeit, Kummer, Besorgnis

Bleiben wir weiter bei HAHNEMANN und lesen die vielfältigen Indikationen, die diese *„heroische und gewaltige Arznei"* abdeckt (CK Bd. 4, Symptomnummer in Klammern).

Er sucht in Gedanken immer die ehemaligen Unannehmlichkeiten auf, um darüber, sich kränkend, nachzudenken (10). Aengstlich um die Zukunft besorgt (23). Schreckhaft (53). Aergerlich, reizbar (56).

Erinnerungslücken, erschwertes Denken.

Gedächtniss-Verlust; er wusste Nichts von gestern… (93). Zerstreutheit; er weiss nicht, was er vorzüglich sagen soll (84).

Schwindel beim Gehen; es drehte sich Alles vor ihr im Kreise herum (115).... als würde sie umgeworfen (110).... wie ein Stoss vom Wirbel bis zur Stirn, der auf Augenblicke die Besinnung raubt (109).

Schwindel:
Dreh- und Fallschwindel, Benommenheit

Eingenommenheit des Kopfes (98–103); Düseligkeit (106); Schwere des Kopfes (125–126). Dumpfes, betäubendes, drückendes Kopfweh, früh, gleich nach dem Erwachen, bis Mittag (128). Drängender Schmerz, als sollte der Kopf platzen (148). Stiche (161–163), von hinten nach vorn durch den Kopf, wie mit einem Messer (166). Schlagen im Kopfe; Arg pochender Kopfschmerz (177). Das Gehirn ist wie lose; beim Schütteln des Kopfes sticht's in den Schläfen (179).

Kopf:
Schweregefühl,
drückende, berstende und stechende Schmerzen, besonders morgens

Schorfe auf dem Kopfe (205). Ausfallen der Haare (210), selbst am Backenbarte (211).

Kopfhaut: Schorfe und Krusten

Krampfhaftes Zuziehen der Augenlider (254). Schründender Schmerz in den Augen (231). Entzündung der Augen und Thränen bei jedem kleinen Winde (238). Das Auge ist früh zugeklebt (246). Trüb und dunkel vor den Augen (259). Trüber Blick (257), wie mit einem dünnen Schleier überzogen (262), wie durch Federn (266). Kurzsichtigkeit (270). Die Buchstaben und Näh-Stiche fliessen beim Sehen in einander... (264).

Augen:
klebrige Absonderungen,
scharfe Tränen,
Schwarzwerden vor Augen

Stiche in den Ohren (280). Auslaufen des Ohres (293). Ohrgeräusche: Singen, Sumsen, Sausen, Rauschen, Knacken, Flattern (299–304). Schwerhörigkeit (297).

Innere Wundheit der Nase (311).

Ohren:
Stechen, eitriges Sekret,
klingender Tinnitus

Zieh-Schmerz im rechten Backen-Knochen (324). Jücken im Backenbarte (333), Ausschlags-Blüthen im Gesichte (334), Ausschlag an beiden Mundwinkeln (350). Geschwulst rings um die Lippen (344). Tiefe, schmerzhafte Spalte in der Mitte der Oberlippe (356).

Gesicht:
Schmerz beim Kauen, Ekzem,
Borken und Blasen der Lippen

Die Zähne sind wie höher und länger (390). Lockere Zähne (391). Geschwulst des Zahnfleisches über einem hohlen Zahne (400). Blasen an der Zunge (411).

Zähne: Fisteln

Halsweh (419–421), Pflock-Gefühl im Halse (421–423), Viel Schleim im Halse (445) Wässrichter, fader, pappichter bitterer, fauler, saurer Mund-Geschmack (449–459).

Hals: Schluckschmerz wie von einem Kloß, veränderter Geschmack.

Appetitlosigkeit und Widerwille gegen das Essen (464). Widerwille gegen Schwarzbrod (467).

Unvollkommnes Aufstossen (517), Aufstossen nach dem Genossenen, noch nach mehreren Stunden (520). Soodbrennen (491). Schmerzhaftes Hunger-Gefühl im Magen und doch gleich Sattheit beim Essen (485).

Magen: Aufstoßen sauer, Brennen, satt nach wenigen Bissen,

Uebelkeit (532–541), Würmerbeseigen, dann Erbrechen zuerst von Speisen und zuletzt von Galle (545). Drücken im Magen, früh (551), zusammenziehender Magen-Krampf (559), Beklemmung in der Herzgrube (556).

Zusammenlaufen von Wasser im Mund („Würmerbeseigen"),
Erbrechen
Druck und „Greifen" in der Magengrube („Herzgrube")

Zieh-Schmerz in der Leber-Gegend (575–576) Stiche im linken Hypochonder (582) Blähungs-Kolik (622),

Abdomen: Stiche im rechten Oberbauch, Auftreibung, schneidende Schmerzen, Kollern allzu häufiger Winde-Abgang (623). Vergeblicher Stuhldrang (633), nach dem Stuhle, Leibkneipen wie zu Durchfall, ohne Erfolg (661).

After: Brennen, Rhagaden, schmerzende Hämorrhoiden
Harn- und Sexualorgane: unwillkürlicher Urinabgang

Im Mastdarme Drücken und Zwängen (662). Wunder, heisser After (675). Aderknoten am After, mit Feuchten und Stich-Schmerz (678).
Unwillkührlicher Abgang des Harnes im Gehen (690), milchartiger Ausfluss nach dem Harnen (711). Begattung schwach, ziemlich kalt und schneller Samen-Erguss (749).

Unregelmäßigkeiten der Menses, prämenstruelle Reizbarkeit
Fluor

Regel zu spät (765), nur ein Drittel so stark (767), zu früh (775), unterdrückt (769). Vor, bei und nach der Regel, Kopfschmerz; Vor der Regel, Beängstigung (782), bei der Regel, grosse Traurigkeit (784), ängstlich und ohnmächtig (785), nach der Regel, Schwere des Kopfes (792). Sehr starker Scheide-Fluss (796).

Nase:
Stockschnupfen, vergeblicher Niesreiz

Stock-Schnupfen (804) Trockenheits-Gefühl in der Nase (806), Fliess-Schnupfen mit Niesen (809). Versagendes Niesen (803). Heiserkeit... mit vielem Schleim im Halse (820).

Atmung: Kitzelhusten, krampfhaft, erstickend,
Kurzatmigkeit, Engegefühl

Katarrh und Kitzel-Husten (822). Engbrüstigkeit und kurzer Athem beim schnell Gehen (861). Spann-Schmerz in den rechten Brust-Muskeln (872), anhaltender Stich-Schmerz... der ihm den Athem benahm (885).

Herz:
ängstliches Herzklopfen
Rücken:
lahm und zerschlagen

Herzklopfen mit Aengstlichkeit (905), Herzklopfen von der geringsten Bewegung (902).
Scharfe Stiche quer durch das Kreuz, dicht über den Hüften (918). Lähmiger Zerschlagenheits-Schmerz im Kreuze (922–923), Spannung im Rücken (932).

äußerer Hals: Struma

Kropf, Schorfe in der Achselgrube (S. 331, Vorwort), Schmerz der Halsdrüsen (959).
Geschwulst der rechten Achsel-Drüse (963). Mattigkeit, Schwere und Niedersinken der Arme (974).

Extremitäten:
schwer und lahm

Stich-Schmerz auf der Hand (999). Zittern der Hände beim Schreiben (1003). Brickeln in den Fingern, besonders in ihren Spitzen (1023). Hüft-Schmerz, wie zerstossen (1043), Verrenkungs-Schmerz (1044). Zieh-Schmerz in den Beinen (1062, 1063, 1071, 1084, 1114). Flechte in der Kniekehle (1080). Mattigkeit in den Knieen (1078). Grosse Schwere der Füsse (1108), Brennen der Füsse (1101).

Allgemeines:
Folgen von vielem Sprechen, Ärger, sauren Speisen und Brot
mager, leicht erkältet

Beschwerden von vielem Sprechen; Böse Folgen von Aerger; Nachtheile von sauren Speisen; Nachtheile von Brod-Essen; Leicht Verheben und Verrenken; Krampf-Adern; Hühneraugen; Magerkeit; Verkältlichkeit; Schwerfälligkeit des Körpers; Trägheit nach dem Aufstehen, früh; Mattigkeit; Tages-Schläfrigkeit; Schwärmerischer Schlaf; Aengstliche Träume, mit Weinen; Schwere Träume, Nachts, und stundenlanges Wachen oder schweres wieder Einschlafen...; Nacht-Durst; Nächtliche Rückenschmerzen; Nächtliches Zittern in den Nerven; Nächtliches, allstündiges Harnen;

Schlaf:
schwere ängstliche Träume, stundenlang wach

Unruhe mit Frösteln; Stete Frostigkeit und Mangel an Lebens-Wärme; Kälte der Hände und Füsse; Allzu leichter und heftiger Schweiss bei Bewegung; Früh-Schweiss; Wechselfieber durch China-Missbrauch verdorben (S. 331, Vorwort).

Frost, Fieber, Schweiß: Frostigkeit, Schwitzen bei Bewegung

Diese Symptom-Auflistung wird viele – auch nach mehrmaligem Lesen – verwirren und lässt sich nur wirklich verstehen und therapeutisch anwenden und, um bildlich zu sprechen, mit Leben erfüllen, indem wir täglich, tatsächlich täglich in unsere Materia medica lesend tiefer eindringen und mit unseren Repertorien ganz konkret an den uns anvertrauten Patienten arbeiten. Aus dieser Beschäftigung und aus einer langjährigen Dozententätigkeit heraus sind die beiden nachfolgenden Abbildungen zu **Natrium muriaticum** entstanden, die **auf seelisch-geistiger und körperlicher Ebene** versuchen, die Vielfalt der Geistes-, Gemüts- und Körper- Symptome auf einige wenige grundlegende Eigenschaften zurückzuführen.

Diese Abbildungen sind kurz, prägnant und konkret und stellen die jeweilig gesunden und kranken Anteile von **Nat-m.** in ihrer **dynamischen Wechselwirkung und Ausprägung** dar. So wie es auch im wirklichen Leben ist, finden sich positive und negative Eigenschaften zum Teil gemischt, zum Teil wechselnd, in der jeweiligen lebensgeschichtlichen Situation angelegt. Es besteht eben eine **Ambivalenz von positiven und negativen Eigenschaften**, und so gehört zur Liebessehnsucht auf der einen Seite eben der Liebesmangel auf der anderen Seite, zur Ebene der Eintracht geradezu die Ebene der Zwietracht, und zur lebendigen Bewegung eben die tödliche Starre. Das ist natürlich uraltes Wissen. Im Gegensinn der Urworte ist diese Ambivalenz antreffen; so heißt beispielsweise im Lateinischen *altus* = hoch und tief, *sacer* = ruchlos und heilig.

Nat-m. zeigt – wie jedes homöopathische Arzneimittel – eine Ambivalenz von positiven und negativen Aspekten.

Im Zentrum der Abb. 13–1 steht das **Natrium-muriaticum**-Kristall in Oktaederform, chemisch gesehen als NaCl mit einer positiven Na-Ladung und einer negativen Cl-Ladung, wobei jedes dieser beiden Elemente für sich allein außerordentlich reaktionsfreudig ist. Überraschenderweise befindet sich in dieser Oktaederstruktur noch eine Flüssigkeitsansammlung von Kristallwasser, was die Chemiker als Mutterlauge bezeichnen; wir haben in unserer Abbildung diese Struktur mit einem Kreis innerhalb des Oktaeders kenntlich gemacht. Ansonsten erkennt man in der Abbildung leicht die **positiven, gesunden, gelösten Anteile in der oberen Hälfte** und die **negativen, kranken, starren Anteile in dem unteren Teil**. Desweiteren ersieht man die positiven und negativen Eigenschaften in

Das **Nat-m.**-Kristall ist würfelförmig und umschließt Kristallwasser.

In gesunden Phasen ist der **Nat-m.**-Patient gelöst und in Bewegung (wie das Salz im Meer).

In der Krankheit kommt es zur Austrocknung und Verhärtung (wie im kristallinen Zustand).

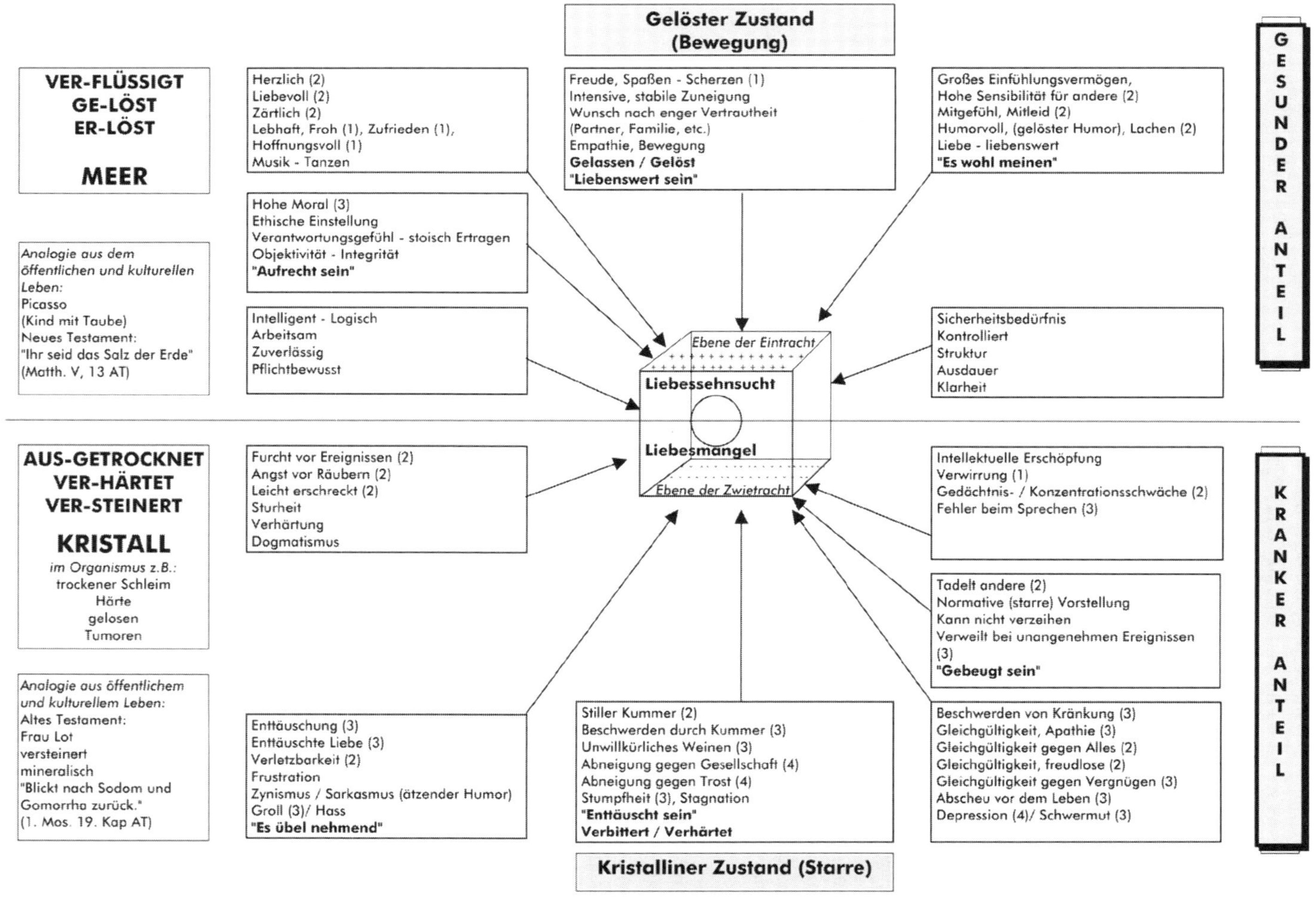

Abb. 13-1: Dynamische Darstellung von Natrium muriaticum im seelischen Bereich: Ambivalenz von Liebessehnsucht und Liebesmangel, Ebene der Eintracht und Zwietracht, sowie Bewegung und Starre in ihrer gegenseitigen Entsprechung

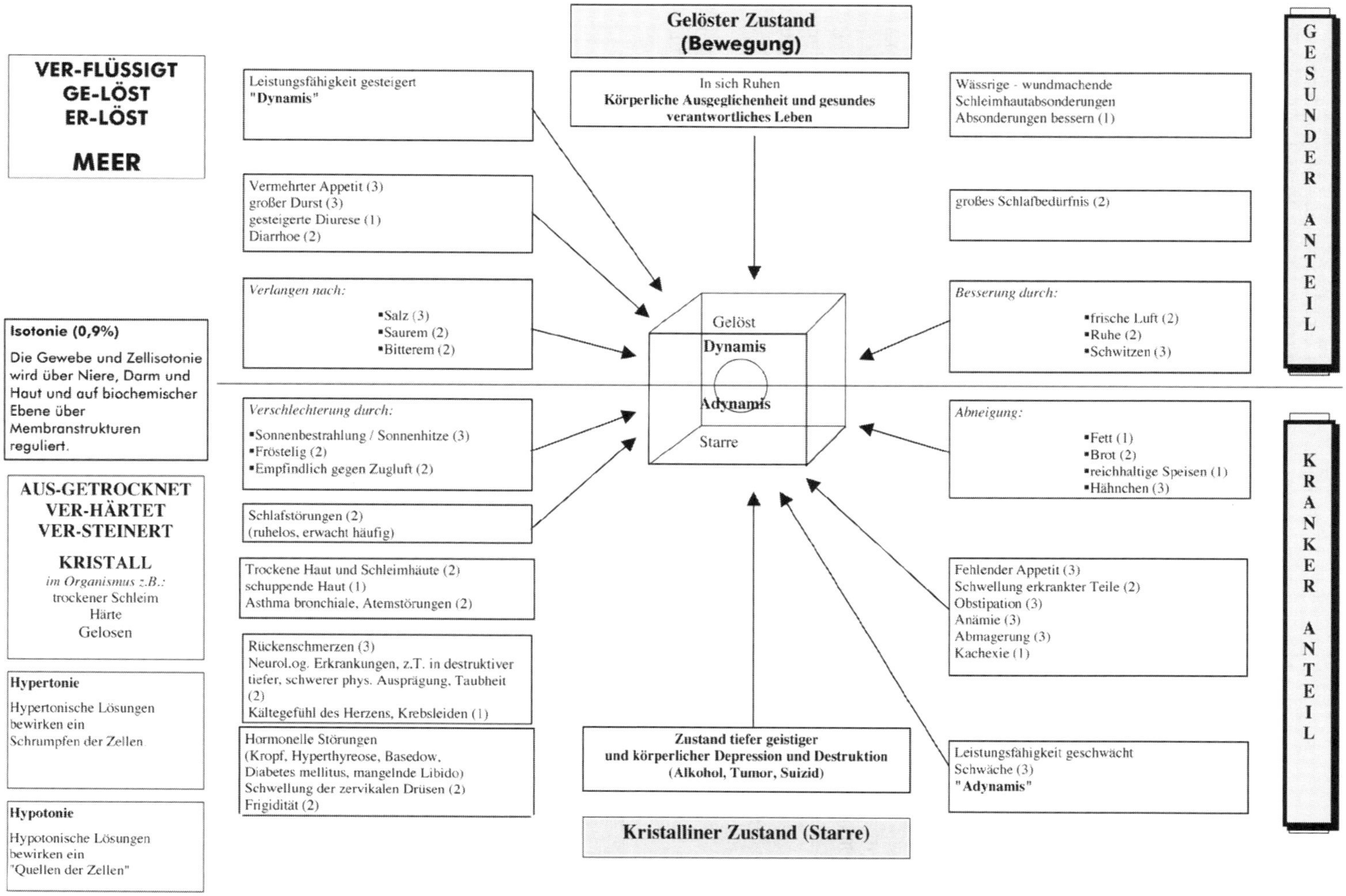

Abb. 13-2: Dynamische Darstellung von Natrium muriaticum im körperlichen Bereich

ihren gegenseitigen, ambivalent orientierten Entsprechungen. Ganz im Zentrum befindet sich in der positiven Ausgestaltung **Liebessehnsucht** und in der negativen Form **Liebesmangel.**

Die Sehnsucht nach Liebe rührt beim **Nat-m.**-Patienten aus dem Erleben der frühen Kindheit.

Nun mag der eine oder andere entgegnen, dass Liebessehnsucht und Liebesmangel ubiquitär vorhanden sind und wir Sehnsucht und Mangel nach Liebe auch bei den anderen großen Polychresten vorfinden. Dennoch haben wir bei **Natrium muriaticum** eine besondere Ausgestaltung, eine spezifische angelegte Liebessehnsucht, die gleichsam durch **eine Art sprachlosen Verständnisses, durch eine Art einverständlicher Symbiose** charakterisiert ist. Diese Spezifität ist durch eine tiefe eigene Unsicherheit charakterisiert, angelegt während der persönlichkeitsprägenden Phasen der ersten Kindheit.

Die positiven Aspekte von **Nat-m.**:
Herzlich, liebevoll, mitfühlend.

Gestalten sich die lebensgeschichtlichen Einflüsse günstig, ist insbesondere der Liebes- oder Lebenspartner verlässlich, dauerhaft, und treu (zur Symbolik der Permanenz s. u.), so lebt der **Nat-m.**-Persönlichkeitstyp ausgesprochen glücklich und zufrieden. Die hierzu passenden Geistes- und Gemütssymptome aus dem Synthetischen Repertorium (BARTHEL U. KLUNKER; Wertigkeiten in Klammern) lauten:

Herzlich (2), liebevoll (2), zärtlich (2), Freude, spaßen – scherzen (1), hohe Sensibilität für andere (2), Mitgefühl – Mitleid (2).

Die negativen Aspekte durch die Auswirkungen eines großen Kummers:
Rückzug, Hass, Resignation.

Er befindet sich in einem gelöst-gelassenen Zustand. Kommt es hingegen zu einer lebensgeschichtlichen Katastrophe, wie dem etwa Verlust des geliebten Lebenspartners durch Tod oder Scheidung, oder Verlust eines wichtigen Arbeitsplatzes, so treten die typischen Reaktionen auf. Bei den so häufigen Ehescheidungen unserer Zeit hat sich **Nat-m.** in unseren Praxen als außerordentlich hilfreich erwiesen.

Stiller Kummer (2), Beschwerden durch Kummer (3), Unwillkürliches Weinen (3), Abneigung gegen Gesellschaft (4), Abneigung gegen Trost (4), Stumpfheit (3), Enttäuschung (3), Enttäuschte Liebe (3), Verletzbarkeit (2), Hass – Groll (4), Tadelt andere (2), Verweilt bei unangenehmen Ereignissen (3), Beschwerden von Kränkung (3), Gleichgültigkeit gegen Vergnügungen (3), Abscheu vor dem Leben (3), Depressionen (4), Schwermut (3).

Als für den **Nat-m.**-*Patienten hoch spezifisch, geradezu essenziell für einen negativ strukturierten* **Nat-m.**-*Lebensabschnitt, halten wir einerseits das übelnehmende Verharren in Depression und andererseits die Verbitterung und Verhärtung in Hass und – hierfür gibt es ein wunderschönes deutsches Wort – Groll.*

Samuel Hahnemann benennt das in seiner dichten Sprache mit den Symptomen Nr0.1–14 und 60–64 in seinem Buch *„Die chronischen Krankheiten"* so:

Symptome aus den Prüfungen Hahnemanns:

„Traurig und niedergeschlagen, (auf Nessel-Ausschlag folgend.) – Sehr melancholisch. – Gebeugtes Gemüth. – Melancholische Gemüths-Stimmung; Beleidigungen, die er Jemandem und die man ihm zugefügt, konnte er nicht aus den Gedanken los werden, was ihn so verstimmte, dass er zu Nichts Lust hatte." *(Sympt. 1–5)*

melancholisch

nachtragend

„Melancholische Niedergeschlagenheit und traurige bängliche Zaghaftigkeit den ganzen Tag, ohne bewusste Ursache, mit ununterbrochenem Herzklopfen, ohne körperliches Uebelbefinden. – Schnelle, doch kurze Anfälle von Melancholie. – Wehmüthig und kummervoll. – Kummervoll quält er sich selbst, indem er lauter unangenehme Ideen aufsucht, was ihn schwächt. – Stundenlang in Gedanken versunken, was aus ihm werden solle." (Sympt. 6–10)

traurig, angstvoll, verzagt

Herzklopfen

wehmütig, kummervoll

in Gedanken versunken

„Er sucht in Gedanken immer die ehemaligen Unannehmlichkeiten auf, um darüber, sich kränkend, nachzudenken. – Sie nimmt Alles von einer bösen Seite und weint und heult. – Wenn sie allein ist, macht sie sich Gedanken und muss weinen. – Wenn sie an die längst vergangene Noth nur denkt, treten ihr die Thränen in die Augen. – Aus jedes Menschen Blicken schloss er, dass man ihn seines Unglücks wegen bedaure und er weinte." (Sympt. 10–14)

negative Gedanken

Grübeln

Weinen, wenn allein und wenn bedauert

„Hitziges Auffahren, ohne besondere Veranlassung. – Hitziges Auffahren über jede Kleinigkeit, gegen Abend: Vormittags maulfaul und träge. Er wird sehr leicht zornig. – Jede Kleinigkeit reizt ihn zum Zorne. – Beleidigungen, die er ehedem Jemandem und die man ihm zugefügt hatte, lagen ihm immer im Gedanken; er konnte sich nicht von ihnen losmachen und diess verstimmte ihn so dass er zu nichts Lust hatte." (60–64)

reizbar, auffahrend

lange beleidigt

lustlos wegen altem Kummer

Vergleich mit anderen Arzneimitteln

Wir kennen in der Homöopathie noch eine ganze Reihe anderer „Kummer- und Trauermittel", an die wir differenzialdiagnostisch denken müssen:

Unterscheidung ähnlicher Arzneimittel:

Acidum phosphoricum: Hier herrscht neben Trauer und Kummer auch Liebeskummer, charakteristischerweise eine ausgeprägte Schwäche im geistigen, körperlichen und seelischen Bereich. Diese Schwäche kann so stark sein, dass selbst körperliche Funktionen in Mitleidenschaft gezogen werden (z. B. Blasenlähmung).

Ph-ac.:
durch Trauer oder geistige Anstrengung geschwächt

Ars.:
ängstlich, egozentrisch, verzweifelt;
kann nicht allein sein

Arsenicum album: Trauert nach Verlust in einer ganz spezifischen Art und Weise. Schon primär hat er sich aus seiner egoistisch-egozentrischen Art heraus dem Gegenüber nicht gänzlich verschrieben oder aber er hat, aus einer tiefen Angst heraus, alleine gelassen zu werden und nicht mehr versorgt zu sein, die Situation so gestaltet, dass es gar nicht erst zur Trennung kommt. Ist er dann trotzdem alleine, wird er verzweifelt versuchen, durch eine ausgeprägte Aktivität, herausragende Leistungen, glänzende Organisationen seine tiefen Ängste um sich und seine Zukunft zuzudecken.

Bry.:
zornig und wütend, will seine Ruhe haben

Bryonia: bei dem im weitesten Bereich auch zu den Kummermitteln gehörenden **Bryonia** – es ist aber mehr ein Zornmittel – herrscht eher eine berechtigte und eine sich zum Teil direkt in körperliche Symptomatik konvertierende – flammende – Wut vor, wobei der Enttäuschte, Verlassene, Betrogene sich zurückzieht und nur einfach seine Ruhe haben will: *„Gleichsam wie ein durstiger alter müder Hofhund leckt er seine Wunden."*

Ign.:
kurz zurückliegende Enttäuschung, hysterische Reaktionen, widersprüchliche Symptome

Ignatia: Mit einer sehr ausgeprägten, zumeist hoch akuten Kummer-Symptomatik, reagiert ausgesprochen heftig und zum Teil sehr widersprüchlich auf Zurücksetzung, Enttäuschung und Kummer, wobei sie oder er (**Ignatia** findet sich in beiderlei Geschlecht) selten nur auf die Idee kommt, eine Verschuldung für das stattgehabte Zerwürfnis bei sich selbst zu suchen. Auch eine zum Teil hysterisch erscheinende Ausgestaltung wird von der leidenden Person nur am Rande bemerkt; eine Konversion ins Körperliche hinein ist häufig, und auch hier überrascht dann die widersprüchliche, z. T. hysterisch anmutende körperliche Ausgestaltung.

Phos.:
begeisterungsfähig, empfindlich, sensibel, extrovertiert, schnell zu trösten

Phosphorus: Dieses schöne Mittel – und viele Anfänger in der Homöopathie möchten selbst Phosphor (= Lichtträger, Lichtbringer) sein – ist ja ungemein empfindlich, beeindruckbar mit einer hohen Sensibilität, wie **Arsen** sehr ich-bezogen und leidet nach Kummer, Liebesleid sehr stark; es kann hierbei sogar gleichsam übersprungartig und plötzlich zu einem Suizid kommen (siehe hierzu die berühmte **Phosphor**-Protagonistin aus der Literatur: Anna Karenina von L. TOLSTOJ). Dennoch, und das mag auf den ersten Blick überraschen, gehen Sensibilität, Kummer und Leid nicht so tief wie bei **Nat-m.** und halten auch nicht ein Leben lang an.

Sulf.:
gesunder Egoist, wenig Rücksichtnahme, mit sich selbst zufrieden

Sulfur: Leidet natürlich auch an Enttäuschungen und Liebeskummer, kann sich dann aber relativ schnell in seinen „gesunden Egoismus" zurückziehen, um dann hier in seinem ureigensten Bereich durch Hinwendung an seine Interessen und Hobbys, zum Teil ohne die geringste Rücksicht auf seine Umgebung, gleichsam an sich selbst Heilung zu finden.

Lycopodium: Auch er leidet an Enttäuschung und Liebeskummer, insbesondere dann, wenn durch eine Zurücksetzung oder Missachtung seine eigenen, imaginierten oder tatsächlich vorhandenen Minderwertigkeiten erneut aktiviert werden; er wird dann versuchen, sekundär – mit seiner Macht und in seinem Allmachtsverhalten – die alten Wunden zuzudecken, zu kompensieren.

Lyc.:
deckt seine erlebte Minderwertigkeit mit äußeren Aktivitäten zu

Sepia: Schlussendlich wird sie ebenfalls durch enttäuschte Liebe verletzt und getroffen, fühlt auch tief und zeigt sich durchaus nicht empfindungslos; aber um überleben zu können, schließt sie sich völlig ab, zieht sich total zurück, verschließt sich sogar vor jenen, die ihr alles bedeuten, lebt dann ihr eigenes Leben und versucht so zu überleben. Sepia rettet sich, indem sie sich gleichsam in das Dunkel ihrer eigenen Tintenfarbe zurückzieht.

Sep.:
empfindet ebenfalls tief, zieht sich zurück und schottet sich ab, lebt ihr souveränes Leben

So lassen sich auch für weitere Polychreste sehr feine, diffizile – eben individuelle – Reaktionsmuster aufspüren, die uns homöopathisch arbeitende Ärzte immer wieder aufs Neue in Erstaunen versetzen.

Wird der Kummer überwunden – vielleicht mit einer homöopathisch hergestellten **Nat-m.**-Gabe, vielleicht durch eine tiefe menschliche Begegnung, vielleicht durch innere Stärke, vielleicht durch eine göttliche Fügung oder durch eine Kombination aus alledem –, kann eine große, tiefe Weiterentwicklung stattfinden. In welche Dimensionen **Natrium muriaticum** hineinreicht, werden wir erkennen, wenn wir uns die historische Geschichte, eben das archäologisch Ge-schichtete, die ewigen Riten, die uralten Symbole hierzu ansehen.

In den nachfolgenden Ausführungen:

- Salz in der alten Kulturgeschichte,
- Salz als Opfergabe, Salz als Zeichen des göttlichen Bundes und der religiösen Verbundenheit,
- Salz als Zeichen der freundschaftlichen Verbindung beim gemeinsamen Mahl,
- Salz als positives Symbol (Permanenz) und negatives Symbol (Fluch)

wird das eben Gesagte noch transparenter werden.

Das bereits in Abb. 13–1 Beschriebene lässt sich ohne größeren Zwang auch im körperlichen Bereich wiederfinden (Abb. 13–2). Auch hier gibt es einen positiven, gelösten Zustand mit folgenden gesunden Anteilen von **Nat-m.**:

Auf der körperlichen Ebene zeigt sich der positive, gelöste Zustand des **Nat-m.**-Typen so: ausgeglichen, leistungsfähig, in sich ruhend,

„In sich ruhen" – körperliche Ausgeglichenheit und gesundes verantwortliches Leben, Leistungsfähigkeit gesteigert – „Dynamis", vermehrter Appetit (3), großer

O→ Salz, Saures, Bitteres

großes Schlafbedürfnis.

Krankhafte körperliche Befunde: empfindlich gegen Kälte, Zugluft, Sonne, Hitze

Schlaf ruhelos und häufig unterbrochen

trockene, schuppige Haut

Asthma, Lähmungen, Taubheit, Diabetes, Hyperthyreose, Impotenz und Frigidität

∅→ Fett, Brot, Geflügel

Appetitverlust, Abmagerung

Durst (3), gesteigerte Diurese (1), Diarrhoe (2), Verlangen nach Salz (3), Saurem (2), Bitterem (2), wässrige, wund machende Schleimhautabsonderungen, Absonderungen bessern (1), großes Schlafbedürfnis (2), Besserung durch frische Luft (2), Ruhe (2), Schwitzen (3).

Im unteren Teil von Abb. 13–2 findet sich der kristalline, erstarrte Anteil mit folgenden Charakteristika: Zustand tiefer geistiger und körperlicher Depression und Destruktion (Alkohol, Tumor, Suizid), Leistungsfähigkeit geschwächt, Schwäche (3), Adynamie, Verschlechterung durch Sonnenbestrahlung und Sonnenhitze (3), fröstelig (2), empfindlich gegen Zugluft (2), Schlafstörungen (2), ruhelos, erwacht häufig, trockene Haut und Schleimhäute (2), schuppende Haut (1), Asthma bronchiale, Atemstörungen (2), Rückenschmerzen (3), neurologische Erkrankungen, z. T. in destruktiver, schwerer psychologischer Ausprägung, Taubheit (2), Kältegefühl des Herzens, Krebsleiden (1), hormonelle Störungen (Kropf, Hyperthyreose, Basedow, Diabetes mellitus, mangelnde Libido), Schwellung der zervikalen Drüsen (2), Frigidität (2), Abneigung gegen Fett (1), Brot (2), reichhaltige Speisen (1), Hähnchen (3), Fehlender Appetit (3), Schwellung erkrankter Teile (2), Obstipation (3), Anämie (3), Abmagerung (3), Kachexie (1).

Salz in der alten Kulturgeschichte

In der Geschichte des Nahen Ostens spielt Salz eine große Rolle.

Salz war in alten Zeiten gut bekannt, besonders im Nahen Osten, wo es durch Meer, Salzseen und Salzwüsten ein erstaunlich reiches Vorkommen gibt. In zusammenfassenden Texten berichtet PRITCHARD, dass schon in Assyrien und Akkadien, bei den Hethitern und Ägyptern Salz breite Anwendung fand und mit Salz gehandelt wurde. Diese Berichte gehen zum Teil bis ins 20. Jahrhundert v. Chr. zurück, und so überrascht es dann auch nicht, dass im Alten Testament häufig von Salz im praktischen Gebrauch wie auch als Symbol berichtet wird:

Bibelzitate aus den Büchern Hiob, Hesekiel und Moses belegen es,

„Ißt man denn Fades, ohne es zu salzen…“ (Hiob 6.6)

„Bei deiner Geburt war es so: Am Tag, als du geboren wurdest, wurde deine Nabelschnur nicht abgeschnitten; auch hat man dich nicht mit Wasser gebadet, damit du sauber würdest, dich nicht mit Salz abgerieben…“ (Hesekiel 16.4)

„Und der Herr sprach zu Mose: Nimm dir Spezereien: Balsam, Stakte, Galbanum und reinen Weihrauch, von einem soviel wie vom andern, und mache Räucher-

werk daraus, gemengt nach der Kunst des Salbenbereiters, gesalzen, rein, zum heiligen Gebrauch."
(2. Mose 30.34.35)

„Alle deine Speiseopfer sollst du salzen, und dein Speiseopfer soll niemals ohne Salz des Bundes deines Gottes sein; bei allen deinen Opfern sollst du Salz darbringen."
(3. Mose 2.13).

In der griechischen Antike hat HOMER die Gabe von Salz als Opferritus besungen (Ilias 9, 205):

ebenso wie die Ilias von HOMER

„Also sprach er, und Patroklos folgte dem lieben Gefährten.
Selbst nun stellt er die Fleischbank nieder im Scheine des Feuers,
Legte darauf den Rücken der feisten Zieg und des hafes,
Legt auch des Mastschweins Schulter darauf, voll blühenden Fettes.
Während Automedon hielt, zerschnitt es der edle Achilleus;
Wohl zerstückt er das Fleisch und steckt es alles an Spieße.
Mächtige Glut entfachte Menoitios göttlicher Sprosse.
Als nun die Lohe verlöscht und des Feuers Blume verwelkt war,
Ordnete dieser die Kohlen und richtete drüber die Spieße,
Hob sie auf stützende Gabeln und streute vom heiligen Salze."

Salz als Opfergabe, als Zeichen des göttlichen Bundes und der religiösen Verbundenheit

Beim Unterzeichnungsritual, Aushandeln und Vertragsabschluss war der Verzehr von Speisen mit Salz eine wichtige Handlung, und so wurden die Begriffe „Salz des Bundes – Salzbund" geprägt.

Der „Salzbund" bezieht sich auf das symbolische Besiegeln eines Vertrags durch salzige Speisen.

„Alle heiligen Opfergaben, die die Kinder Israels dem Herrn darbringen, habe ich dir gegeben und deinen Söhnen und deinen Töchtern mit dir als ewiges Anrecht. Das soll ein Salzbund sein für immer vor dem Herrn für dich und für deine Nachkommen mit dir."
(4. Mose 18,19)

„Und Abia stellte sich hin oben auf den Berg Zemarajim, der im Gebirge Ephraim liegt, und sprach: Hört mir zu, Jerobeam und ganz Israel! Wisset ihr denn nicht, daß der Herr, der Gott Israels, das Königtum über

Israel David gegeben hat ewiglich, ihm und seinen Söhnen durch einen Salzbund." (2. Chronik 12.4)

Salz als Zeichen der freundschaftlichen Verbindung beim gemeinsamen Mahl

Salz gehört zu jedem Essen, wird aber hoch geschätzt und als königlich angesehen.

Es gibt keinen Zweifel, dass Salz geradezu ein Symbol für das gemeinsame Mahl am Tisch war. Noch heute finden wir die Sitte – zumindest zu Weihnachten – Brot, das Kruzifix und Salz auf den Tisch zu stellen. Im Alten Testament, im Buch Esra, geschrieben im dritten Jahrhundert v. Chr., finden wir hierzu folgende Stellen, die uns den Ursprung belegen:

„Weil wir aber das Salz des Königshauses essen und die Schmach des Königs nicht länger sehen wollen, darum schicken wir hin und lassen es den König wissen." (Esra 4/14)

Auch der griechische Philosoph ARISTOTELES schreibt in seiner nikomachischen Ethik (2):

Der gemeinsame Verzehr gesalzener Speisen symbolisiert den Beginn einer anhaltenden Freundschaft.

„Solch eine Freundschaft ist selbstverständlich selten, weil es nur wenige solcher Männer gibt... wie man so sagt: Du kennst jemand nicht, bis du mit ihm nicht die sprichwörtliche Menge an Salz gegessen hast."

Salz als positives Symbol (Permanenz) und negatives Symbol (Fluch)

Salz bewahrt, erhält, konserviert.

So, wie Salz die Speise vor Vergehen, Verderben, Verwesen bewahrt, so soll es als Symbol einer Beziehung, einem Vertrag, einer Freundschaft Dauerhaftigkeit, Permanenz verleihen.

Permanenz – diesen Begriff halten wir nach dem eben Gesagten für das eigentlich Wesentliche, für die positive symbolische Bedeutung von Salz.

Eine Freundschaft, die ihren Namen verdient, muss verlässlich und dauerhaft, eben unvergänglich, permanent sein. Auch in völlig anderen Kulturkreisen wie z. B. in China wird Salz als Zeichen eben dieser Permanenz verwendet: Der Bräutigam bringt seiner Braut Brot – als Zeichen, nie Hunger haben zu müssen – und eine Schale Salz, damit diese Verbindung dauerhaft, ewig sein soll.

Salz trocknet aus und entzieht das Leben.

Es gibt aber eine Reihe von Passagen im Alten Testament, in denen Salz als Bestrafung und sogar als Fluch eingesetzt wird:

„Er machte Bäche trocken und ließ Wasserquellen versiegen, daß fruchtbares Land zur Salzwüste wurde wegen der Bosheit deren, die dort wohnten.“

(Psalm 107,33)

„So kämpfte Abimelech gegen die Stadt den ganzen Tag und eroberte sie und tötete das Volk, das darin war, und zerstörte die Stadt und streute Salz darauf.“

(Richter 9,45)

Es existieren auch eine Reihe anderer Texte aus dem vorderen Orient, in denen Salz als Bestrafung und Fluch eingesetzt wird, ja sogar auf die universelle Bedeutung als Fluch in einem verfluchten Land hindeuten. So triumphiert der assyrische König ASHURBANIPAL (668–633 v. Chr.) in seinem Sieg über ELAM:

„I broke their gods and soothed the heart of the lord of lords. It's gods, its goddesses, its goods, its properity, the people small and great I took as booty to Assyria. Sixty double hours of land within Elam I laid waste. Salt and cress I scattered over them.“

(PRITCHARD)

„Wohlan, so wahr ich lebe! Spricht der HERR Zebaoth, der Gott Israels: Moab soll wie Sodom und die Ammoniter wie Gomorra werden, ein Unkrautfeld und eine Salzgrube und ewige Wüste. – Die Übriggebliebenen meines Volkes sollen sie berauben, und der Rest von meinem Volk soll sie beerben.“

(Zephania 2,9)

„Der wird sein wie ein Dornstrauch in der Wüste und wird nicht sehen das Gute, das kommt, sondern er wird bleiben in der Dürre der Wüste, im unfruchtbaren Salzlande, wo niemand wohnt“

(Jeremia 17,6)

Im Repertorium finden wir hierzu den dreiwertigen Eintrag von **Nat-m.** unter *„Sterilität“.*
Eine andere Begebenheit aus dem Alten Testament zum Thema Reinigung und Verhinderung von Infertilität durch Salz lesen wir im *Wunder von Elischa.*

Salz ist lebensfeindlich.
Ein wichtiges Indikationsgebiet für **Nat-m.** ist die Sterilität.

Die Männer der Stadt sagten Elischa: Unser Herr sieht, daß man in dieser Stadt gut wohnen kann; nur das **Wasser ist ungesund** und in der Gegend gibt es **viele Fehlgeburten**. Elischa befahl: Bringt mir eine neue Schüssel, und schüttet Salz hinein! Man brachte es ihm und er ging zur Wasserquelle und warf das Salz hinein mit den Worten: So spricht der Herr: Ich mache dieses Wasser gesund. Es wird keinen Tod und keine Fehlgeburt mehr verursachen. Daher ist das Wasser bis zum heutigen Tag gesund, wie es Elischa vorausgesagt hatte.

(2. Kön. 2,19–2,2)

Salz steht quer durch alle Zeiten und Völker als positives Symbol für Dauer, Verlässlichkeit, Freundschaft, Permanenz und als negatives Symbol für Unfruchtbarkeit und Fluch.

Eine schöne Stelle aus der *Weisheit des Sirach*, in der dieser Doppelaspekt gut zutage tritt – Segen und Fluch – sei im Folgenden zitiert.:

„Denn sein Segen fließt daher wie ein Strom und tränkt die Erde wie eine große Flut. Ebenso trifft sein Zorn die Heiden, wie damals, als er ein wasserreiches Land in ein Salzmeer verwandelte." (Sirach 39, 27–28)

Lots Frau

Die eindringlichste Beschreibung des „konservierten Schreckens" ist die biblische Geschichte von Lots Frau, die zur Salzsäule erstarrt, als sie sich nach Sodom und Gomorra umblickt.

Dieser Aspekt führt uns zu **Lots Frau**, einer Stelle der Bibel, die wegen der tiefen Eindringlichkeit und Bildhaftigkeit wohl die meisten kennen:

„Da ließ der Herr Schwefel und Feuer regnen vom Himmel herab auf Sodom und Gomorra und vernichtete die Städte und die ganze Gegend und alle Einwohner der Städte und was auf dem Lande gewachsen war. Und Lots Weib sah hinter sich und ward zur Salzsäule." (1 Mose. 19, 24–26)

Versuchen wir diesen Text in unserem homöopathisch-tiefenpsychologischen Ansatz zu interpretieren, so treten insbesondere drei Gesichtspunkte hervor:

1. Lots Frau blickt zurück, sie kann sich nicht von dem Vergangenen lösen, sie kann nicht in die Zukunft voranschreiten, sie erstarrt. Siehe hierzu die oben geschilderten Prüfsymptome von HAHNEMANN.
2. Lots Frau verharrt, versteinert in Leid und Erinnerung und ist nicht mehr fähig weiter zu leben, man könnte auch sagen, sie erkrankt an einer schweren chronischen Krankheit, an einer „Krankheit zum Tode".
3. Das Verbot zurückzublicken ist in der Antike oft bezeugt. So auch bei HOMER, wo Leukothea Mitleid mit Odysseus hat und dem Untergehendem einen Schleier zuwirft, der ihn vor dem Ertrinken rettet; sie gibt ihm diesen Schleier mit dem Befehl, ihn in die Fluten zu werfen, sobald er das rettende Ufer erreicht hat, doch mit dem Rücken zum Meere, ohne sich umzuwenden. Ähnliches geschieht bei dem römischen Dichter OVID in seiner Schilderung von Orpheus und Euridike.

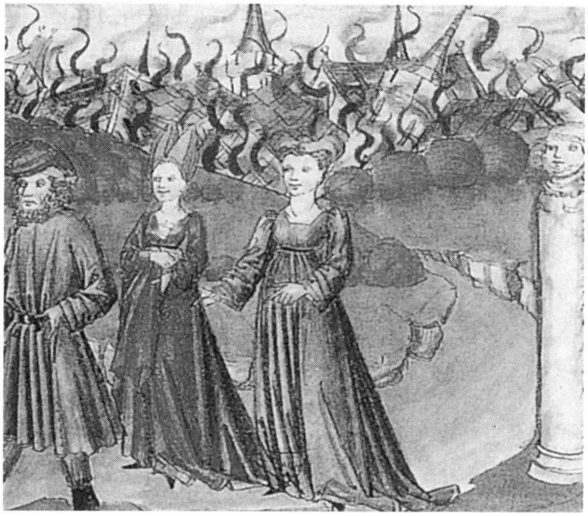

Abb. 13-3: Lots Frau ist zur Salzsäule erstarrt (Illustration aus einer deutschen Bibel des 15. Jahrhunderts)

Das Verharren, Verhärten und Versteinern in negativer Erinnerung, in Leid, in dunkler Vergangenheit, nicht mehr fähig zu sein, hoffnungsvoll in die Zukunft vorauszublicken und mutig voranzuschreiten, ist eine weitere Essenz von **Natrium muriaticum** *(vgl. wiederum Abb. 13-1).*

Hier kann das potenzierte **Nat-m.** helfen und heilen, indem es löst.

Ein weiteres positives Symbol ist das **Salz der Weisheit, sal sapientiae,** aus der römisch-katholischen Liturgie. Bei der Taufzeremonie wurde es gegeben mit dem Segen: *„Accipe sal sapientiae = Empfange das Salz der Weisheit.... Möge es Dir für immer Gottes Gunst geben."* Diese Taufzeremonie, diese donatio salis, und das nachfolgende Gebet mit dem Ritus der sapentia salis spielten über Jahrhunderte hinweg eine große symbolische Rolle in der katholischen Kirche, bis sie in der Liturgiereform von 1969 abgeschafft wurde.

Auch als Symbol für Weisheit steht das Salz: sal sapientae.

Kasuistik: Natrium muriaticum und Suizidalität im Pubertätsalter

Anamnese

Kind Stefanie, 15 auch bei verzögerter Menarche hilft **Nat-m.** Jahre alt, wird von der sehr erschreckten und außerordentlich besorgten Mutter vorgestellt. Sie berichtet, mit Tränen in den Augen, von den Schul-

Fallbericht 1:
Mädchen von 15 Jahren
Außenseiterposition

Abmagerung

Rückzug
„Flucht" in Horrorgeschichten

Suizidgedanken

Eifersucht

problemen ihrer ältesten Tochter und insbesondere davon, dass Stefanie in eine Außenseiterposition hinein manövriert wurde. Stefanie ist völlig isoliert, wird von den Klassenkameraden gehänselt, weil sie zurückhaltend, ängstlich und „rappeldürr" ist. Die Mutter sagt in diesem Zusammenhang wörtlich: „Sie will nicht mehr in die Schule, ... es kann kaum schlimmer werden", und es fällt ihr auf, dass sich Stefanie in Horrorfilme und Horrorbücher flüchtet.
Um die Sache noch richtig beängstigend zu machen, zeigt uns die Mutter folgenden Brief des Kindes, den sie als Art Abschiedsbrief auffasst, und den wir im Sinne eines **Spontanberichtes** wörtlich zitieren möchten. Im **gelenkten Bericht** ist von der Mutter noch zu erfahren, dass Stefanie auf ihre drei Jahre jüngere Schwester ausgesprochen eifersüchtig ist, sich gerne zurückzieht und insgesamt ein mangelndes Selbstvertrauen zeigt. Die Mutter meint, dass hierin, neben der ausgesprochenen Abmagerung, ein weiterer Grund für die Außenseiterrolle in der Schule liegt.

Abschiedsbrief

„Liebe Mama!
Es tut mir sehr leid, aber es geht nicht anders. In der Schule ärgert mich jeder und ich nerve die Familie. Ich bin ganz allein. Ich hätte mich damals vor einem Jahr mit meiner allerbesten Freundin Lena nicht streiten dürfen. Ich bin an allem schuld. Deswegen habe ich es nicht anders verdient. Es ist für alle besser so. Sage bitte allen anderen, die mich kannten, dass ich sie trotz allem noch sehr gern habe. Auch meinen Freundinnen, außer Jana und Julia, denn sie haben mein Leben zerstört. Sag ihnen das aber nicht. Bitte, bitte sei nicht so traurig. Ich mach das nicht, um bei Euch Mitleid zu erregen, sondern weil ich das alles nicht mehr aushalte. Und ich möchte mich einfach nicht weiter quälen. Wegen all diesen Dingen und noch mehr bringe ich mich um. Versuche das nicht zu verhindern, denn mein Leben ist schon Hölle genug, auch wenn Du das nicht glaubst. Du warst und bist (für Silke) die allerbeste Mama, die man sich vorstellen kann. Dich liebte ich am allerallerallerallerallermeisten. Bitte halte mich nicht für verrückt, aber ich glaube, ich bin übersensibel oder so was ähnliches. Auf jeden Fall halte ich es nicht mehr aus zu leben.

In Liebe, Deine Tochter Stefanie

PS: Ich habe Dich immer noch sooo lieb !!!
PS II: Ich habe niemals geraucht oder Drogen genommen. Bitte glaube mir."

Befund

15-jähriges, blasses, sehr verängstigtes Mädchen, deutlich untergewichtig. Internistisch und neurologisch, bis auf das oben beschriebene Untergewicht, ohne Befund.
Stefanie ist sehr zurückhaltend, ein Dialog kommt in der ersten Stunde kaum zustande. Dennoch bestätigt das Kind die o.g. Schulprobleme und ergänzt wörtlich: „Keiner… (in der Schule) mag mich…".
In der Tierfamilie stellt sie sich als Biene dar. Auf die Frage, warum ausgerechnet eine Biene, ergänzt sie wörtlich: „Die Biene ist zwar klein, aber sie kann sich wehren". Die Mutter wird als Vogel Strauß dargestellt, der im wahrsten Sinne des Wortes „den Kopf in den Sand steckt". Der Vater steht als Elefant unbeteiligt dabei, er wendet sich sogar ab.

Selbstbild: Biene – klein, aber wehrhaft.

Erstverordnung

In dieser beängstigenden Situation erwägen wir primär eine Einweisung in eine psychosomatische oder psychiatrische Klinik (cave: angekündigte Suizide von Kindern, insbesondere Pubertierenden, sehr ernst

Suizidgedanken von Kindern und Jugendlichen erfordern durchgängigen Kontakt zum Therapeuten, in erster Linie stationäre Betreuung.

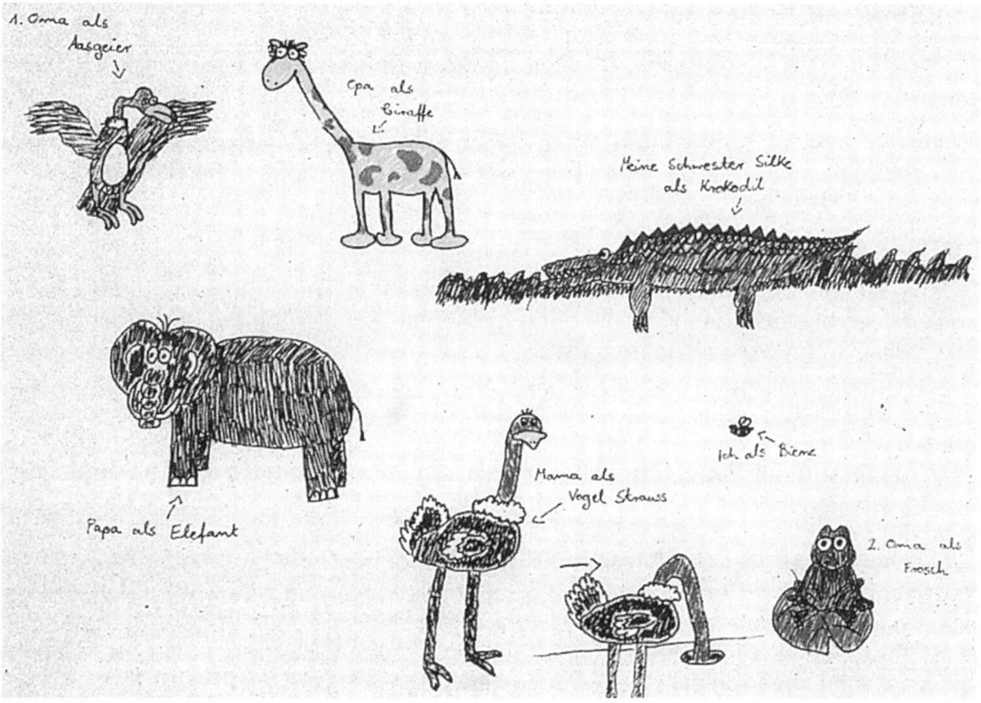

Abb. 13-4: Tierfamilie

Neben der Arzneitherapie werden Allgemeinmaßnahmen eingeleitet:
Schulpause, Horrorfilmentzug, tägliche Kontakte mit dem Arzt.

Die Wirkung der Gesamtheit aller getroffenen Maßnahmen ist prompt. Die Effekte der einzelnen Interventionen lassen sich nicht voneinander abgrenzen.

nehmen!). Wir finden jedoch in der Kürze der Zeit keine passende kinderpsychiatrische Abteilung. Gegen die Aufnahme in eine Universitätspsychiatrie sperren sich die Eltern vehement. Wir einigen uns auf folgende Strategie, wobei die tägliche Kontaktaufnahme zwischen Kind, Mutter und dem behandelnden Arzt eine conditio sine qua non sind.

1. Zunächst wird das Kind aus der pathologischen, krank machenden Schulsituation herausgenommen. Es wird für drei Wochen krank geschrieben und danach, es ist mittlerweile Sommer, in ein anderes Gymnasium eingeschult.
2. Jegliche Horrorfilme und Horrorbücher werden expressis verbis verboten.
3. Die Mutter ruft uns jeden Tag an. Das Mädchen bekommt jede Woche einen ausführlichen Termin zum Gespräch.
4. Es erfolgte die Gabe von **Nat-m.** C200 (Fa. Gudjons, 3 Globuli).

Verlauf

Deutliche Entspannung. Das Kind entwickelt sich im neuen Gymnasium unauffällig. Die Mutter ist ganz begeistert und überglücklich. Auf die nochmalige

Repertorisation Fall 1

Tabelle 13-1

Symptom / Wertigkeit des Arzneimittels	Nat-m.	Nux-v.	Ars.	Aur.	Hyos.	Ign.	Lach.
Gemüt – Beschwerden durch enttäuschte Liebe	4	1	-	3	3	4	2
– Beschwerden durch Kummer	4	2	1	3	2	4	3
– Eifersucht	1	3	1	-	4	1	4
– Eifersucht, zwischen Frauen	1	1	1	-	-	-	-
– Eifersucht, zwischen Kindern	1	1	1	-	-	-	-
– Quält sich	1	-	2	-	-	-	-
– Selbstvertrauen, Mangel an	2	2	1	2	1	1	1
– Suizidneigung	2	2	2	4	2	2	2
– Tadelt sich selbst (Schuldgefühl)	2	3	2	2	2	2	1
Gesicht – Farbe blass	3	2	3	2	2	2	2
Allgemein – Abmagerung, Kinder, Marasmus	3	2	3	1	-	-	-

insistierende Frage, was am meisten geholfen habe, meint sie: „Die Kügelchen haben Stefanie sehr gut getan. Sie ist insgesamt liebevoller und schmusiger geworden." Auf die Frage, was denn von den o.g. Punkten 1–4 geholfen habe, meint sie abschließend: „Ist ja auch egal, meinem Kind geht es sehr gut."

Anmerkung

Drei Monate später wird mir Stefanie nochmals vorgestellt. Sie macht sich Sorgen, im Vergleich zu den Alterskameraden: „Ich bin die Letzte!" Damit meint sie, sie sei die letzte bezüglich ihrer Menarche. Im Repertorium ist Nat-m. unter *„Genitale, weiblich – verzögerte Menarche"* dreiwertig.

Letztes Zeichen der Verbesserung: die Sorge um ihre normale körperliche Entwicklung.

Kasuistik: Natrium muriaticum und chronische Bronchitis

Anamnese

Es handelt sich um die 7-jährige Franziska, die Mutter ist Hebamme, erfolgreich im Beruf, geschieden und stellt das Kind primär wegen nächtlichem Husten vor, der seit 4 bis 5 Monaten anhaltend ist. Vorstellungen bei verschiedenen Ärzten brachten bisher keinen Erfolg. Daneben berichtet sie noch, dass sich das Kind auffällig oft räuspere und nicht mehr so fröhlich sei (Spontanbericht).

Fallbericht 2:
Mädchen von 7 Jahren
anhaltender nächtlicher Husten
häufiges Räuspern
deprimierte Stimmung

Repertorisation Fall 2

Tabelle 13-2

Wertigkeit des Arzneimittels / Symptom	Nat-m.	Phos.	Lach.	Sulf.	Ars.	Bell.	Nit-ac.	Nux-v.
Gemüt - Beschwerden durch Kummer	4	3	3	-	1	2	1	2
Gemüt – Beschwerden durch Uneinigkeit zwischen den Eltern	1	-	1	1	1	-	1	1
Gemüt – Seufzen	1	-	1	1	1	1	1	2
Magen – Verlangen nach Salzigem	3	3	-	1	-	-	2	-
Larynx, Trachea – Räuspern	2	3	2	3	2	3	1	3
Husten – trocken, nachts	1	3	3	3	3	3	2	2
Haut – Trockenheit	2	3	2	3	3	3	2	1

lebt getrennt vom Vater
großes Verlangen nach Salz
trockene Haut
häufiges Seufzen

Auf nähere Befragung führt sie aus (gelenkter Bericht), dass sie seit 2 Jahren getrennt lebe, das Kind seinen Vater alle 2 Wochen sieht. Der Vater kümmert sich sehr um sie. Ergänzend zum körperlichen ist noch zu erfahren, dass Franziska auffällig viel salzt und eine trockene Haut hat. In der Untersuchungssituation fällt auf, dass sie sehr traurig aussieht und häufig seufzt.

Therapie und Verlauf

Es erfolgt die einmalige Gabe von **Nat-m.** C200, 3 Kügelchen (Fa. Schmidt-Nagel). Beim Wiedervorstellungstermin ist das Kind auffallend munter und fröhlich. Die Mutter meint in ihrer direkten Hebammenart: „Husten besser..., weniger motzig und zickig... Natrium hat ihr gut getan."

Kasuistik: Natrium muriaticum und Pollenallergie

Anamnese

Fallbericht 3:
Mann von 34 Jahren

Pollenallergie

Nase ständig verstopft,
Augen sind trocken und brennen

Beginn nach dem Tod des Vaters

34-jähriger, jugendlich wirkender, durchtrainierter Mann, Typ gepflegt und schön ähnlich einem „Californian Dream Man", Vater zwei Kinder, arbeitet im Strafvollzug und wird uns von seiner Hausärztin wegen einer Pollenallergie, die seit Jahren besteht und jetzt wieder stärker wird, überwiesen. Der Patient nimmt täglich ein Kortison-Spray, möchte dies aber absetzen. Spontanbericht: „Seit ein paar Jahren..., von Mai bis Juni..., ist die Nase ständig zu..., die Augen brennen...,... zum Teil Atemprobleme..., die Augen sind trocken..."
Im gelenkten Bericht ergänzt der Patient noch, dass die Allergie nach dem Tod des Vaters zum ersten Mal aufgetreten ist. Der Vater war Alkoholiker und hatte viel Leid über die Familie gebracht. Er kam wohl unter Alkoholeinfluss durch einen Leitersturz zu Tode. Der Patient war darüber eigentlich froh. Auch seine jüngere Schwester, um die er sich sehr gekümmert hat, und seine Mutter haben unter dem Alkoholkonsums des Vaters sehr gelitten.

Therapie und Verlauf

Traum in der Heilungsphase

Noch in der Behandlungssituation bekam der Patient **Nat-m.** XM (3 Globuli, Fa. Staufen). Drei Wochen später kommt der Patient und berichtet, dass er eigentlich keine körperlichen Symptome mehr habe. Er hat von dem Tod seines Vaters geträumt und stand an dem Grab. Es gab dort eine Kordel, die irgendwie ins Grab

des Vaters ging. Hierzu assoziativ befragt, erinnert er sich daran, dass der alte Pfarrer früher so eine Kordel um die Soutane getragen hat. Unser Patient war früher Messdiener.
In diesem Zusammenhang berichtet er über einen anderen Traum, den er früher immer wieder gehabt habe: „Der Vater hat mich gehalten, ich wollte mich lösen und es ging nicht." Und ihm fällt dann noch ein: „Gestern vor 15 Jahren, am Geburtstag meiner Mutter, ist der Vater von der Leiter gestürzt." Ich schaute den Patienten an und sagte: „Sie söhnen sich mit dem Vater aus" und betonte *aus* und *söhnen*. Er verstand, nickte und fing an zu weinen.
Später berichtet er mir, dass er zum erstenmal an das Grab seines Vaters ging und mit ihm gesprochen habe, etwa in folgendem Sinne: „Er hatte auch seine Probleme, er durfte sich nicht selbständig machen, Mutter und Schwiegermutter lebten im Haus, es gab wenig Platz und gab viele Gründe für ihn zu trinken."
Seitdem ist der Patient beschwerdefrei.

Lernziele

- Sich eingehend mit dem Arzneimittelbild von **Natrium muriaticum** beschäftigen,
- wichtige psychische und körperliche Arzneisymptome und die wesentlichen Modalitäten von **Natrium muriaticum** kennen,
- Natrium muriaticum gegen ähnliche Arzneimittel, z. B. **Sepia, Ignatia, Acidum phosphoricum, Arsenicum album, Bryonia, Phosphorus, Sulfur, Lycopodium** abgrenzen können.

Literatur

Appell, R.G.: Homöopathie, Psychotherapie & Psychiatrie, Hahnemanns weiterwirkender Impuls. Haug Verlag, Heidelberg 1993
Aristoteles: Nikomachische Ethik.
Barthel, H., Klunker, W.: Synthetisches Repertorium, Band 1, 3. Auflage. Haug Verlag, Heidelberg 1987
Becker, J., Ehrler, W.: Die C4-Homöopathie, Einstieg in das Wesen der Arznei. Institut für Homöopathische Heilmittel-Forschung. Freiburg 1989
Bibel: Lutherbibel, Standardausgabe. Deutsche Bibelgesellschaft, Stuttgart 1985
Candegabe, E.F.: Vergleichende homöopathische Arzneimittelbilder. Burgdorf Verlag, Göttingen 1994
Cicero.: Dialogus de Amicitia: Laelius, XIX, 67
Clarke, H. Y.: A Dictionary of Practical Materia Medica, 4. Edition. London 1900
Coulter, C.R.: Portraits homöopathischer Arzneimittel. Haug Verlag, Heidelberg 1990
Gawlik, W.: Arzneimittelbild und Persönlichkeitsportraits. Hippokrates Verlag, Stuttgart 1990

Hadulla, M.M., Wachsmuth, J.: Homöopathische Archetypen bei Homer. Haug Verlag, Heidelberg 1996

Hahnemann, S.: Die chronischen Krankheiten, Band 5 (siehe Anhang)

Homer: Ilias. Übertragen von Hans Rupé, 9. Aufl. Artemis Verlag(Sammlung Tusculum), München und Zürich 1990

Kent, J.T.: Kents Repertorium der homöopathischen Arzneimittel, übersetzt u. hrsg. von G. v. Keller u. Künzli v. Fimmelsberg (siehe Anhang)

Landberg, von, Carlo.: Critica Arabia. Leiden:1898. Vol. 5, 157–158

Latham, James E.: The Religious Symbolism of Salt.Theologie Historique. Editions Beauchesne, Paris1982

Müller, H.V.: Die Farbe als Mittel zur Simillimumfindung in der Homöopathie, 2. überarb. Auflage. Haug Verlag, Heidelberg 1991

Plutarch.: De amicorum multitudine. III Scripta Moralia

Pritchard, B.: Ancient Near Eastern Texts relating to the Old Testament. Princeton University Press, 1950

Stauffer, K.: Klinische homöopathische Arzneimittellehre. Sonntag Verlag, Stuttgart 1993

Whitmont, E.C.: Psyche und Substanz. Essays zur Homöopathie im Lichte der Psychologie C.G. Jungs. Burgdorf Verlag, Göttingen 1988

Zimmern, H.: Beiträge zur Kenntnis der babylonischen Religion (S. 95). J.C.Hunricks, Leipzig 1901

14 Sepia

Angelika Gutge-Wickert

Der Ausgangsstoff

Sepia ist der Inhalt des Tintenbeutels – Succus sepiae – des Tintenfisches Sepia officinalis. Die Tintenfische – die Cephalopoden – gehören zu den Mollusken wie **Murex**, die Purpurschnecke, und die Auster, deren Schale HAHNEMANNS **Calcium carbonicum** liefert.

Ausgangsstoff ist die Tinte des Tintenfisches

Die Arzneimittelprüfung

HAHNEMANNS Idee zur Prüfung dieses Mittels am gesunden Menschen entstand, als er bei einem kachektischen Patienten, einem Maler, dessen Zustand sich weder durch Arzneien noch Diät besserte, ein gewohnheitsmäßiges Pinsellecken der schwarzbraunen **Sepia**-Farbe entdeckte. Er registrierte daraufhin bei seiner Arzneimittelprüfung von Succus sepiae eine umfangreiche Symptomatologie, welche in Band 5 der Chronischen Krankheiten nachzulesen ist. Somit hat er dieses vielseitige und nachhaltig wirkende Mittel als „Antipsorikum" eingestuft. (Die im Folgenden erwähnten Symptome aus HAHNEMANNS Prüfung stehen in Kursivschrift und sind mit CK und der dort angegebenen Nummer gekennzeichnet.)
Es gibt einen Hinweis auf einen älteren arzneilichen Gebrauch für **Sepia**-Tinte bei SORANUS, der sie für Haarausfall angewendet haben soll. HAHNEMANN hat das Symptom *starkes Ausfallen der Haare* (CK 194) in seiner Prüfung hervorgehoben.

Ein „Antipsorikum" ist ein Arzneimittel gegen chronische Krankheiten.

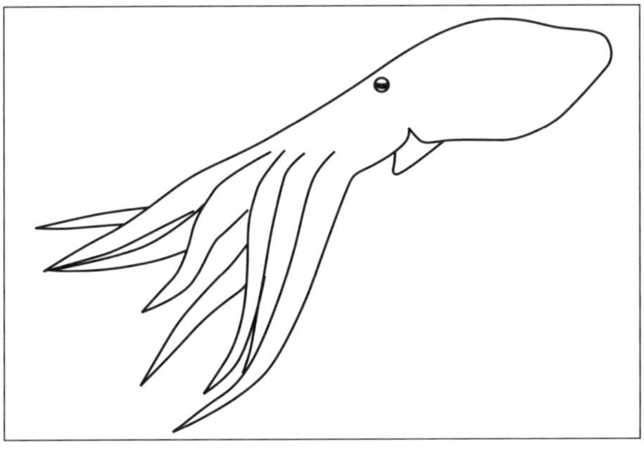

Abb. 14-1: Sepia officinalis, der Tintenfisch

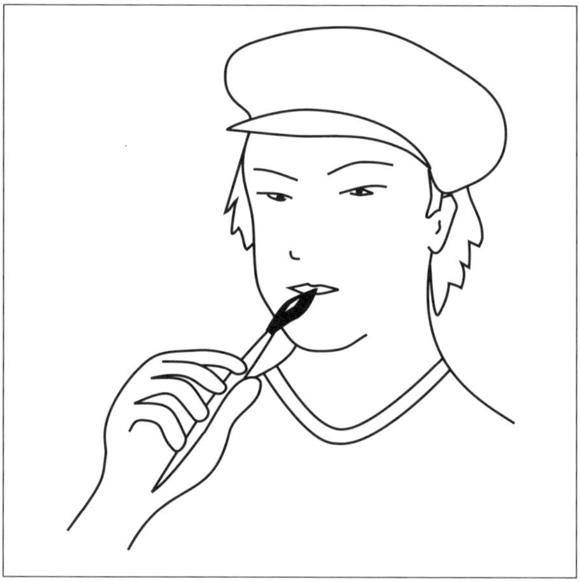

Abb. 14-2: Unfreiwillige Arzneimittelprüfung nach Lecken an der Sepia-Farbe

Zur Pathophysiologie

Sepia-Melanin hat Ähnlichkeit mit dem menschlichen Melanin.

LEESER vermutet eine Beziehung des **Sepia**-Melanins zum menschlichen Melaninpigment. Das Tier entleert bei Verfolgungen seinen Tintensack und lässt eine schwarze Wolke hinter sich, die zuerst sogar die Gestalt eines Tintenfisches hat und die Verfolger dadurch noch mehr verwirrt. Nach der Anschauung der Signaturenlehre könnte man eine Analogie in dem Einhüllen in eine dunkle Wolke, um sich Angriffen mit Flucht zu entziehen, und dem trüben Gemüt und abweisenden Verhalten der **Sepia**-Patientin finden, „als lebe sie unter einer dunklen Wolke".

Die Homöopathie hat aber eine klare Methode. Die Symptome des Kranken werden mit den Symptomen des Gesunden bei der Arzneimittelprüfung verglichen, da gibt es keine Spekulationen.

LEESER sieht den Wert von Hypothesen darin, wie sie dem Verständnis und der Erforschung der betreffenden Zusammenhänge förderlich sind. Interessanterweise sehen wir in der Arzneimittelprüfung von **Sepia** eine deutliche Analogie von tierischem und menschlichem Melanin. Der Tintenfisch zeigt nicht nur eine Massenausscheidung der Tinte in Notwehr, sondern auch einen schnellen Wechsel in der Farbe und Zeichnung der Haut auf zentralnervöse Impulse hin. In HAHNEMANNS Arzneimittelprüfung lesen wir:

- *Gelbe Flecken im Gesichte und ein gelber Sattel quer über die Oberbacke und Nase* (CK 326)

Auffälliges Symptom: gelbe Gesichtsflecken

Dieses Symptom ist in der klinischen Anwendung von **Sepia** immer wieder bestätigt worden und ist ein besonders auffälliges Symptom im Sinne des §153 (*Organon* 6).
Folgt man der Spur dieser Zusammenhänge, so sehen wir, dass die Pigmentverteilung der neuro-hormonalen Kontrolle innerhalb des Funktionskreises von Nebennierenrinden-, Geschlechts- und Hypophysenhormonen unterliegt. Die gelben bis braunen Flecken erscheinen bei Frauen besonders in Phasen von Hormonschwankungen in Schwangerschaft und Klimakterium.

Die Pigmentverteilung unterliegt dem neuro-hormonalen Zusammenspiel von Nebennierenrinde, Ovarien (bzw. Hoden) und Hypophyse.

Mit einer adrenokortikalen Funktionsstörung haben auch Virilismus, Frigidität und Abneigung gegen das andere Geschlecht zu tun, Symptome, welche die klinische Anwendung von **Sepia** indizieren können.

Gelbe und braune Flecken, besonders in Phasen von Hormonschwankungen

- *Beim Beischlafe wenig Wollust-Empfindung* (CK 893)

Frigidität

Bei den **Sepia**-Frauen sehen wir maskuline Körpertypen mit breiten Schultern, engem Becken und Schnurrbart, wie sie schon KENT beschreibt.

Maskuliner Körper

Ernstere Krankheitszustände sind eine bronze-braune Pigmentierung durch Insuffizienz der Nebennierenrinden. Ein Vergleich des **Sepia**-Bildes mit den charakteristischen Symptomen des Addisonismus ist somit sehr lehrreich.

Adynamie, Hypotonie, Kältegefühl, Depression, mangelhafte Konzentration und Abneigung gegen gewohnte Tätigkeit sind Ausdruck eines Addisonismus.

Die charakteristischen Symptome des Addisonismus wie Hyperpigmentierung, Hypotonie, Adynamie, Herabsetzung des Blutumlaufs und der Körpertemperatur, seelische Depression, mangelhaftes Konzentrationsvermögen und Abneigung gegen die gewohnte Betätigung finden sich im Arzneibild von **Sepia** *wieder.*

- *Linsen grosse, braune Flecken am Ellbogen, und darum herum flechtenartige Haut.* (CK 1193)
- *So schwach, dass sie glaubt, ohnmächtig zu werden.* (CK 1466)
- *Trägheit des Körpers und des Geistes, mit erschwertem Athem.* (CK1474)
- *Ohnmachtsanwandlung, Vormittags.* (CK 1468)
- *Schwerfällig.* (CK 1485)
- *Bei der Regel wird ihr abends schwarz und dunkel vor den Augen, bei grosser Schwäche, die im Liegen vergeht.* (CK 929)
- *Entweder ist ihr zu kalt, oder sie bekommt Hitze, die gleich in Schweiß übergeht.* (CK 1422)
- *Empfindlichkeit gegen kalte Luft.* (CK 1424)

- *Sehr traurig, mit ungewöhnlicher Mattigkeit.* (CK 4)
- *Düsterheit und Unfähigkeit zu denken, den ganzen Vormittag und viele Nachmittage nach einander.* (CK 71)
- *Verdrießlich und verdrossen zu allen Geschäften.* (CK 35)

Abneigung gegen Fett, Übelkeit und Erbrechen bei Ansicht oder Geruch von Speisen bzw. beim Denken daran.

Als frühe Symptome der adrenokortikalen Insuffizienz finden wir oft die Abneigung gegen Fett und die **Sepia**-typischen Symptome Übelkeit oder Erbrechen bei Ansehen oder Geruch von Speisen bzw. schon beim Denken an Essen.

- *Leerheit im Magen, mit Übelkeit sobald sie an eine zu geniessende Speise nur denkt.* (CK 530)

Es liegt der Schluss nahe, dass **Sepia**, wo auch immer, in den neuro-hormonalen Funktionskreis eingreift. Abbauprodukte oder Vorläufer des Melanins sind Tyrosin und Dihydroxiphenylalanin, (= Dopa, ein Vorläufer des Adrenalins und diesem sehr ähnlich strukturiert), die zu Melanin polymerisieren.

Ein großes Thema von Sepia: die Ptose

Neben der Symptomenähnlichkeit zu einem leichten Addisonismus sehen wir einen weiteren Schwerpunkt der **Sepia**-Symptomatik.

Ptose in den Organen

Ein Hauptthema, das sich durch das Arzneimittelbild zieht, ist die Ptosis: Das physische, emotionale und intellektuelle Bild der Erschlaffung und des Herabsinkens.

In den lokalen Beziehungen finden wir folgende Angaben des Hinabfallens:

Die Augen „fallen heraus", die Lider fallen herab,

- *Kopfweh, als sollten die Augen herausfallen.* (CK 154)
- *Die Augenlider schmerzen beim Erwachen wie zu schwer, und als könne er sie nicht aufhalten.* (CK 214)

Magen und Unterleib sind schwer,

- *Schwere im Magen, mit dumpfem Schmerze um den ganzen Bauch.* (CK 611)
- *Schwere im Unterleibe.* (CK 664)

Uterus und Vagina fallen vor,

- *Athem beengendes Pressen in der Gebärmutter, nach unten zu, als sollte Alles herausfallen, unter Leibschneiden; sie muss, um das Vortreten der Scheide zu hindern, die Schenkel über einander legen; doch trat nichts hervor, sondern es ging nur mehr gallertartiger Weissfluss ab.* (CK 896)

Drängen im Becken nach unten,

- *Steter Drang zum Harnen, mit schmerzhaftem Drängen im Becken, früh.* (CK 820)

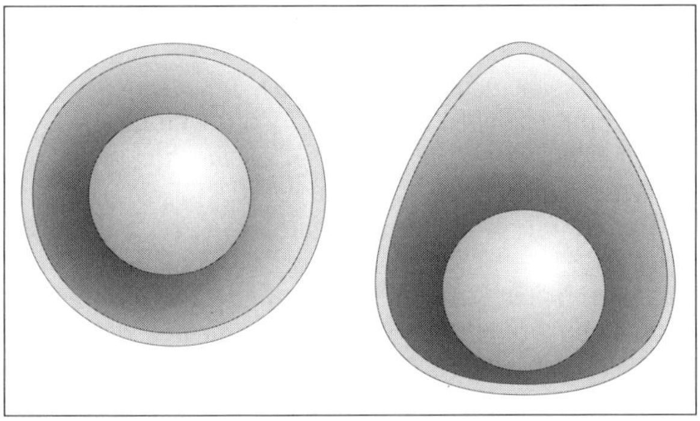

Abb. 14-3: Die Ptose, ein Hauptthema von Sepia

- *Wundheits-Schmerz im Mastdarme, meist ausser dem Stuhle, und wie ein Herauspressen desselben, selbst im Liegen, anfallsweise, zu Stunden; dabei After-Aderknoten, die bei Berührung schmerzen.* (CK 797)
- *Schwere in allen Gliedern.* (CK 1476)
- *Schwere in den Füssen, beim Gehen.* (CK 1477)

Hämorrhoiden fallen vor,

alle Glieder sind schwer.

Die Gemütslage der Sepia-Patienten zeigt die emotionelle „Ptosis“:

Ptose im Gemüt und Intellekt: Gleichgültigkeit,

- *Grosse Gleichgültigkeit gegen Alles, kein rechtes Lebensgefühl.* (CK 59)
- *Niedergeschlagen, traurig.* (CK 1)
- *Gänzliche Muthlosigkeit.* (CK 30)
- *Höchster Lebens-Überdruss; es war ihm, als könne er ein so elendes Daseyn nicht länger ertragen, und als müsse er vergehen, wenn er sich nicht entleibte.* (CK 31)
- *Weinerlich.* (CK 13)

Depression,

verlorene Lebensfreude.

Die Denkmüdigkeit, das intellektuelle Herabsinken, beschreiben HAHNEMANNS Prüfer folgendermaßen:

Intellektuelle Schwere:

- *Schwaches Gedächtnis.* (CK 65)
- *Trägheit des Geistes und Niedergeschlagenheit.* (CK 57)
- *Keine Lust zu arbeiten, unaufmerksam, zerstreut.* (CK 62)
- *Schwerer Gedankenfluss.* (CK 70)
- *Düsterheit und Unfähigkeit zu denken, den ganzen Vormittag und viele Nachmittage nach einander.* (CK 71)

Gedächtnisschwäche, träges Denken, Arbeitsunlust.

Die Erschlaffung der inneren Organe führt auch zu dem typischen Gefühl eines „Balles“ oder „Klumpens“ im Hals, Bauch und Rektum.

Gefühl von Pflock, Klumpen oder Ball:

- *Gefühl wie von einem Pflocke im Halse, beim Schlingen, Abends.* (CK 476)

im Hals,

im Magen

- *Drücken auf den Magen, wie von einem Steine.* (CK 603)
- *Schlucksen beim (gewohnten) Tabakrauchen und Zusammenziehen im Schlunde, mit Gefühl, als wäre ein Pflock darin, der ihm Übelkeit machte, wobei das Wasser im Munde zusammenläuft.* (CK 577)

im Abdomen

- *Gefühl wie von einer Last im Bauche, beim Bewegen.* (CK 665)

im Rektum

- *Vergeblicher Stuhldrang, es gehen bloss Winde und Schleim ab, mit Gefühl im Mastdarme, als ob ein Pflock darin wäre.* (CK 742)

Ptose in der Zirkulation mit Kongestionen

Im Bereich der Zirkulation finden wir die „Ptose" in der venösen Stauung, dem Schweregefühl in den Beinen, mit dem Bedürfnis, sie hoch zu legen und in einer unregelmäßigen Zirkulation mit Kongestionen.

Ptose als Ablagerung und vermehrte Absonderung

Der Stoffwechsel produziert im „ptotischen" Sinn Ablagerungen von Harnsäurekristallen und übermäßige, oft übel riechende Absonderungen von Schweiß, Sputum, Urin und Fluor.

- *Harn im Stehen trübe und übelriechend, mit weissem Satze.* (CK 835)
- *Harn oft gleich beim Lassen trübe und dunkel, wie mit Schleim gemischt.* (CK 836)
- *Trüber Harn mit rothsandigem Satze.* (CK 838)

Weitere Charakteristika

„Frauenmittel"

Sepia ist überwiegend ein Frauenmittel, was GUTMAN den Hinweis erlaubte, dass das weichere Gewebe der Frauen den „ptotischen" Zustand begünstige. Unter den Organwirkungen stehen jene auf die weiblichen Geschlechtsorgane an erster Stelle. Viele Symptome deuten auf eine Insuffizienz der Ovarien und einen relativen Östrogenmangel hin. So sind die Zeichen einer leichten Maskulinisierung bei Frauen des **Sepia**-Typs zu verstehen. Das Symptomenbild kann aber nicht nur aus der Dysfunktion der Geschlechtshormone erklärt werden. Diese Steroide stehen in funktionellem Zusammenhang mit den Steroiden der Nebennierenrinde und den Proteohormonen der Hypophyse.

Östrogenmangel

Bräunlich-gelbliche Flecken, Erschlaffung von Haut und Muskulatur, Zyklusstörungen, verringerte Libido, Ohnmachtsneigung, Gedächtnisschwäche, verlangsamte Reaktion und Reizbarkeit.

Als typisches **Sepia**-Bild erscheint so die Frau mit bräunlich-gelblichen Pigmentablagerungen, gesenkten schweren Augenlidern als Hinweis auf körperliche Schwäche und Ermüdung, Erschlaffung der Haut, der Muskulatur, heftigen Kopfschmerzen, Menstruationsstörungen, Menorrhagie oder Ausbleiben der Periode, Herabsetzung des Geschlechtstriebs, klimakterischen Beschwerden und Ohnmachtsneigung. Im Geist- und Gemütsbereich bestehen geistige Müdigkeit, Gedächtnisschwäche und Reizbarkeit bei gleichzeitiger Apathie.

Die **Sepia**-Patienten allgemein sind schwer ansprechbar, introvertiert, indifferent ihrer Umwelt gegenüber, was sich sogar auf die eigene Familie und die besten Freunde erstreckt. Sie öffnen sich schwer im Gespräch, brechen aber dann in ihrer Niedergeschlagenheit leicht beim Erzählen ihrer Symptome in Tränen aus. Das Niedergedrücktsein kann bis zu Selbstmordideen führen. Es besteht Abneigung gegen Gesellschaft bei gleichzeitiger Furcht vor dem Alleinsein.

Indifferenz gegenüber ihrer Umwelt und gegenüber geliebten Personen.

Die allgemeine Schwäche führt zur Überempfindlichkeit aller Sinne, bis hin zu Reizbarkeit und Aggressivität.

Schwäche, Überempfindlichkeit, Reizbarkeit und Aggressivität.

- *Sehr empfindlich gegen Geräusch.* (CK 292)
- *Tageslicht blendet die Augen und macht Kopfweh.* (CK 267)
- *Feuerfunken vor den Augen bei großer Mattigkeit.* (CK 264)
- *Viel schwarze Flecken vor den Augen.* (CK 263)
- *Schon der Gedanke an Essen machte ihm Übelkeit, bei richtigem Mund-Geschmacke.* (CK 512)
- *Nerven gegen jedes Geräusch sehr empfindlich.* (CK 40)
- *Sehr schreckhaft und furchtsam.* (CK 33)
- *Eine Kleinigkeit kann heftige Zorn-Aufwallung, mit Zittern (besonders der Hände) hervorbringen.* (CK 55)
- *Sehr leicht gekränkt.* (CK 34)

Funken und Flecken vor den Augen.
Übelkeit schon beim Denken ans Essen.
Schreckhaft,
leicht erzürnt und gekränkt,

- *Verdriesslich und verdrossen zu allen Geschäften.* (CK 35)
- *Es fallen ihm von selbst ärgerliche Vorfälle aus vergangenen Zeiten ein, worüber er so empört wird, dass er ganz ausser sich kommt und sich nicht zu lassen weiss, unter Angst, Herzklopfen und Schweiss am ganzen Körper.* (CK 43)

verärgert, verdrossen,

- *Sie tadelt Alles und will Alles nicht, was andere wollen, unter Weinen und Gesichts-Hitze.* (CK 44)
- *Es ist ihr Nichts recht, sie hat an Allem auszusetzen.* (CK 45)
- *Er ärgert sich über jede Kleinigkeit.* (CK 46)
- *Verdriesslich und zum Zanken aufgelegt.* (CK 47)
- *Aergerliche Empfindlichkeit.* (CK 48)

kritisiert andere.

Die intellektuellen Fähigkeiten sind geschwächt.

- *Träger Geist.* (CK 58)
- *Er verschreibt sich oft.* (CK 66)
- *Er war zerstreut, sprach unrichtig und verwechselte die Worte.* (CK 67)

Die Modalitäten der **Sepia**-Menschen verhalten sich entsprechend. Der schlaffe Zustand wird durch Stimulierung gebessert. So regen die kräftige Bewegung und die dauernde Beschäftigung an, während Ruhe und Sitzen verschlechtern. Eigentlich kälteempfindlich, kann

Jede Anregung bessert.

Besserung durch kräftige Bewegung und dauernde Beschäftigung

Schwere Luft vor Gewitter verschlechtert, aber die Psyche bessert sich durch das bewegte Wetter.

Verträgt keine gekochte Milch. Saures regt an.

Aufregungen, geistige und körperliche Überanstrengung, sexuelle Exzesse und Menstruation verschlechtern.

frische Luft die „**Sepias**" sehr erfrischen. Es besteht Frost, der durch örtliche Warme gebessert wird oder Hitzewallungen mit Schweißausbrüchen, charakteristisch für die Unausgewogenheit in der Temperatur-Kreislaufregulierung. Die schwere Luft vor Gewittern verschlechtert, obwohl die Psyche bei diesem bewegten Wetter meist verbessert wird. Der schlaffe Magen verträgt keine gekochte Milch, alles Saure wirkt aber sehr anregend und wird ausgesprochen gerne gegessen. Aufregungen, geistige und körperliche Überanstrengung, sexuelle Exzesse, Menstruation verschlechtern. Die typischen Verschlimmerungszeiten sind folgerichtig der Morgen, wo der Patient noch zu müde ist, und der Abend, wo schon wieder Übermüdung vorliegt, aber auch der Vormittag und die Nacht sind in den Prüfungen angegeben.

- *Beim Sitzen ist er schläfrig und beim Lesen schläft er ein.* (CK 1495)
- *Kalte Luft ist ihm sehr zuwider.* (CK 1425)
- *Entweder ihr ist zu kalt, oder sie bekommt Hitze, die gleich in Schweiss übergeht.* (CK 1422)
- *Aeussere Wärme war ihr unerträglich beim heftigen Kopfweh, und doch fror sie.* (CK 120)
- *Bei eiskalten Händen, warme Füsse und umgekehrt, oft aber auch Eiskälte beider zugleich.* (CK 1423)
- *Schwüle Gewitter-Luft beengt ihn und er wird heiter, wenn es blitzt und donnert.* (CK 1464)
- *Eine Stunde nach dem Mittag-Essen (auch früher), Ziehschmerz im Magen und Nagen bis zum Rücken, wo es am empfindlichsten ist, drauf grosse Abspannung und Mattigkeit.* (CK 560)
- *Nach Genuss von abgekochter Milch, Durchfall.* (CK 560)
- *Heftiges Verlangen auf Wein, den er sonst nie trank.* (CK 523)
- *Verlangen auf Essig.* (CK 521)
- *Sehr müde, früh, beim Aufstehen aus dem Bette.* (CK 1496)
- *Zeitige Abend-Schläfrigkeit, mit drückender Kopf-Eingenommenheit.* (CK 1498)
- *Bei der Regel, früh sehr erschöpft.* (CK 926)
- *Bei der Regel wird ihr abends schwarz und dunkel vor den Augen, bei grosser Schwäche, die im Liegen vergeht.* (CK 929)
- *Nach Beischlaf, erst Erektion, dann Schwäche der Gedanken, Schwindel, Verzagtheit, Abspannung, Abends niedergeschlagen und schreckhaft.* (CK 890)

Die Beobachtungen an Kranken haben deutliche Leitsymptome hervorgebracht. In meiner Praxis beobachtete ich bestimmte auffällige Symptome häufig, die in Tabelle 14–1 zusammengefasst sind.

Häufig beobachtete Sepia-Symptome

Tabelle 14-1

Häufig zu beobachtende körperliche Symptome bei Sepia-Patienten
Auge – Lähmung – der Lider – Oberlid
Mund – Eingedellt – Zunge
Haut – Farbe – weiß – an einzelnen Stellen
Extremitäten – Farbe – Fingernägel – weiße Flecken
Extremitäten – Deformierte Nägel
Gesicht – Farbe – gelbe Flecken
Wichtige Geist- und Gemütssymptome von Sepia
Abneigung – gegenüber allem
Abneigung – gegen ihren Ehemann
Abneigung – gegen Familienmitglieder
Abneigung – gegen ihre eigenen Kinder
Argwöhnisch
Beleidigt, leicht
Beschimpfen, beleidigen, schmähen
Beschäftigung bessert die Gemütssymptome
Empfindlich – gegen Geräusche
Fleißig, arbeitsam, Arbeitswut – vor den Menses
Furcht – allein zu sein
Furcht – vor Armut
Furcht – vor Einsamkeit
Gesellschaft – Abneigung gegen
Gesellschaft – Verlangen nach
Gewissenhaft, peinlich genau in Bezug auf Kleinigkeiten
Gleichgültigkeit, Apathie
Gleichgültigkeit, Apathie – gegen geliebte Personen
Hast, Eile
Heftig, vehement
Reizbarkeit – vor Menses
Stumpfheit – abends
Stumpfheit – nach dem Essen
Stumpfheit – nach Koitus
Tadelsüchtig, krittelig
Tadelt – andere
Tanzen – bessert die Gemütssymptome
Trost – verschlimmert
Traurigkeit – vor Menses
Ungeduld
Verlassen zu sein, Gefühl
Weinen – wenn sie von ihrer Krankheit erzählt
Weinen – vor Menses
Wetter – Gewitter – Gemütssymptome während einem Gewitter
Widerspruch – Neigung zu widersprechen
Widerspruch – verträgt keinen Widerspruch
Zorn – durch Widerspruch
Zweifelt – an der Genesung

Häufig beobachtete Sepia-Symptome (Fortsetzung)

Tabelle 14-1

Differenzierende Allgemeinsymptome von Sepia	
Gesicht	Hautausschläge – Herpes – um die Lippen
Äußerer Hals	Kleidung verschlimmert
Magen	Leeregefühl Leeregefühl – nicht gebessert durch Essen Schwäche Steines, Gefühl eines Übelkeit – beim Fahren im Wagen oder mit der Straßenbahn Übelkeit – in der Schwangerschaft Übelkeit – Speisen – beim Anblick von Übelkeit – Speisen – beim Denken an Übelkeit – Speisen – Geruch von
Rektum	Untätigkeit des Rektums
Blase	Entzündung – chronische Zystitis Urinieren – unwillkürlich – nachts – im ersten Schlaf
Weibliche Genitalien	Abort – Neigung zu Abort Fluor Jucken Jucken – Schwangerschaft in der Menses – unregelmäßig Prolapsus – Uterus Schweregefühl – Uterus Sexuelles Verlangen – vermindert
Rücken	Schmerz – Liegen – auf etwas Hartem bessert Schmerz – wie zerbrochen – Lumbalregion
Extremitäten	Kälte – Fuß Kälte – Hände
Haut	Hautausschläge – Herpes zoster
Allgemeines	Anstrengung, körperliche – bessert Bewegung – schnelle Bewegung – bessert Hitze – Lebenswärme, Mangel an Speisen und Getränke – bittere Getränke – Verlangen Speisen und Getränke – Fett – Abneigung Speisen und Getränke – Milch – Abneigung Speisen und Getränke – saure Speisen, Säuren – Verlangen Speisen und Getränke – scharf gewürzten Speisen – Verlangen Speisen und Getränke – Schokolade – Verlangen Wetter – Gewitter, Herannahen von

Ein Sepia-Fall

Spontanbericht

Eine 33jährige schlanke Frau dunkler Komplexion kommt wegen rezidivierender Unterleibsinfektionen, Pilz- oder Mischinfektionen, zu mir in die Behandlung; auch habe sie seit der Pubertät wiederkehrende Blasenentzündungen. Als Kind hatte sie häufig Bronchitis, das ist jetzt nicht mehr auffällig viel. Mit 29 Jahren hat sie eine Tochter geboren, mit 32 Jahren einen Sohn.

Rezidivierende urogenitale Infekte

Sie fühlt sich nicht richtig rein und möchte deshalb auch nicht auf fremde Toiletten gehen. Es besteht regelmäßig ein weißlicher milchiger Ausfluss.

Fühlt sich nicht rein,

milchiger Fluor.

Fuhr sie früher mit ihren Eltern zur Nordsee, ging es da besser, überhaupt fühlt sie sich am Meer besser. Eine Zeitlang hatte sie psychische Probleme mit Hyperventilation, Magenbeschwerden und Angstzuständen. Sie kennt Engegefühl in der Brust nach extremen psychischen Belastungen wie Partnerproblemen oder der Konfrontation mit Krankheiten bei anderen. Mit 16 Jahren gab es eine Beziehung mit viel Auf und Ab. Von 19 bis 23 hatte sie Unterleibsinfektionen fast ohne Unterbrechung.

$>$ am Meer,

Angstzustände,

psychosomatische Herz- und Magenbeschwerden.

Sie hat niedrigen Blutdruck, ist morgens antriebsschwach und braucht einige Zeit, um nach dem Aufstehen in die Gänge zu kommen. Sie nimmt sich ewig was vor und kann sich nicht entscheiden, es gleich zu tun. Früher hat sie den Abend genossen, war Nachtmensch, aber durch die Kinder ist sie abends müde. Sie hat mit sich selbst Probleme, kann anderen nicht trauen, nicht Freunde haben.

Morgendliche Antriebsschwäche

Misstrauen gegenüber anderen

Ihr Vater ist an Krebs erkrankt, die beste Freundin ist an Krebs erkrankt, ihr Opa ist gestorben. Sie hat viele gesundheitliche Probleme mit ihrem jüngsten Kind. Sie hat alles so emotionslos hingenommen, denkt, sie packt rauf und es wird schon wieder. Immer der gleiche Tonus.

Krankheiten der Angehörigen nimmt sie emotionslos hin.

Als Kind hatte sie tierische Todesängste, dachte, sie sei nicht mehr da. Kinder haben sie immer angerührt, war aber auch durch sie genervt. Sie hat das Rauchen geliebt und enge Jeans. Wollte immer Kinder haben, hat es aber immer wieder verschoben. Sie hat eine gute Beziehung zu den Eltern. Ihre Ängste haben auch mit den Eltern zu tun, wenn z. B. eine Vorsorgeuntersuchung bei ihnen ansteht. Ihre Eltern sind sehr ängstlich, aber in liebevoller Absicht. Von den Eltern kommt wohl auch ihre Angst vor Krankheiten, und sie hat Angst vor dem Tod.

Als Kind oft Todesangst.

Kinder rühren sie und nerven sie.

Angst vor Krankheiten und dem Tod.

Gelenkter Bericht

Abneigung gegen Spinnen.

Genießt das Alleinsein,

oft gefühllos gegenüber anderen.

Plant ihre Zeit, ist pünktlich und zuverlässig.

Ist sachlich, sagt, was sie denkt, streitet sich ungern.

Friert leicht, obwohl sie frische Luft mag;
Schlaf gut.

Menses stark, aber problemlos, Libido gering

Isst gern deftig, salzig, scharf.

Sie hat ein unangenehmes Gefühl bei der Begegnung mit Spinnen.
Alleinsein genießt sie sehr. Früher bestand ein Verlangen nach Gesellschaft, da sie aber das Alleinsein nicht störte, hatte sie auch keine Beziehungen aufrecht erhalten. Trost kann sie schlecht ertragen, berührt sie unangenehm. Obwohl ihr Mitgefühl für andere schon da ist, beschleicht sie auch eine nicht nachzuvollziehende Gefühllosigkeit.
Sie ist ein Planer und neigt nicht zu Spontaneität. Sie bekommt alles zeitplanerisch hin. Sie ist sehr pünktlich und kommt eher fünf Minuten zu früh. Verlässlichkeit ist sehr wichtig für sie. Im Haushalt ist sie sehr korrekt, während sie früher eher schlampig war. Als sie nach der Geburt ihrer Tochter zwei Jahre nicht arbeiten ging, hat sie sich sehr auf den Haushalt konzentriert. Das hat sich geändert gegenüber früher.
Früher hat sie in Auseinandersetzungen viel geschluckt. Sie ist bemüht, sachlich zu sein. Sie denkt, sie erstickt, wenn sie nicht sofort antwortet, dann muss alles „raus, raus, raus, wie ein Gewitter". Sie ist nicht nachtragend und wenn alles rauskommt, geht es ihr auch gut. Sie streitet sich selten, denn sie ist sehr harmoniebedürftig und konfliktscheu.
Allgemein ist zu sagen, dass sie leicht friert, aber gerne frische Luft hat. Sie schwitzt stark, alles ist schweißtreibend. Sonne hat sie gerne, aber früher besser vertragen. Der Schlaf ist gut, sie schläft auf der rechten oder linken Seite. Angstträume hat sie nicht, träumt eher wie Geschichten.
Die Menses ist regelmäßig, aber heftig. Sie hat keine Begleitbeschwerden. Ihr sexuelles Verlangen ist nicht stark, während der Schwangerschaft war es stärker und vor den Menses besteht ein stärkeres Gefühl beim Sex.
Knoblauch macht ihr Magenprobleme. Sie isst grundsätzlich gerne deftig, gut gesalzen und etwas schärfer. Obst mag sie nur im Sommer. Der Durst ist nicht sehr groß, sie trinkt kalt ohne Eis.

Die biografische Anamnese

Nach der normalen Geburt Milchschorf. Übliche Kinderkrankheiten und Impfungen ohne besondere Auffälligkeiten. Als kleines Kind öfter Mittelohrentzündungen, dann gab es Antibiotika. Mit 12 Jahren hatte sie Pfeiffer'sches Drüsenfieber und gleich danach Windpocken. Mit 15–16 Jahren bestanden Kopfjucken und kleine Pickel im Gesicht. Dafür bekam sie eine antibiotische Creme. Dann Beginn der Antibabypille.

Mit 18–20 Magenschleimhautentzündungen und eine Zyste am Zahn.
Dann begannen die Unterleibsinfektionen fast ohne Unterbrechungen bis zum 23. Lebensjahr. Es wurde mit Antibiotika behandelt. Mit 23 Jahren hatte sie einen Querfortsatz an der LWS gebrochen und eine Nierenblutung, das ist von alleine wieder geheilt. Mit ca. 27 Jahren hatte sie eine Nasennebenhöhlenentzündung, und so um diese Zeit war auch Stop mit dem Ovulationshemmer.

Ab dem 20. Lebensjahr Urogenitalinfektionen.

Es gab dann eine fragliche Schwangerschaft, die mit einer Blutung abging. Eine Eierstockentzündung war auch fraglich. Es besteht ein kleines Myom. Mit 29 Jahren, in der ersten Schwangerschaft, hatte sie eine Nierenbeckenentzündung und bekam Antibiotika. Das Kind wurde, da keine Wehen kamen, unter künstlicher Geburtseinleitung mit PDA und Saugglocke geboren. Bei der zweiten Schwangerschaft, mit 31 Jahren, lag das Kind quer; sie machte eine starke Grippe mit Fieber durch, begleitend war der Mund voller weißer Bläschen, sie hatte nichts mehr essen können. Acht Wochen vor der Entbindung waren Schmerzen in den Mittel- und Ringfingern mit einem Gefühl wie abgestorben, auch jetzt noch gibt es ab und zu Taubheit und Kribbeln darin. Das Kind hatte einen Riesenkopf, der Urin des Fötus hatte sich gestaut, es führte zu einer Kaiserschnitt-Entbindung. Die Milch schoss zu stark ein, und in der Stillzeit gab es viele Brustentzündungen mit hohem Fieber.

Mit etwa 27 Jahren fraglicher Abort, Feststellung eines Myoms.
Erste Schwangerschaft mit 29 Jahren, Pyelonephritis, Entbindung mit Wehenmitteln und Saugglocke.
Zweite Schwangerschaft mit 31 Jahren, starke Grippe mit Aphthen, später Parästhesien der Finger,

Sectio wegen großem Kopf des Kindes,

Mastitiden.

Diesen Sommer machte sie zwei Mandelentzündungen durch, die jeweils mit Antibiotika behandelt wurden. Aphthen kommen ab und zu. Wenn sich die Magenschmerzen melden, ist es so ein Steingefühl, der Magen ist wie zu. Es gibt Kopfjucken. Im Sommer hat sie Pollenallergie mit Augenbeteiligung. Häufig besteht auch Jucken am Körper wie Nesselfieber, da sind so weißliche Flatschen. Die Blasenentzündungen, die sie hatte, waren sehr hartnäckig, einmal bekam sie auch Antibiotika in die Blase injiziert.

Tonsillitiden,
Aphthen,
Gefühl von einem Stein im Magen,
Jucken der Kopfhaut,
Pollinosis,
Urtikaria,
Zystitiden.

Familienanamnese

Die Mutter ist Adoptivkind, deshalb ist über ihre Familie nichts bekannt. Sie hat Angstzustände, ist hypernervös, leidet unter Herzstolpern, Schwindel und klimakterischen Beschwerden. Der Vater ist überängstlich und nervös, hatte als 30-jähriger Mann Hodenkrebs, mal eine Lungenentzündung durchgemacht, seit 2 Jahren Blasenkarzinom, es besteht Gicht. Der Vater des Vaters hatte Altersdiabetes und bekam mit 80 Jahren einen Herzschrittmacher. Bei der Mutter des Vaters bestand der Verdacht auf Alzheimer-Demenz. Der

Mutter: Ängste, psychosomatische Beschwerden

Vater: Ängste, Blasenkrebs, Gicht

Großvater vs: Diabetes, Herzschrittmacher
Großmutter vs: Demenz

Sohn: Makrozephalus, Harnwegsreflux, Pylorusstenose und Leistenbruch operiert

Sohn der Patientin hat einen kleinen Ventrikelseptumdefekt und Hydrozele beiderseits und Reflux, der Harnleiter ist verlängert. Anfang des Jahres bekam er eine Operation wegen einer Pylorusstenose und einen Monat später wurde ein Leistenbruch operiert. Die Tochter ist gesund.

Körperliche Untersuchung

Zahneindrücke der Zunge, Skoliose, Striae, kaltschweißige Hände und Füße, weiß gefleckte Nägel, Hornhaut der Fußsohlen.

Die Zunge weist Zahneindrücke auf. Die Schleimhäute sind blass. Skoliose der Wirbelsäule, schmales Becken. Auf den Oberschenkeln sind seit der Pubertät Striae. Hände und Füße sind kaltschweißig. Die Fingernägel haben weiße Flecken. An den Fußsohlen ist dicke Hornhaut. Sonst kein auffälliger Befund.

Ausarbeitung

In diesem Fall gibt es kein absonderliches oder auffälliges Symptom entsprechend §153 (*Organon* 6). Die klaren Geist- und Gemütssymptome, die deutlichen Allgemeinsymptome und das einzige individualisierende Lokalsymptom ergeben in der Repertorisation (siehe Tab. 14–2): **Nat-m., Puls.** und **Sepia**.
Wenn wir die Lokalsymptome ansehen, die in ihrer Allgemeinheit wenig differenziert sind, stehen wie meist die Polychreste an vorderster Stelle. Es ist zu

Repertorisation der psychischen, generalisierten und sonderlichen Symptome

Tabelle 14-2

Rangfolge Arzneimittel	1 Nat-m.	2 Puls.	3 Sep.	4 Calc.	5 Ars.	6 Nux-v.	6 Phos.
Summe der Symptome / Symptome	6	6	6	5	4	4	4
1. Gemüt – Furcht – vor drohender Krankheit	1	2	2	2	1	2	3
2. Gemüt – Furcht – vor dem Tod	2	2	1	3	4	3	3
3. Gemüt – Gewissenhaft, peinlich genau in Bezug auf Kleinigkeiten	1	2	1	1	4	2	-
4. Allgemeines – Luft – Seeluft, Luft am Meer amel.	2	1	1	-	-	-	-
5. Allgemeines – Speisen und Getränke – Salz – Verlangen	3	1	1	2	-	-	3
6. Magen – Gefühl eines Steines	1	1	1	3	3	3	1

Repertorisation der Lokalsymptome

Tabelle 14-3

Rangfolge Arzneimittel	1 Phos.	2 Ars.	3 Calc.	3 Lyc.	3 Sep.	3 Merc.	7 Nat-m.	7 Sulph.	20 Puls
Summe der Symptome / Symptome	10	9	8	8	8	8	7	7	6
1. Kopf – Jucken der Kopfhaut	2	1	3	3	2	2	3	3	–
2. Nase – Heuschnupfen	1	2	1	1	1	1	3	2	2
3. Nase – Nebenhöhlen, Erkrankungen der	1	–	–	–	–	–	–	–	–
4. Mund – Aphthen	1	3	2	2	–	3	2	3	–
5. Blase – Entzündung – chronische Zystitis	–	1	–	–	1	–	–	–	–
6. Nieren – Entzündung	2	1	–	3	1	2	–	3	2
7. Weibliche Genitalien – Fluor – juckend	1	1	3	–	3	2	2	1	1
8. Weibliche Genitalien – Tumoren – Uterus – Fibrom (= Myom)	3	–	3	2	–	1	–	–	1
9. Extremitäten – Ameisenlaufen – Finger	1	1	2	3	1	–	2	–	–
10. Extremitäten – Gefühllosigkeit, Taubheit – Finger	3	2	3	3	2	1	1	2	1
11. Haut – Hautausschläge – Urtikaria	2	3	3	2	2	1	3	3	2

beobachten, dass **Pulsatilla** aber weniger Symptome abdeckt als **Sepia** und **Natrium muriaticum** (siehe Tab. 14–3).
Schauen wir die Symptome, die in dieser Repertorisation (nach *Synthesis*) durch **Sepia** nicht abgedeckt sind, im neuesten *Complete Repertory* nach, so finden wir in allen Rubriken **Sepia** ergänzt:

- Nase, Erkrankungen der Nasennebenhöhlen
- Mund, Aphthen
- Weibliche Genitalien, Tumoren, Fibrom, Uterus

Damit deckt **Sepia** alle Lokalsymptome am deutlichsten.
Die am Körper wahrgenommenen objektiven Symptome favorisieren wieder die Polychreste, mit an vorderster Stelle steht **Sepia** (siehe Tab. 14–4).

Repertorisation der objektiven Symptome

Tabelle 14-4

Rangfolge Arzneimittel	1 Calc.	2 Ars.	3 Sep.	3 Sulph.	5 Sil.	6 Lyc.	6 Merc.
Summe der Symptome / Symptome	6	6	5	5	5	4	4
1. Mund – Eingedellt – Zunge	2	3	2	-	-	-	3
2. Rücken – Krümmung der Wirbelsäule	3	-	-	3	3	2	2
3. Extremitäten – Farbe – Fingernägel – weiße Flecken	-	1	1	1	3	-	-
4. Extremitäten – Hühneraugen – Sohlen, verhornt	2	2	-	-	1	-	-
5. Extremitäten – Schweiß – Füße – kalt	3	1	2	2	2	3	2
6. Extremitäten – Schweiß – Hand – kalt	1	2	3	2	-	2	-
7. Haut – Farbe – braun – Leberflecken	1	2	3	3	1	3	3

Ergänzungen im *Complete Repertory*:

- Rücken, Krümmung der Wirbelsäule: Sep. und Nat-m. (Puls. ist schon im ursprünglichen KENT-Repertorium vertreten.)
- Extremitäten, Schwielen, verhornte, Fußsohlen: … Sep. …

Differenzialdiagnose

Vergleich mit der Materia medica.

Die deutlichste Sprache aber sprechen bei einer Unklarheit über die Mittelgabe die Symptome der Arzneimittelprüfung, die klarste Entscheidung lässt sich aus dem Studieren der Arzneimittelbilder treffen.

Die Zufriedenheit beim Alleinsein schließt Pulsatilla, Phosphor und Arsenicum album weitgehend aus.

Unsere Patientin hat sich nicht um Beziehungen bemüht, da sie das Alleinsein nicht störte. **Pulsatilla**, **Phosphorus** und **Arsenicum album**, die Polychreste, die in der Repertorisation hoch stehen, kommen hier nicht in Frage, da diese Mittel in der Regel ein starkes Verlangen nach Gesellschaft haben.

Die Gefühllosigkeit spricht gegen Puls., Phos. und Nat-m.

Pulsatilla und **Phosphor** ist auch kein Trost unangenehm. Diese beiden Mittel und auch **Natrium muriaticum** haben ausgesprochenes Mitleid mit anderen, das ist bei ihr aber gering und sie spricht von einer nicht nachzuvollziehenden Gefühllosigkeit.

Sie hat in Auseinandersetzungen viel geschluckt, diesen Leidensdruck durch unterdrückten Ärger finden

wir auch bei **Natrium muriaticum**, dort sogar ausgeprägter. Gegenüber **Nat-m.** kann sie aber weinen, wenn sie über ihre Probleme spricht, was in späteren Konsultationen immer wieder vorkam.
Als ihr Sohn so viele gesundheitliche Probleme hatte, hat sie alles emotionslos hingenommen:

- *Große Gleichgültigkeit gegen Alles, kein rechtes Lebensgefühl.* (CK 59)

„Manchmal... muss alles raus, raus, raus wie ein Gewitter."

- *Eine Kleinigkeit kann heftige Zorn-Aufwallung, mit Zittern (besonders der Hände) hervorbringen.* (CK 55)

Die Patientin friert leicht. Sie schwitzt stark, alles ist schweißtreibend.

- *Entweder ihr ist zu kalt, oder sie bekommt Hitze, die gleich in Schweiß übergeht.* (CK 1422)

Die körperlichen Beschwerden treten gehäuft zu Zeiten der hormonalen Umstellung auf, in der Pubertät, mit Einnahme der Antibabypille, während und nach den Schwangerschaften.
So gab es genug Gründe, **Sepia** zu verordnen.

Verlauf

Sepia C1000

Die Patientin bekam eine Gabe **Sepia** C1000. Sie berichtete fünf Wochen später:

Rückkehr alter Symptome

„Zwei Tage war es sehr schlecht, am dritten Tag kam ein altes Angstgefühl, Angst mit Kloßgefühl im Hals. Die Energie war fantastisch." Zwei Tage war heftiger Ausfluss, der dann abgeklungen ist. Vor ca. 10 Tagen wurde sie wieder antriebsarm, leichter Harndrang, dezentes Jucken bei Reibung der Kleidung. Es gab Bläschen an der Zunge.
Es kam einige Tage später zu einem milchigen Ausfluss mit Krümeln, Juckreiz nach dem Wasserlassen, unangenehmem fischigem Geruch, Wundgefühl innerlich und äußerlich, so dass Sex unmöglich war.

Nach 5 Wochen Zwischengabe von Sulf. C30.

Sepia in der C6, dreimal täglich gegeben, half jetzt nicht. Es war eine Zwischengabe **Sulfur** C30 notwendig, um die Behandlung weiterzuführen. Fünf Tage später bestand kein innerlicher Juckreiz mehr. – Wenn in der Vorgeschichte allopathische unterdrückende Behandlungen stattfanden, kommen wir nicht ohne **Sulfur** oder andere Mittel-Zwischengaben aus.

Jedesmal nach erneuter Verschlechterung weitere Sepia-Gaben oder passende Zwischenmittel.

Die weitere Behandlung wurde dann überwiegend mit **Sepia** fortgesetzt. (In diesem Fall waren aber auch noch weitere Zwischengaben notwendig.) Nach jeder **Sepia**-Einnahme bemerkte die Patientin die Besserung ihrer Energie, wenn auch nicht so fulminant wie nach der ersten Gabe.

Sie hat jetzt, vier Jahre nach Behandlungsbeginn, seit einem Jahr keinen juckenden Ausfluss und bis auf ein kurz aufgetretenes Stechen in der Blase keine Harnwegsbeschwerden mehr gehabt. Heuschnupfen-Symptome hat sie nicht beklagt . Es gab eine Bronchitis im August dieses Jahres und wenige Erkältungskrankheiten. Wenn das homöopathische Mittel nicht mehr wirkte, merkte sie es besonders an depressiver Verstimmung, Müdigkeit, Antriebslosigkeit und Magenschmerzen.
Im Februar dieses Jahres, als starke Erschöpfung eine Mittelwiederholung nötig machte, äußerte die Patientin, sie habe große Aggressionen gegenüber den Kindern, sie hätte sie schubsen und schlagen können. Abneigung gegen die Familie ist, wie oben beschrieben, ein großes Leitsymptom für unser Mittel.

Lernziele

- Die Erarbeitung eines Arzneimittelbildes aus charakteristischen Prüfsymptomen nachvollziehen können,
- sich eingehend mit dem Arzneimittelbild von **Sepia** beschäftigen,
- wissen, welcher Gemütszustand charakteristisch für **Sepia** ist, welches die Hauptthemen im Arzneimittelbild von **Sepia** sind, welche Organsysteme besonders gut auf **Sepia** ansprechen und welches die typischen Allgemeinsymptome sind, die auf **Sepia** hinweisen,
- **Sepia** gegen ähnliche Arzneimittel, z. B. **Natrium muriaticum** und **Nux vomica** abgrenzen können.

Literatur

Barthel, Horst: Charakteristika homöopathischer Arzneimittel Organon Verlag, Berg am Starnberger See, 1984
Gutman, William: Grundlagen der Homöopathie und Wesen der Arznei. Haug Verlag, Heidelberg 1979
Hahnemann, Samuel: Die chronischen Krankheiten (s. Anhang)
Kent, James Tyler: Lectures on Homoeopathic Materia medica. Indian Edition
Leeser, Otto: Lehrbuch der Homöopathie, Arzneimittellehre, C: Tierstoffe. Haug Verlag, Ulm, 1961
Schroyens, F.: Synthesis (s. Anhang)
Van Zandvoort, R.: Complete Repertory (s. Anhang)

Anhang

Literatur

Grundlagen

Hahnemann, Samuel: *Organon der Heilkunst*, 6. Auflage. Schwabe, Leipzig 1921. 4. Nachdruck. Haug Verlag, Heidelberg 1995

Hahnemann, Samuel: *Die chronischen Krankheiten*, Bd. 1, 2. Auflage. Arnoldische Buchhandlung, Dresden und Leipzig 1835.

DZVHÄ (Hrsg.): Homöopathie-Wegweiser 2002/2003. (3. Auflage) Sonntag Verlag, Stuttgart 2002

Kent, James Tyler: *Zur Theorie der Homöopathie*, Vorlesungen über Hahnemanns Organon, 3. Auflage (Übersetzung einschließlich Ergänzungen: Jost Künzli). Verlag Grundlagen und Praxis, Leer 1985 bzw.: *Prinzipien der Homöopathie* (Übersetzung: Max Tiedemann). Barthel und Barthel, Berg 1996

Lehrbücher

Bleul, Gerhard (Hrsg.): *Weiterbildung Homöopathie, Band A.* Sonntag Verlag, Stuttgart 1999

Bleul, Gerhard (Hrsg.): *Weiterbildung Homöopathie, Band B.* Sonntag Verlag, Stuttgart 2001

Braun, Artur: *Methodik der Homöotherapie*, 5. Aufl. Sonntag Verlag, Stuttgart 1995

Genneper, Thomas und Wegener, Andreas: *Lehrbuch der Homöopathie.* Haug Verlag, Heidelberg 2001

Köhler, Gerhard: *Lehrbuch der Homöopathie*, Band 1: Grundlagen und Anwendung, 6. Aufl. Hippokrates Verlag, Stuttgart 1994

Arzneimittellehren (Materia medica)

Kurze Übersichten

Allen, Henry C.: *Leitsymptome wichtiger Arzneimittel der homöopathischen Materia Medica.* Burgdorf Verlag, Göttingen 1982

Boger, C. M.: *A Synoptic Key to the Materia Medica*, Reprint. Jain Publishers, New Delhi 1995

Ausführlichere Beschreibungen

Boericke, William: *Pocket Manual of Homoeopathic Materia Medica*, 9th Edition. San Francisco 1927. Reprint, Jain Publishing, New Delhi 1993.
Übersetzungen: *Homöopathische Mittel und ihre Wirkungen*, 6. Auflage, Verlag Grundlagen und Praxis, Leer 2000 sowie *Handbuch der homöopathischen Materia medica*, 2. Auflage, Haug Verlag, Heidelberg 1996

Charette, Gilbert: *Homöopathische Arzneimittellehre für die Praxis*, 7. Aufl. Hippokrates Verlag, Stuttgart 1997

Gawlik, Willibald: *Arzneimittelbild und Persönlichkeitsportrait*, 2. Auflage. Hippokrates Verlag, Stuttgart 1996

Mezger, Julius: *Gesichtete Homöopathische Arzneimittellehre*, 9. Auflage. Haug Verlag, Heidelberg 1991

Morrison, Roger: Handbuch der homöopathischen Leitsymptome und Bestätigungssymptome, Kai Kröger Verlag für homöopathische Literatur, Groß Wittensee 1995
Vermeulen, Frans: *Konkordanz der Materia Medica*. Kai Kröger Verlag, Groß Wittensee 2000

Arzneimittellehren in großer Ausführlichkeit

Allen, Timothy Field: *The Encyclopedia of Pure Materia Medica*, 12 Vols., Reprint. Jain Publishers, New Delhi, 1992
Clarke, John Henry: *Dictionary of Practical Materia Medica* – neu bearbeitet von
Grudzinski, Thomas von, und Vint, Peter: *Der Neue Clarke*, 10 Bände. Stefanovic, Bielefeld 1990
Hahnemann, Samuel: *Die chronischen Krankheiten*, Bd. 2–5, 2. Auflage. Arnoldische Buchhandlung, Dresden und Leipzig 1835
Hahnemann, Samuel: *Reine Arzneimittellehre*, 5 Bände. 5. Nachdruck. Haug Verlag, Heidelberg 1991
Hering, Constantin: *The Guiding Symptoms of our Materia Medica*, 10 Vols., Reprint. Jain Publishers, New Delhi 1993. Deutsche Übersetzung bei Renée von Schlick, Aachen
Kent, James Tyler: Homöopathische Arzneimittelbilder, 3 Bände. Haug Verlag, Heidelberg 1998–2001
Seideneder, Armin: *Mitteldetails der homöopathischen Arzneimittel*, 3 Bände. Similimum Verlag, Ruppichteroth 1998
Vermeulen, Frans: *Synoptische Materia Medica*, Band 2. Kai Kröger Verlag, Groß Wittensee

Repertorien

Gypser, Klaus-Henning (Hrsg.): Bönninghausens Therapeutisches Taschenbuch, revidierte Ausgabe 2000. Sonntag Verlag, Stuttgart 2000
Keller, Georg von und Künzli, Jost: *Kents Repertorium*, 14. überarbeitete Auflage. Haug Verlag, Heidelberg 1998
Kent, James Tyler: *Repertory of the Homoeopathic Materia Medica*, 6th American Edition. Reprint, Jain Publishers, New Delhi 1981
Künzli, Jost und Barthel, Michael: *Kent's Repertorium Generale*, 3. Auflage. Barthel und Barthel, Berg 1992
Schroyens, Frederik: *Synthesis – Repertorium homoeopathicum syntheticum*, Edition 7. Hahnemann Institut für homöopathische Dokumentation, Greifenberg 1998
Zandvoort, Roger van: *Complete Repertory*. Institute for Research in Homeopathic Information and Symptomatology (IRHIS), Leidschendam 1999. Deutsche Ausgabe bei Similimum Verlag, Ruppichteroth (in Vorbereitung)

Computer-Repertorien

ComRep (Complete Repertory)
MacRepertory (Complete Repertory)
Radar (Synthesis)

Geschichte der Homöopathie

Winston, Julian: *The Faces of Homoeopathy*. Great Auk Publishing, Tawa, New Zealand 1999

Personenverzeichnis

Arzneimittelverzeichnis

Sachverzeichnis